盱江医学丛书

盱江医学与文化

主编 李 丛 朱卫丰

中国中医药出版社
· 北京 ·

图书在版编目（CIP）数据

旴江医学与文化 / 李丛，朱卫丰主编 . —北京：
中国中医药出版社，2020.10
（旴江医学丛书）
ISBN 978-7-5132-6303-0

Ⅰ . ①旴… Ⅱ . ①李… ②朱… Ⅲ . ①中国医药学—
文化学—抚州 Ⅳ . ① R2-05

中国版本图书馆 CIP 数据核字（2020）第 118059 号

中国中医药出版社出版

北京经济技术开发区科创十三街 31 号院二区 8 号楼
邮政编码　100176
传真　010-64405750
山东临沂新华印刷物流集团有限责任公司印刷
各地新华书店经销

开本 787×1092　1/16　印张 20.5　彩插 0.5　字数 386 千字
2020 年 10 月第 1 版　2020 年 10 月第 1 次印刷
书号　ISBN 978 - 7 - 5132 - 6303 - 0

定价　198.00 元
网址　www.cptcm.com

社 长 热 线　010-64405720
购 书 热 线　010-89535836
维 权 打 假　010-64405753

微信服务号　zgzyycbs
微商城网址　https://kdt.im/LIdUGr
官 方 微 博　http://e.weibo.com/cptcm
天猫旗舰店网址　https://zgzyycbs.tmall.com

如有印装质量问题请与本社出版部联系（010-64405510）

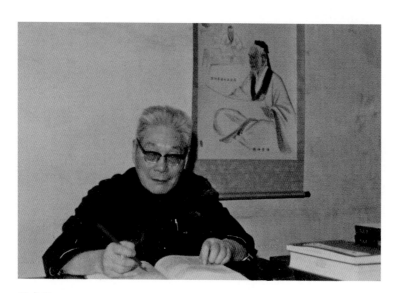

杨卓寅

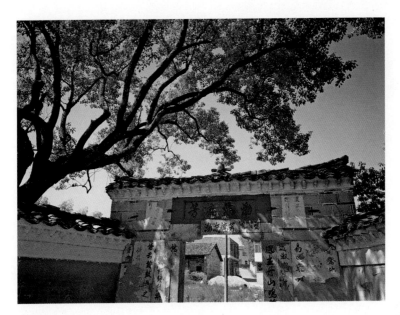

龚廷贤故乡

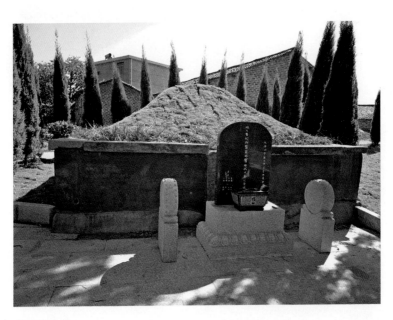

龚廷贤新墓

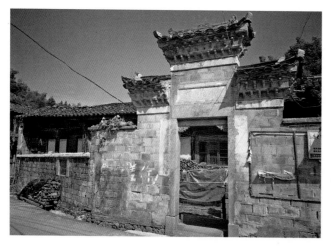

黄宫绣故居

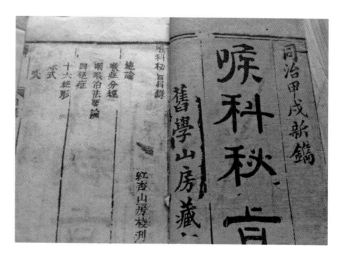

旧学山房刻书

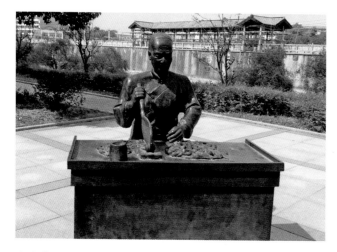

南城建昌帮

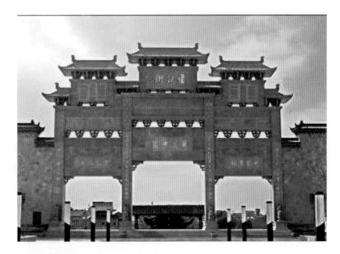

书铺街牌楼

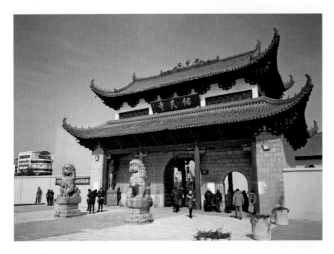

佑民寺

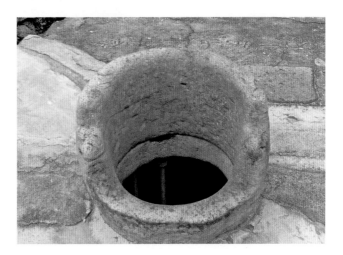

官帽井

中国中医药报

ZHONG GUO ZHONG YI YAO BAO

家中医药管理局主办　1990年3月30日　星期五　庚午年三月初五　总第76期　代号1——140

济宁二药十年如
为病人邮寄药品四

本报讯 山东济宁第二制药厂把"学雷锋"落实到实际行动中去，十年如一日，坚持为病人邮寄药品四万余件，并做到发货及时、热情周到，受到国各地的病人和病人家属的称赞。

这个厂八十年代研制的克喘素片是一种良好的平喘药，对于防治支气管哮喘和喘息型支气管炎有显著疗效，产品投放市场后，多年来销售畅美，深受用户的欢迎。但一些居住偏远山区的用户，常苦交通不

广西中医民族医发展成绩喜人

本报讯 定的十一届三中全会以来，广西自治区各级党政卫生部门的领导十分重视中医、民族医事业的建设，使中医、民族医事业在治理整顿、改革开放中迅速发展。

广西医队伍不断壮大。1978年到1988年，全区中医队伍由5559人增加到15212人，增长了173．6％；中医医院由14所增加到57所；病床由1005张增加到4275张，分别增长300％和325．4％；综合性或专科性的西医院大多数设立了中医科，有中医病床3200多张，还成立了四家中西医结合专科医院。

江西中医学院教授杨卓寅在研究中发现
盱江医学在祖国医学中占重要位置

本报讯 驻地记者曾达真报道：江西中医学院杨卓寅教授在潜心研究江西著名地方医学史和编写《江西康林》的过程中，发现江西盱江（今名抚河）流域为历代医家辈出之地，已绵亘明宋、元、明、南四代，盱江流域各县市，有传略可考的医学家达两百余人，医学著作的一百余种，传统中药制剂技术独具特色，形成了祖国医学中占有重要地位的"盱江医学"，其中流传启世，影响最大的医家

药用植物专家肖培根
赴加纳考察受好评

本报讯 记者郭建新报道：不久前，中国医学科学院

图片新闻

安徽省春季药交会
易货贸易活跃　成交总额

武汉中医学会积极为

宏兴药厂强化销售管理
资金回笼达百分之九十

人们需要中医

人大中医界代表义诊现场采访录

《中国中医药报》关于盱江医学报道

内容提要

　　旴江医学是我国重要的地方医学之一，其人物众多、名家辈出、著作宏富、学术繁荣、药业发达，所蕴藏的学术思想和治疗经验对后世中医药学的发展产生了深远的影响。《旴江医学丛书》共5本，包括《旴江医学研究》《旴江历代医家考》《旴江医籍考》《旴江中药炮制技术》《旴江医学与文化》，全面介绍旴江医学的学术成就。

　　《旴江医学与文化》是此套丛书的一个组成部分，全方位概述旴江流域各县市的地理人文、旴江医学发展的历史背景、名人与医学的渊源、名医学术思想背后的文化特征。本书资料翔实，内容丰富，致力于全面展现独树一帜的江西旴江医学与灿烂地方文化之间水乳交融的深厚关系。该书可为从事医学史研究或地方文化研究的工作者提供有益参考。

总 序

盱江，又名抚河，贯穿江西抚州南北，下南昌入赣江，进鄱湖汇长江，源远流长。浩浩盱江水，奔腾于赣抚平原16个县市，浇灌着两岸方圆数百里的辽阔沃野，养育着两岸上千万的聪慧儿女。盱江流域，土地肥沃，物产丰富，素有“赣抚粮仓”之美称，广昌白莲，南丰蜜橘，麻姑大米，崇仁麻鸡，抚州西瓜，丰城荸荠，物产丰富，各具特色。沿河一带，城镇星罗棋布，人口密集，既有建昌、抚州、南昌等历史名城，曾为中国历史书写过辉煌篇章，又有南丰、浒湾、文港、樟树等特色名镇，曾有泥炉、印刷、毛笔、制药、酿酒等手工兴旺发达的历程。这里自古交通便利，经济繁荣，百姓富庶，物华天宝。

千百年来，盱江之水哺养了两岸一代又一代勤劳聪明的儿女，也养育了古今一批又一批的文人墨客和英雄豪杰。在盱江流域这片钟灵毓秀的神奇土地上，自古以来人杰地灵，文风鼎盛，名贤辈出，彪炳史册的思想家、政治家、文学家、艺术家竞相通现，灿若群星。抚河下游名城南昌，自古文人荟萃，王勃、徐孺子、谢灵运、朱耷等文学巨匠曾在这里创造过不朽的文化辉煌。抚州市位于抚河中游，素有“才子之乡”“文化之邦”之美誉。北宋大政治家、思想家王安石改革政治，推行新法，政绩斐然，在文学上与南丰曾巩同被誉为“唐宋八大家”。明朝著名戏剧家汤显祖，以“临川四梦”而闻名中外，被誉为“东方的莎士比亚”。晏殊、晏几道父子开一代词风，为“江西词派”的杰出代表。思想家陆九渊、李觏、吴澄、吴与弼、罗汝芳、李绂，历史学家危素，地理学家乐史，音韵学家陈彭年，算学家李如漳、纪大奎、吴家善，水利专家侯叔献，抗倭名将谭伦都是中国历史上赫赫有名的杰出人物。

文化的昌盛推动了科学技术的发展，良好的社会、人文环境促进医学人物的成长。"仕人达医"，儒医相通，促使许多优秀青年"不为良相，便为良医"，弃儒从医，以济世救人为己任，献身医学，奋斗终生。盱江流域，数以百计闻名于世的岐黄翘楚在这里诞生，在这里成长，形成了一支人物众多、影响深远、光耀夺目的医学群体，曾为中华医学史写下了许多可圈可点、光辉灿烂的篇章。据医学史和地方志记载，盱江流域各县市有传略可考的医学人物有 1006 人，医学著作 695 部。江西历史十大名医中，陈自明、危亦林、龚廷贤、龚居中、李梴、喻嘉言、黄宫绣、谢星焕等八人均为盱江医家，在全国历代 62 家针灸学派中，盱江医家占 8 家。他们的学术思想和治疗经验，对我国中医药的发展产生了重要的推动作用，也对日本、朝鲜和东南亚国家医药学发展产生过深远的影响。

20 世纪 80 年代，江西中医学院（现江西中医药大学）已故著名医史学家杨卓寅教授将盱江流域医学群体命名为"盱江医学"，开盱江医学研究之先河。盱江医学与新安医学、孟河医学、岭南医学并称为我国四大地方医学流派，其思想理论和治疗经验，极大地丰富了中国医学的宝库，成为历代中医取之不尽、用之不竭的知识营养和智慧源泉。

盱江医学是我国地方医学中一支炫彩夺目的奇葩。全面挖掘整理盱江医家的临床经验，系统总结盱江医家的学术思想，继承弘扬盱江医学特色和优势，对推动中医药事业发展，造福人类健康事业具有十分重要的意义。盱江医学研究将充实赣鄱文化研究的内容，对于弘扬江西本土文化，促进江西省的社会与经济发展，必然会起到积极的推动作用。

近年来，江西中医药大学党委和行政高度重视旴江医学的发展、传承和弘扬，一大批老中青中医药学者积极投身于旴江医学的研究工作中，取得了许多可喜的成绩。其中，《旴江医学丛书》五部著作，较系统而全面地总结了旴江医学的发展历史、形成因素、医家医籍、学术思想、医疗技术、治疗经验、方药成就等，内容丰富，融古达今，汇集了旴江医家研究的最新成果，是传承和发扬江西地方医学的学术力作，此书即将出版，可喜可贺！

应该看到，全面系统地研究旴江医学，我们还处于起步阶段，接下来要走的路很长，要做的事很多。概括起来，研究的任务至少应包括以下几个方面：

第一，要继续加强旴江医学文献的搜集整理工作。要从目录调查入手，尤其需要在海内外广泛收集久已失传或散在的旴江医学著作的同时，还要做好旴江医学文物、事迹的调查收集工作。只有把文献基础做扎实了，才有可能为学术思想的研究提供强有力的支撑。

第二，对于旴江医学临床经验、学术思想的总结，要有新的方法、新的思路、不仅要从内、外、妇、儿、针灸、骨伤等临床各科的角度全面总结各个医家的经验，更要从养生"治未病"、健康维护的大场景去总结旴江医学的总体成就，从思想理论的深度揭示旴江医家学术水平。

第三，要深入分析旴江医学的整体特色和突出优势，并注意与新安、孟河、岭南等地域医学流派的比较，寻找旴江医学的历史本色与现实价值。

第四，还要深入研究旴江医学群体的形成发展历史，尤其要揭示旴江的成才规律，为旴江医学的现代传承和弘扬提供经验借鉴。注意从中医药文化发展的整体环境背景去探寻旴江医学形成发展的社会政治、经济环境及思想文化背景与科学技术基础，揭示旴江医学的文化特点。

第五，在研究中要充分利用现代信息技术、多媒体，全方位地展现旴江医学的历史风貌和现代研究成果，扩大旴江医学的影响。

2016年2月3日，习近平总书记视察江中药业集团时深情嘱咐我们："中医药是中华文化的瑰宝，一定要保护好，发掘好，发展好，传承好。"总书记的重托，是历史赋予我们的使命，坚信在党的中医政策指引下，经过我们的共同努力，旴江医学一定会发扬光大，中医药事业一定会大放异彩！

江西中医药大学原党委书记

刘红宁

2020年6月

前　言

　　人是一切社会关系的总和，在纷繁多样的社会生活中，求医问药是不可或缺的一部分，与人们自身生命质量、生活质量息息相关。同样，一种医学理论或技术的形成也总离不开一定社会文化的孕育与推动。盱江医学是江西地方医学中最具代表性的一个分支，其形成与发展同样离不开地方文化的滋养。

　　盱江流域自然环境优越、粮食物产丰富、人杰地灵。赣鄱文化、临川文化、豫章文化历史悠久，博大精深，是盱江医学生成和成长的甘泉与沃土。盱江两岸自古儒学盛行，道教兴旺，佛教发达。抚州是著名的戏剧之乡，金溪浒湾印刷业名扬四海，樟树、南城、李渡酿酒业经久不衰，当地的儒释道文化、戏文化、书文化、酒文化、稻文化都对盱江医学的发展有着积极的促进作用。

　　儒学教育的发达，大大推动了当地儒医群体的产生和发展。有史可考的千余名盱江医家中，绝大部分都由儒入医，他们以医为仁术，潜心钻研，济世救人，著书立说，形成了理论创新、方法独特、蔚为壮观的盱江医学儒医群体。盱江医家身处浓厚的仙道文化氛围，难免深受影响。在著作中大量辑录道家仙方，将道家内丹修炼、各家导引调息功法与方药相结合用于临床各科病证治疗，并且十分注重日常养生。盱江医家中也不乏佛门弟子，以佛家悲悯情怀潜心医术，对待病患一心赴救，不计个人得失。盱江流域戏曲文化的兴盛繁荣，促使盱江流域中医喉科的发展领先全国其他地区。发达的印刷业也为当地医学著作的刊行及传播提供了便利的条件，医书的大量刊刻以及在全国各地书肆商号的售卖，扩大了盱江医学与外埠医学的进一步交流融合。

当地浓郁的酿酒、饮酒、爱酒的文化氛围也渗透到医疗实践当中，在本地医家临床对酒的大量使用中得到了反映。

《盱江医学与文化》一书较全面介绍抚河流经江西省东中部的广昌、南丰、南城、黎川、资溪、金溪、乐安、宜黄、崇仁、抚州、东乡、丰城、樟树、进贤、南昌、新建等16个县市的自然气候、地理环境、人文景观、风俗文化，并以此为背景介绍各地历史名人与医药的渊源关系以及名医身上所反映出的鲜明文化特征，为读者展示盱江流域自然、人文与医学水乳交融的深厚关系。

本研究资料来源主要有盱江流域各县市地方志，江西卫生史志及其相关的政治、文化、宗教、地理等史料，中国医学史著作和相关研究论文等。由于从盱江流域本地文化角度研究盱江医学尚属首次，收集的资料不完全，加上我们的知识水平有限，研究的深度和广度均不够，书中可能存在错误，敬请读者提出宝贵意见。杨卓寅教授等老一辈专家开创了盱江医家研究领域，并打下了坚实的学术基础，在此表示深切怀念和敬意！本书编写和出版过程中得到江西中医药大学党委、行政和江西文化研究会的大力支持，在此表示衷心感谢！书中引用了许多学者的学术资料，在此一并致谢！

李丛

2020 年 6 月

目 录

第一章 盱江流域的地理与人文

XUJIANG

第一节　旴江流域的自然环境

　　旴江，即抚河，是江西省的第二大河流，也是鄱阳湖水系主要河流之一，发源于武夷山脉西麓广昌县驿前乡的血木岭，全长 312km，流域面积 15811km²。其干、支流流经广昌县、南丰县、南城县、黎川县、资溪县、金溪县、抚州市（临川）、崇仁县、乐安县、宜黄县、东乡县、丰城市、樟树市、进贤县、南昌市区以及新建县等 16 个县市，这些地区以其独特的地域特点承载了具有鲜明地方特色的旴江医学。

一、地名释义

　　《中国历史地名辞典》载："旴江，又名汝水、旴水、武阳水、建昌水、临川江、抚河。"《江西省自然地理志》载旴江："古名汝水，隋开皇九年（589）置抚州后遂称抚河。"

　　目前，这条河流在源头广昌县称作旴江，南丰县和南城县称旴江，出南城以下始称抚河。旴，《说文解字》中释为："日始出为旴，旦气清明之意。"旴江源头为血木岭上的两眼泉水，山泉清冽，称"旴水"是取水气清明之义。旴，在《说文解字》中的释义是"张目也"，即瞪大眼睛的意思。旴水江面自南丰后逐渐宽阔，"旴江"取的是江水宽阔之义。

　　20 世纪 80 年代，江西中医学院（现江西中医药大学）医史教授杨卓寅先生（图 1）在研究江西地方医学时发现，抚河沿县各地

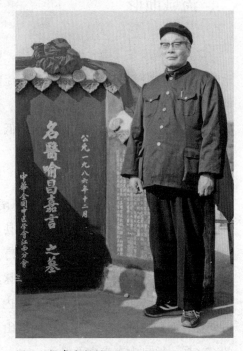

图 1　杨卓寅教授

名医辈出，医学成就斐然，故提出"旴江医学"概念。用源头（图2）江名，既是取清明之意，也蕴含源远流长之期。

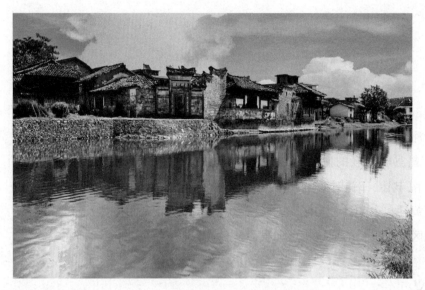

图2　旴江源头

二、流域地形

江西省全境东、南、西三面环山，中南部为丘陵地带，北部为鄱阳湖平原，整个地势由南向北倾斜。旴江流域的整体流向也是自南向北，其地貌类型比较齐全。总的特点是东南部偏高，主要地形有山地、平原与丘陵，山地主要分布在流域的东部和南部，属武夷山余脉；而西北部地形偏低，以平原、丘陵为主，主要是鄱阳湖平原以及山地与平原的过渡地带。

1.山地

流域上游地区整个地形大致是东南高，西北低。山地分布在东西两侧的边缘地区，属武夷山余脉。位于源头的广昌县，其地势东、南、西部高，中部及北部低，以山地为主，武夷山绵亘东部，所以广昌县的森林和矿产资源也比较优越。中游地区两侧多山地，主要是武夷山脉和雩山山脉。位于中游地区的资溪县地处闽赣交界的武夷山脉西麓，地势东南高、西北低。境内层峦叠嶂，峻岭耸峙，海拔700m以上的山地占全县总面积的69%。乐安县境内群山环抱，丘陵起伏，南部山区占全县土地总面积的62.6%，地势由东南向西倾斜。

2. 丘陵

旰江中游中部地区以丘陵、盆地为主。宜黄县地处武夷山脉与雩山山脉向抚河平原过渡地带，地势南高北低，由东南和西南二翼向北倾斜，境内以低山丘陵为主。崇仁县系雩山余脉向赣抚平原过渡的地带，地势同样是南高北低，西高东低，西部及中部丘陵广布。黎川县地处武夷山低山丘陵区，境内峰峦起伏，地势由东南向西北倾斜。乐安县南高北低，南部为山地，北部为丘陵，丘陵占全县总面积的47.8%。

3. 平原

旰江下游地处赣抚平原，全境地势平坦，南高北低。抚州市处武夷山与鄱阳湖平原区结合地带，地貌以低丘岗地、河谷平原为主。南昌、新建等县地貌类型均以低岗与河谷平原为主。平原地区多以水稻土为主，同时旰江流域适宜的气候条件为发展水稻种植业提供了良好的自然环境。

三、气候特点

旰江流域面积广阔，所以流域内气候特点与江西省整体气候特点大致相同。江西省处于南岭以北，长江以南，纬度偏低，且距海不远，属于亚热带湿润季风性气候，以受冬季风控制的大陆性为主要特征，兼具受夏季风影响的海洋性特征。旰江流域整体气候特征是四季分明，气候温和，降水丰沛，光照充足，无霜期长。

1. 四季特点

春季：人季标准通常以日平均气温稳定升达10℃的初日作为春季的开始，春季气温回升，天气转暖，但因北方冷空气势力仍然较强，冷暖交替频繁，天气变幻无常。平均5～7天有一次低温阴雨天气过程，降温幅度大，可降到10℃以下，形成春寒。日照少，温度低，偶尔结霜降雪，不利于农业播种育秧。后期受南北冷暖气流互相推移的影响，有时产生强对流的恶劣天气，出现强风、暴雨、降雹的灾害性天气。由于雨水季节较长，春季气候湿润。

夏季：人季标准，日平均气温稳定升达22℃始日，根据气候特征可分初夏和盛夏两个阶段。初夏是全年雨水最多的季节，因初夏时节，北方冷空气仍有一定势力，常南下与西南暖湿气流汇合，带来一定的大雨或暴雨，往往造成山洪暴发，泛滥成灾。由于雨水多，湿度大，温度高，衣物容易发霉，又因此时恰逢江南梅子成熟，故称"梅雨季节"。进入盛夏，雨量明显减少，日照增多，气候炎热，午后或傍晚多出现地方性雷阵雨，这一时期，日平均气温在30℃以上，7月日最高气温常升到35℃以上，且受单一副热带高压稳定控制，干旱少雨。

秋季：入季标准，日平均气温稳定降至22℃日始。在稳定的大陆高压的控制下，冷空气开始南侵，天气日趋凉爽，空气干燥，湿度小，雨量少，干旱继续维持。有些年份有较强冷空气南下，气温骤降，会影响二晚抽穗扬花，这种低温天气俗称"寒露风"。秋季大风日数较夏季多，主要多冷空气大风，其次是雷雨大风。

冬季：入季标准，日平均气温稳定降至10℃日始，因受蒙古冷高压控制，盛行偏北风，气温低，干燥少雨，多晴冷天气，是全年天气最冷的季节，结冰期2个月左右。隆冬，冷空气南下，有时伴有雨雪天气出现。小雪前后一般可见冰冻，其持续时间短者2～4天，长者10天以上，既影响交通、电讯，又影响越冬农作物的生长。

2. 日照

盱江流域范围内光照充足，每年2～3月间因阴雨天气，使该两月的月平均日照时数最少。4月起，逐渐递增，至每年的7～8月日照时数最长。有些地区受地理位置、地形、地貌和阴云天气等的影响，其实际日照时数较少。

3. 无霜期

流域内无霜期较长，平均终霜日期主要集中在2月21日到3月7日之间，其中降雪、冰冻天气主要出现在大寒至入春前，其中以1～2月出现次数较多，11月偶有出现。

4. 相对湿度与蒸发量

盱江流域的相对湿度特点主要是上半年湿润，下半年干燥。一年之中，前半年湿润，降水量大大超过蒸发量；后半年干燥，蒸发量大于降水量。月平均最高相对湿度出现在3月，月平均最低相对湿度出现在7～8月。而盱江流域地区的月平均最高蒸发量出现在7月，月平均最低蒸发量出现在2月。

四、资源分布

盱江流域沿途涉及16个县市，流域内资源丰富，主要包括土地资源、植物资源、动物资源、矿产资源、水资源等。在资源的分布以及资源类型上，16个县市虽有其共同点，但又有各自的特色。

1. 土地资源

盱江流域土地类型大致分为三大类：一是红、黄壤山地，主要用于发展林业；二是红壤丘陵，农业利用的土地较多；三是平岗地，主要是鄱阳湖的湖积、冲积平原，以农业用地为主，主要用来发展粮、棉、油、茶、果、畜牧、水产业。土壤主要有五种类型：一为红壤，分布范围最广泛，几乎遍布各县市，其肥力属性有一定的差异。

二为黄壤，主要分布在海拔 800～1200m 的中、低丘陵地区，自然肥力一般较高，适宜发展用材林和经济林。三为紫色土，是紫色砂页岩风化物上发育的一类岩性土，含磷、钾丰富，适种性广，主要分布在抚州、临川、南丰等地的丘陵地区，是南丰蜜橘和烟草的重要产地。四为潮土，主要分布在鄱阳湖沿岸和盱江流域的河谷平原。成土线质为河流沉积物，土质深厚，土体多疏松，通气透水，主要用于种植棉花、麻类等经济作物。五为水稻土，是主要的耕作土壤，盱江流域大部分地区都有分布。水稻土是由各类自然土壤耕作熟化而成，有机质和养分较起源土壤高，土壤酸度减弱，主要用来种植水稻，适合种植粮、棉、油、麻、烟、蔗、茶、果等多种农作物。此外，还有山地黄壤、山地草甸土、石灰土等土壤。土地资源利用以耕地、林地、牧草地为主要形式。

2. 植物资源

（1）药用植物：盱江流域地貌类型齐全，总的特点是边缘多山地，中间为丘陵和平原。因山脉众多，所以盱江流域自古森林和矿产资源丰富。竹木、药材等最晚从唐代以来已经是贸易的重要商品。直到今天，盱江流域的森林覆盖率仍然很高，如盱江流域的乐安县，其县内森林覆盖率可达 45%，属全省林业重点县。盱江流域植物资源种类繁多，植物资源丰富，提供物质原料的资源植物生产潜力很大。

江西是全国药用植物重要产地之一，盱江流域的药用植物种类繁多，盛产的中草药有栀子、泽泻、石韦、南山楂、枳壳、枳实、钩藤、蔓荆子、土茯苓、薄荷、荆芥等。大量分布或较为名贵的有：贯众、野菊、半夏、天南星、桔梗、前胡、白果、黄连、龙胆、梨、五加皮、土党参、孩儿参、菟丝子、玉竹、百合、五倍子等。蛇伤药用植物有七叶一枝花、云实、竹叶椒、野花椒、斑叶兰、八角莲、龙头狮子草、望江南、纤花耳草、山扁豆、杠板归等；抗癌药用植物有喜树、猕猴桃、白花蛇舌草、龙葵、白英、黄独、菝葜、黄毛耳草等。

除野生药用植物外，也有很多人工种植的优质药材。如广昌的泽泻，成品个头大，质坚，色黄白，粉足，断面光滑，内无焦枯，素有"大天鹅蛋"之称。此外，广昌的通心白莲色白、粒大、饱满、味甘香，不仅有食用价值、观赏价值，还有很大的药用价值。

（2）材用植物：木材类最多。其分布广、数量大的种类有毛竹、马尾松、青冈、苦槠、甜槠、鹿角栲、栲、红楠、木荷、枫香、拟赤杨等。有些树种数量少，仅见于深山老林，但十分珍贵，如阿丁枫、观光木、湘楠、福建柏、南方红豆杉、南方铁杉、白豆杉、华东黄杉等。杉木为最常见的用材树种，多为人工栽植。资溪、乐安两县森林资源丰富，是本省的重点产材县。黎川县与福建省交界处的岩前，有乐东木兰和乳源木兰分布，还有小片天然樟树林。岩前是历史上樟筒的出产地，今已辟为自然保护区。

（3）食用植物：盱江流域除是重要的油菜产区外，其食用野果分布较广，可在山上大量采集的种类有山楂、山莓、茅莓、粗叶悬钩子、猕猴桃、乌饭树、米饭花、野葡萄等。食用真菌类植物丰富，如黑木耳、银耳、松乳菇、香菇、冬菇、长根菇、毛木耳、羊肚菌等。

（4）粮食作物、蔬菜及果树：盱江流域的粮食作物主要是水稻，水稻种植以早、晚两季为主。其次有红薯、小麦、荞麦等，但种植面积比较小。流域内各县的主要蔬菜作物有芥菜、白菜、萝卜、芹菜、菠菜、苋、蕹、葱、姜、蒜、韭、苗头、辣椒、茄子、黄瓜、冬瓜、南瓜、丝瓜、菜瓜、苦瓜、四月豆、豆角、毛豆、蚕豆与豌豆、蹲鸥（水芋、旱芋）、马铃薯、脚板薯、茭白、莲藕、百合等。流域内果树资源主要有桃、杏、李、杨梅、枇杷、栗、梨、柿、石榴、葡萄、枣、柑、橙、橘、柚等。

3.动物资源

盱江流域地区动物资源丰富，主要有哺乳类、鸟类、两栖类、爬行类、鱼类动物，还有水生哺乳类、软体动物、浮游动物等。

（1）哺乳类：盱江流域内约有哺乳类动物100余种。其中珍稀哺乳类动物有：猕猴、藏酋猴、穿山甲、豺、黑熊、大灵猫、斑灵猫、云豹、豹、华南虎、水鹿、梅花鹿、苏门羚等；革、肉用哺乳类动物有花面狸、野猪、河麂、黑麂、华南兔、毛冠鹿、中华竹鼠等；毛皮用哺乳类动物有赤狐、貉、青鼬、狗獾、水獭、豹鼠、花鼠等；其他常见哺乳类动物有普通刺猬、东方蝙蝠、绒山蝠、黄毛鼠等。

（2）鸟类：流域内鸟类（包括旅鸟）种类多样。其中肉、羽用经济鸟类主要以雁形目为主。农林益鸟较重要的有啄木鸟、白头鸭、乌鸦、鹊鸲、家燕等。有些益鸟除捕食害虫外，还是灭鼠能手，如各种鸮类（猫头鹰）、鸺鹠等。观赏鸟类主要有云雀、红嘴相思鸟、画眉、八哥、黑枕黄鹂、白鹇、白尾长雉、鹈鹕、鸬鹚、天鹅、黄鸭、珍珠鸡、锦鸡等。珍稀保护鸟类中，属于国家保护的鸟类有43种，其中属一类保护的有白鹳、黑鹳、金雕、白肩雕、白尾海雕、黄腹角雉、白颈长尾雉、白头鹤、丹顶鹤、白枕鹤、白鹤、大鸨，共12种；属二类保护的有斑嘴鹈鹕、黄嘴白鹭、白琵鹭、白额雁、小天鹅、凤头鹃隼、鸢、栗鸢、苍鹰等31种。

（3）爬行类动物：毒蛇主要种类有：眼镜蛇、银环蛇、尖吻蝮、日本蝮、竹叶青、烙铁头、白头蝰、蛟花林蛇、眼镜王蛇、福建丽蚊蛇、中国水蛇等。无毒蛇类，主要有鼠标蛇、灰鼠蛇、乌梢蛇、翠青蛇、赤链蛇、多种游蛇、红点锦蛇、黑眉锦蛇、水蛇等。

（4）鱼类：盱江流域水域面积辽阔，鱼类资源丰富，鄱阳湖有鱼类139种，是江西的天然鱼库。中华鲟、白鲟、鲥鱼、胭脂鱼、短颌鲚、青岚湖银鱼、鳗鲡、石鱼、鳜鱼、黄鳝、泥鳅等鱼类是盱江流域十分珍贵的鱼种，繁殖力较强，经济价值较大。

第二节　盱江流域的人文环境

中医药学是中医优秀传统文化的重要组成部分，中国传统文化是中医药生长和发展的肥沃土壤，医学文化无不深深扎根于社会文化之中，盱江医学文化的形成与发展同样也离不开地方文化的孕育与滋养。盱江流域自然环境优越、物产丰富、人杰地灵；赣鄱文化、临川文化、豫章文化历史悠久，博大精深，是盱江医学产生和成长的甘泉与沃土。盱江两岸自古儒学盛行，道教兴旺，佛教发达，对盱江医家学术思想的形成产生过深刻的影响。抚州是著名的戏剧之乡，金溪浒湾印刷业名扬四海，樟树、南城、李渡酿酒业经久不衰，这些都对盱江医学的发展产生了积极的促进作用。

江西古称"吴头楚尾，粤户闽庭"，而盱江流域地理位置十分优越，"山川融结，舟车云集，控带闽粤，襟领江湖"（《临川县志·形势志》），是进入福建、广东沿海的交通要冲。整个流域地处丘陵地带，境内山环水贯，地势平广，土质肥沃，自然条件优越，资源丰富。

盱江流域境内山光水影，景色秀美。武夷山脉蜿蜒东南，巍峨雄伟；盱江横贯，碧波荡漾，风帆如织；两岸沃野千里，村落棋布，可谓田园如画。南城麻姑山、资溪大觉山、樟树阁皂山、南昌梅岭和金溪周边的龙虎山，风景秀丽，既是天下名山、道教福地，又是文人神往的名胜古迹。这里既有山林竹木之利，舟楫水利之便，又有鱼米、桑麻之养，通商贸易之惠。

一、物产丰富，经济发达

早在近万年前的新石器时代早期，江西先民就已懂得用火，开始水稻种植，生活相对稳定。到新石器时代晚期，江西先民开始使用石制农业工具种植水稻，以原始农耕活动为主，兼营狩猎和捕捞，过着长期的定居生活。商周时期，江西农业和手工业已有了明显分工，除石质、陶质农具外，出现了青铜农具，水稻种植规模及产量大幅度增加，已开始家禽、家畜的饲养。清江吴城一带已进入了休闲耕作制阶段。春秋战国时期，铁器开始运用于江西农业生产中，到秦汉六朝时，铁农具在更大范围内得以使用，牛耕技术得以引入，农业生产进一步提高。江西在原来"火耕水耨""饭稻羹鱼"的基础上，逐渐形成了以稻作农业为主，兼及渔猎、家禽饲养和竹木、茶叶、蚕桑等种植业的多种经营的农业经济格局。隋唐时期，江西的农业生产迅速发展。农田水利工程得以广泛兴修；一批先进的农业生产工具已经开始使用，如灌溉工具水车、筒车，犁田工具曲辕犁等；稻麦复种和二季稻技术逐步推广；土地种植面积不断扩大，江西成为全国著名的稻米产区，开始享有"鱼米之乡"的美称。

五代十国时期，江西属吴及南唐的割据势力范围，少有战乱，加之统治者采取"与民休息"的政策，使得社会经济稳步发展。两宋建立后，由于北方时有兵燹，生产力遭受严重破坏，而江西地处南方，战乱较少，社会较为安定，社会生产力得到较好的发展。随着北方战乱的加剧和南宋政权中心的南移，大量北人纷纷南迁，尤其是"靖康之乱"后，"民皆渡河南奔，州县皆空""中原士民，扶携南渡，不知其几千万人"。北人南迁大大增加了江西的劳动力人口，而且也带来了中原地区先进的生产技术和优良的作物品种；同时，北人的饮食习惯，文化观念都对本地社会经济的发展注入了新的推动力量。在这些因素影响下，江西耕作技术进步明显，逐渐由广种薄收式的粗放经营向精耕细作式的集约经营转变，农作物的产量得到了较大提高，同时农田水利修筑技术也有了重大进步，经济作物品种繁多，栽培技术进一步提升。宋代江西种植的经济作物有茶叶、柑橘、芝麻、苎麻、桑叶、甘蔗、棉花等，其中以茶叶、柑橘为大宗。抚州、洪州、临川柑橘栽培规模较大且品质优良。宋代农业的进步，使得江西成为整个国家重要的粮食供应地，交纳的贡粮居全国第一。吴曾《能改斋渔录》记载："本朝东南岁漕米六百万石，江西属三分之一，天下漕米取于东南，东南之米多取于江西。"农业的进步也为当时的手工业、商业的发展提供了必要的物质基础和根本前提。

明清两代，旴江抚州经济在宋元基础上继续向前发展，无论是人口、耕地，还是税收，均比以前呈递增趋势。由于重视米谷杂粮的生产，抚州府在人多地窄的情况下，仍然成为江西重要的商品粮基地，有大批米谷外运流通出境。如明末东乡人艾南英说抚州"本郡所屯之谷，大半私通车船"，出境贩卖，提出"岂能以一郡之谷，供数千里外之人"，为此提出了一整套严格的措施予以限制。清代随着水路的疏通，抚州的商品粮数比明代又有所增加。康熙时疏通临川梦港水后，"自是竹排通行，米粟之利被于数郡"。乾隆时，崇仁县"北通府治，舟楫往来络绎，每年秋熟，沿河商贾贩卖可以朝发夕至"。以崇仁县这样一个山区的偏僻之县尚且如此，抚州其他县商品粮之多可以想见。清光绪年间，"抚州府除自食外，临川约余谷三、四十万石，金溪、崇仁约十万石，宜黄约十余万石，乐安、东乡约数万石，可接济邻境"。

明清时期，抚州地区还种植了一些经济作物，商业性农业也有了初步的发展，尤其以临川、东乡等平原较多的地区最为突出。如临川柑橘远销至江浙一带；东乡的芋、甘蔗、蓝靛也出货他省；宜黄、乐安所产苎麻织成的苎布已有部分行销外地。此外，清代抚州还出现了其他一些商品性农作物。如东乡邑产小麦特佳，麦秋时，外商常来贩运。东乡的茶叶、草席、蔬菜等作物常作为商品行销至外地。

清代盱江流域农产品加工业也较明代发达，榨糖、造纸、织布及其他手工业均比明代有所进步。榨糖业，清代抚州发展较快，光绪时"金溪、东乡煎沙糖，东邑改煎白糖"榨糖获利较大以至清末东乡出现雇匠人煎蔗的现象，并自贵溪引种竹蔗以煎白糖。江西历来为传统手工造纸的主要产区，唐代临川便有产滑薄纸，宋时抚州的茶杉纸、牛舌纸都享有盛名，抚州捹纸常用以印刷书籍，元代金溪产的清江纸得到赵孟𫖯等书画家的喜爱，南丰的白简纸供不应求。明清时期，抚州府各县志也均有产纸的记载。直到清末民初，临川的草纸、乐安的花坯纸、宜黄嫩土纸等仍然声名远扬。造纸业的发展又带动了刻印业的进步。宋代全国主要的刻书中心有五处，即汴梁、浙江、四川、福建和江西。而江西的印刷业主要集中在饶州、抚州、吉州、江州等地。明清两代，金溪县浒湾镇以木刻印书著称于世，成为江西最大的印书中心。全镇有两仪堂、余大文堂、世德堂、文奎堂、文林堂、善成堂、可久堂、红杏山房、旧学山房等 60 余家书店堂号，刻字印书工匠上千人，经史子集、戏曲话本、书法碑帖都能刻印。浒湾刻书校勘精讹误少，用墨讲究，遍销全国，有"籍著中华""藻丽嫏嬛"之誉。夏布业在清代是抚州农民的一项重要家庭工业。史载"江西夏布亦著名，临川、崇仁、万载、宜黄、广昌均为重要产地，原料以苎麻为主，多销上海及扬子江流域"。此外，清代抚州还有制豆豉、酿酒、陶土等手工业。"仓廪实而知礼节，衣食足而知荣辱"，盱江流域富庶的经济为地方文化教育的发展进步提供了经济保障和社会基础。

二、书院教育，经久不衰

盱江流域各县自古崇尚儒雅，重视教育。据清乾隆《临川县志》记载，临川："其俗风流儒雅，喜事而尚气，有晏文叔、王文公为之乡人，故其人乐读书而好文辞。"又云："地无城乡，家无贫富，其弟子无不学，诗书之声，尽室皆然。"《崇仁县志》说："山川壮丽，风气敦厚，民乐田畴，士尚文雅，弦诵之声，无间于井社；衣冠之家，联络相望，退让谦抑，习而成风。"（《古今图书集成·抚州府志》）而《古今图书集成·南城府志》在描述资溪时说："其地山川环耸，水洁而浅；故气高好胜而多情慭，质美好文而少财蓄。"可见抚州历来读书之风极盛。对于兴办书院，抚州士儒更是倾囊而出，不遗余力。

抚州见诸史志记载最早的书院应为唐天祐年间（904—907），节度使罗坚、罗信赠田于宜黄棠阴创建的湖山书院和三湾书院。而在宋代，抚州地处江南腹地，社会安定，经济文化繁荣，书院建设的数量及质量都走在全省乃至全国的前列。北宋时期，抚州以一州一军之力，创建了占全国总数5%的书院，先后创建盱江书院、兴鲁书院、慈竹书院、南丰学舍、华林书院、鹿冈书院、进修书院等11所。南宋时期，朝廷采取了宽松的文化政策，允许学者自由讲学，建立理学宗庙，对有作为的地方书院或赐田或赐书或赐额或赐匾或题名褒扬。理学统治地位的确立和朝廷对书院发展的支持，使书院走上了蓬勃发展之道。吕祖谦、朱熹、陆九渊、叶适、陈亮等为首的一大批学者或创建书院，或主持讲学，或为书院作记，或置田置书，或订规约，他们大力倡导，并以书院为基地传播自己的思想主张，扩大其学术队伍，从而将书院与理学联系到一起，并将书院和理学同时推至发展的高峰。抚州新建或重修、重建了梭山老圃、槐堂书屋、曾潭书院、峨峰书院、渔野书院（文溪书院）、临汝书院、红泉精舍、汝水书院、道山书院、龙眼书院等23所书院。两宋时期，抚州书院占全国6%，且主持书院的名师多、影响大。如主持主讲盱江书院的是北宋哲学家、思想家、教育家、改革家李觏，"东南闻风而至者尝数千人"；主持主讲兴鲁书院的是北宋散文家，被誉为"唐宋八大家"之一的曾巩，远近生徒聚而从之，名人学士济济一时；主持主讲槐堂书屋的是"百世大儒"陆九渊，从学之士，四方云集。此外，慈竹书院的主持主讲人为北宋文学家、地理学家乐史；曾潭讲堂的主持主讲人为槐堂学派创立人之一、陆门高弟傅梦泉。

明代是抚州书院发展史上一个承前启后的重要时期，也是抚州书院发展史的第二个高潮时期。有明一代，抚州书院发展虽历经多次禁毁的严重打击，但仍然保持了一种向前发展的态势，先后共创建（含重修、重建）书院40余所。这无论是在整个江西省，还是在全国都居于领先地位，抚州书院讲学风气极为浓厚。明初，"崇仁学派"创始人吴与弼创小陂书院，竭力传播程朱之学，从学者甚众。陈献章、胡居仁、娄谅、胡九韶俱游学于此。稍后的王阳明、湛若水、余祐、夏尚朴、潘润等均为其再传弟子。南城罗汝芳中进士以前于南城建从姑山房，接纳四方学子，从事讲学活动。嘉靖四十四年（1565），他因父丧回南城守制，再讲学于"从姑山房"，四方学者云集，名倾东南。时年13岁的汤显祖亦拜罗为师，学习其"百姓日用即道"的理学体系，对汤日后的思想和创作影响深远。泰州学派传人南丰王栋建南台书院，并讲学其中；罗洪先门生乐安流坑人董燧建心斋书院、园通书院，聚徒会讲。有明一代，抚州不仅书院讲学盛行，而且讲会制度也空前盛行。嘉靖年间，抚州建有"拟岘台会""岁时集郡邑弟子于拟岘台讲论邹鲁之业，化行俗美"。董燧于乐安流坑创"圆通会"，"每月逢初二、十六会同诸公霁于圆通阁"。王学门人聂豹、邹守益、罗汝芳、罗洪先等都曾会讲于此。此外，乐安还建有"郁林会"，金溪创有"疏山会"。

清代抚州书院呈现出官办、民办、官民合办的多元化办学体制，先后兴建书院60余所。有文献资料明确记载为政府或现职官吏所创建的书院有19所，占清代抚州书院总数的30%左右，这些书院分布非常广，每个府县治所所在的城市都建有一二所。如临川有兴贤书院、青云书院、兴鲁书院、青城书院、刘公义学；崇仁有文昌书院、相山书院；宜黄有凤冈书院；乐安有鳌溪书院；南城有崇儒书院、盱江书院；南丰有水云书院、嘉禾书院、琴台书院；广昌有盱源书院；金溪有仰山书院；资溪有鹤城书院；黎川有黎川书院、崇正书院。民办书院是由民间集资，或由私人独资兴办的书院。清代抚州民众集资，或士绅独资兴办书院的热情更高。道光五年（1825），临川生员桂殿芳一人捐资创建汝阳书院，费银14600两，并置买民田728亩，以供膏火之需；清嘉庆元年（1796），宜黄邑人罗位斋、罗以丰兄弟重建毁于明末战乱的崇文书院；康熙五十六年（1717），乐安邑人丁薄捐资兴建义云书院主体部分，其余为云盖、忠义两乡捐资修建，故又名"两乡书院"；清道光三年（1823），乐安邑人何文芳一人捐田2800余石兴建安浦书院；道光二十六年（1846），崇仁进士陈开第等人向县民集资兴建了北城相山书院。乐安流坑董氏家族，人口不足5000人，为了满足本族子弟读书识字、应试科考的需要，自北宋大中祥符年间始创桂林书院至清末，先后创办了西山书院、心斋书院、子男书院等书院、书屋、精舍40余所。有清一代，流坑董氏家族就新建了司马书院、亦简书院、焕文书院、凭山书院、培风书院、卧云书院、孕达书院等近10所，这些书院遍及村庄每个角落；并培养出文武状元各1人，进士34人，举人200多人。官民合办书院也就成为清代书院办学的一种重要形式。抚州自古就有广教、兴学的优良传统，每当面对政府及其官吏兴办书院的倡导时，民众总是慷慨解囊，积极捐助。道光三年（1823），东乡知县吴名凤根据举人吴士杭的建议，请各绅富户捐建汝东书院。乾隆二十四年（1759），黎川知县卢崧偕邑绅黄祐、陈道等集资创建黎川书院；乾隆十八年（1753），资溪知县杨焯见始建于康熙三年（1644）的鹤城书院规制太狭，修廪不给，因此合七绅移建于县西南儒学左，并劝捐田亩，以资月廪。

这些为数众多、分布广泛的书院使盱江流域平日难以触及文化知识的一般民众有了更多接受教育的机会，使民众的文化素质得到提升。书院的发展更为当地培养了一批批出类拔萃的知名学者。如"东方莎士比亚"汤显祖，13岁时曾就读于罗汝芳创办的从姑山房，而罗汝芳少时也曾读于其父创建的前峰书屋。盱江历代进士不乏是从书院走出的。

三、儒学兴盛，名人辈出

从汉武帝"独尊儒术"到隋唐的 600 余年间，儒生多埋头注解经文，而在动荡社会中迅速崛起的佛教与道教，强调心性与思辨，对儒学产生了巨大的冲击。在创新儒学的时代要求中，自两宋起，盱江流域产生了诸多思想家。

李觏（1009—1059），字泰伯，号盱江先生，建昌军南城（今江西省资溪县）人。北宋杰出的思想家、改革家，最早从现实需要出发，用儒家思想理论来解释政策。李觏到晚年才由范仲淹举荐进入太学，一生并未通过科举踏上仕途，但"位卑未敢忘忧国"，他结合当时的社会现实，在哲学、经济、政治、军事等领域提出了自己的见解，构建了自己的思想体系。他在哲学上持"气"一元论观点，认为事物的矛盾是普遍存在的；在认识论上，承认主观来自客观，因此，成为宋代哲学学派的先导。李觏具有进步的社会历史观，一反儒家崇尚礼义而贬抑利欲的思想，提出治理国家的基础是经济，是物质财富，反对把实际物质利益和道德原则，即"利"和"义"对立起来，主张通过减赋均田、富国强兵使百姓安康，社会安定。此外，还对佛道等宗教进行批判，主张以儒家的礼教来代替佛教、道教的宗教仪式。李觏经世实用的思想给予范仲淹"庆历新政"理论上的支持，也成为后来王安石变法的思想渊源。

王安石（1021—1086），字介甫，号半山，临川人。北宋著名政治家、改革家、思想家。王安石出身仕宦之家，少年时期就树立了建功立业的远大志向。他打破了士人因循守旧、明哲保身的积习，敢于质疑现行制度法规，敢于矫世变俗。在对国家内忧外患的形势做出全面分析的基础上，以"天变不足畏，祖宗不足法，人言不足恤"的气概进行变法。在变法期间，推出一系列新政，以理财为中心，涉及财政、税收、农业、水利、教育等各个方面，颁行了均输法、青苗法、农田水利法、市易法、方田法、保甲法、将兵法等政策法规。虽然最终变法因触及大官僚地主阶层的既得利益遭受强烈反对而失败，但王安石作为一个社会责任感强烈并卓有见识的政治家被后人铭记，列宁称之为"中国十一世纪伟大的改革家"。

陆九渊（1139—1193），字子静，号象山，金溪人，北宋思想家、教育家，"心学"创始人。陆氏以主客观统一为起点，在程朱理学之外另辟蹊径，在继承孟子的心性论及伊洛之学的部分内容，同时借鉴佛教的修养方法、思维方式基础上，形成了独特的"心即理"的心学思想，对后世的心学发展有着重要影响。陆九渊"心学"思想认为，仁义礼智等人固有的善端即是本心，心即是理，识得本心也就体认到了天地之理。心为宇宙本体，万事万物都是心的派生物。而本心与外物发生作用，易产生各种各样的认识之心，即被外物蒙蔽之心，使本心暗而不明。人可以通过心性的涵养、剥落、存心、养心至求放心，从而获得人的价值和尊严，实现人的道德自由。

吴澄（1249—1333），字幼清，晚字伯清，号草庐先生，抚州崇仁（今江西乐安县）人。元代杰出的理学家、经学家、教育家。吴澄是元代"和会朱陆"的突出人物，对于朱、陆之学，既看到了其相同的一面，也看到了其相异的一面，企图解决朱、陆之间的矛盾。其理学思想主要体现在道统论、天道观、心性说三方面。在道统方面，认为道源于"天"，反映宋代以来儒家的宇宙本体观念；在天道观方面，认为天、地、日、月和人、物的形成皆本于具有实体性的"一气"。而关于心性之学，吴澄认为，心学为儒学传统，并不独指陆学，从尧舜到周程诸子无不以心为学，并对儒家心学与佛老养心之学做了区分。主张人性有善恶之分，但在本质上又可以相通。反求吾心为认识的根本方法，对朱熹的"格物致知"做了符合心学思想的修正。

吴与弼（1391—1469），初名梦祥，长弼，字子傅，号康斋，崇仁县人。明代著名理学家、教育家，崇仁学派创立者。吴与弼的理学思想并无师承，自学自得并身体力行。在道德修养和认识方法方面，吴与弼继承和发展了程朱的哲学思想，认为大千世界万事万物，都有自身的规律，把"天理"作为一个人道德修养和认识事物的最高标准，主张"天人一理"。"人性之本善"是吴与弼继承、发展儒家思想的一个重要方面，认为人欲有"善恶""好坏"之分，但可以通过教育、修养，严以责己，使之"心地纯然"，达到圣贤境界。吴与弼继承了儒家崇尚躬行实践的优良传统，提出用"理"来约束自己的行为，规范自己的生活。以"理"作为衡量一切、分析一切、判决一切、处理一切，分清是与非、正与反、善与恶、得与失，乃至忧和乐、生与死的标准，使自己成为理想中的"圣人""贤者"。他还继承了儒家安贫乐道的传统遗风，专攻理学，达到了"物我两忘，惟知有理"的境界，一生过着清贫生活。晚年家境窘困，负债累累，贫病交攻，终不失志。

罗汝芳（1515—1588），字惟德，号近溪。南城县人，明代思想家、教育家，泰州学派的代表人物。其学虽源于理学，但反对"存天理，灭人欲"的正宗教条，认为不学不虑的"赤子之心"即是良知和天理，提倡用此心去体察仁道；也不赞成朱熹的"圣贤气象"说，认为"大道只在自身"，人的目视、耳听、饮茶、吃饭、早起、夜寐、相对、问答，以至弹子的转动，肌肤的痛感，无一不是"道"的作用和表现。只要具备了一个肉体的形躯，就有了做圣人的条件。在他看来，人的良知是永远不会泯灭的，不以修炼而增，也不以不修炼而减，圣愚的差别只在于"觉"与"迷"之间，因而成圣、成贤容易非常。他所持见新奇，一扫宋明理学迂谨之腐气，被誉为明末清初黄遵宪、顾炎武、王夫之等启蒙思想家的先驱。他的理学思想，具有承上启下、继往开来的作用，在中国哲学史上产生了深远的影响。

四、宗教重地，佛道祖庭

1. 佛教禅宗的发源地

佛教禅宗系达摩祖师由印度来中国传法创立，经历二祖慧可、三祖僧璨、四祖道信，至五祖弘忍门下，分为南禅和北禅，北禅以主张渐悟的神秀为首，南禅以主张顿悟的慧能为首。后世多以南禅六祖慧能为正宗，素有"一花开五叶"之说。即在慧能门下，有南岳怀让、青原行思两系；后南岳怀让分为沩仰、临济两派；青原行思分为曹洞、云门、法眼三派，世称五家。在临济门下有黄龙慧南、杨岐方会两派，世称"五家七宗"。这当中，江西就独占"三家五宗"，曹洞、沩仰、临济、黄龙和杨岐的祖庭都在赣地。

宜黄曹山寺为曹洞宗的祖庭。曹洞宗的祖庭，俗称"两宜两山"。"两宜"为宜丰和宜黄，"两山"为洞山和曹山。宜黄县曹山寺始建于唐咸通年间（870—873），由禅宗南岳清源法系弟子本寂禅师所创。本寂禅师（840—901）受高僧良介禅师真传，于唐咸通十一年（870），拜别良价，前往广东曲江曹溪礼禅宗六祖墓塔，决心寻找新的曹溪以广佛法。相传他返赣后一路风餐露宿，找了好些地方也未找到新的曹溪。一夜梦见六祖在他手心写了"心坚石穿"四字，遥指东北方向。本寂会意而行，终于在宜黄找到这个圣地。居士王若一见本寂志诚心坚，于是舍观相予。本寂志慕六祖，改何王山为曹山，何王观为荷玉观，潜心修行，并广开山门，课徒说法31年，弟子过百，信徒数千，大振洞门禅风，史称"法席大兴，学者云萃，洞山之宗，至即为盛"。

南昌佑民寺为禅宗"洪州禅"的发源地。马祖道一（709—788），唐朝佛教禅宗大师，六祖慧能之再传弟子，师承南岳怀让门下，为洪州宗的开创者。道一于唐朝开元年间于南岳般若寺遇怀让禅师，受其"磨砖既不成镜，坐禅岂得成佛"的机语点拨，始得开悟。742年，道一离开福建建阳后在旴江临川西里山弘法，唐大历年间（768—779），道一应邀来到洪州（今江西南昌）开元寺（今佑民寺）说法，四方信徒云集，入室弟子139人，使开元寺成为江南佛学中心，此后便以洪州为中心开创立派活动，建立了马祖道场，创立了"平常心是道"的洪州禅。

2. 道教文化的发祥地

江西是我国道教的重要发祥地之一。自古以来江西就以其绝佳的山水吸引着各地的方士前来结庐隐修，道教活动十分频繁。唐代杜光庭在《洞天福地岳渎名山记》和宋代张君房《云笈七签》中，将全国的道教名山或胜境编排为十大洞天、三十六小洞天和七十二福地，作为上天仙人统治之处。在杜光庭笔下，江西有5个洞天和9个福地，而张君房笔下则列入了5个洞天和12个福地。除龙虎山和三清山之外，盱江流域也有不少与道教有关的山川遗迹。

坐落在南昌新建县西山的万寿宫是道教净明派的发祥地，也为道教第四十福地。净明派全称为"净明忠孝道"，其教义以融合儒释道为特点。所谓净明，即正心诚意，教人清心寡欲，使本心不为物欲所动，不染物、不触物，清静虚明而达于无上清虚之境。开山祖师为许真君（又称许逊），相传许逊活到136岁时，在西山得道，"举家四十余口，拔宅飞升"，连家禽家畜都带走了。"一人得道，鸡犬升天"的典故就出自于此。隋唐时，当地出现神化许逊的信仰。宋徽宗政和二年（1112），加封许逊为神功妙济真君，许逊信仰在南昌西山一带更为盛行。元初，西山隐士刘玉（1257—1308）又自称数遇许逊等仙真，降授净明道要，遂开创净明道派，以南昌西山为活动中心，一时从学者甚众。刘玉所创新净明道奉许逊为教祖，自称为第二代祖师。

位于南城西郊的麻姑山，原名丹霞山，《云笈七签》中称其为第二十八洞天、第十福地，是道教麻姑信仰的发源地。麻姑山自古就被视为祥瑞多福的通天之境，早在汉昭帝时就有仙人浮丘公带王、郭二弟子来此修炼，东晋葛洪也在此修道炼丹。葛洪所著《神仙传》最早记载了女寿仙麻姑的事迹，相传麻姑本为建昌（南城）人，后得道升天。她外貌如妙龄少女，锦衣华服，手如鸟爪，曾三见沧海变桑田，又精通方术，能掷米成丹，长生不老。唐玄宗开元二十三年（735），麻姑山道士邓紫阳请立麻姑庙，历时四年而成。天宝五年（746），玄宗又下令增修。该庙始建时称神女祠，后称麻姑庙，又名麻姑仙坛。麻姑庙的建立，在道教中开创了单独祀奉麻姑的先例。这之后，麻姑就成为道教信奉的元君、女真，民间也广泛流传着"麻姑献寿"等传说，麻姑信仰的影响日益扩大。道教中与此相关的祈禳斋醮活动延续千年，经久不衰。明清时期，建昌府治的府县官吏在每年七月七日上山祭拜麻姑，已成为一种定制。若逢水旱灾异、兵变民乱，则也要沐浴斋戒，在仙坛举行祈祷仪式，祈求神灵感应，保佑一方平安。当时，建昌府及其邻近地区的普通百姓，前往麻姑仙坛朝拜者也是摩肩接踵、络绎不绝。

樟树市郊东南处的阁皂山，俗称阁山，又名"葛岭"。自宋代以来即有"天下名山、道教福地、神仙之馆"美誉，与金陵（今南京）茅山、鹰潭龙虎山齐名，并称"江南道教三大传箓圣地"，是灵宝派祖庭。灵宝派祖师葛玄早期曾居天台山修道，又漫游括苍、南岳、罗浮等名山，东汉建安七年（202），葛玄来到阁皂山，惊叹："形阁色皂，土良水清，此真仙人之住宅，吾金丹之地得之矣。"于是，在东峰建坛祭炼。吴嘉禾二年（233），又回到阁皂山，"于东峰之侧建卧云庵，筑坛立灶居其中，修炼九转金丹"。葛玄先后多次来到阁皂山修道，赤乌七年（244）八月十五日，葛玄在卧云庵"白日飞升"，被后世道徒尊称为"太极仙翁"。《历世真仙体道通鉴·卷二十三·葛仙公》中记载："（葛玄）于天台名山告郑思远曰：'我所授上清三洞、灵宝中盟诸品经箓，吾升举之日，一通付阁皂名山，一通付吾家门弟子，世世箓传至人，不可轻授，非人勿示，若得其人，宜传勿秘。'"之后，葛玄的侄孙葛洪也来到阁皂山，在受郑思远传道之后，尽得灵宝经真谛，并将葛玄所传灵宝中盟诸品经融汇整理，撰成巨著《抱朴子》，将道教神仙方术理论推向了高峰。后来（东晋中叶）以信奉和传承《灵宝经》而形成的灵宝道派，推葛玄、葛洪为其始祖。灵宝道派以阁皂山为本山，因此又称为"阁皂宗"。

五、戏曲繁盛，名作传世

江西素称"戏曲之乡"，是全国成熟戏曲的发源地之一（图3）。盱江流域则是江西戏曲文化的核心地带，南丰傩舞为戏曲摇篮，广昌"盱河戏"别具一格，宜黄腔传唱南北，三县都有"戏窝子"之称，而临川则是"东方莎士比亚"汤显祖的故乡。"戏曲"一词原被认为最早出自元代陶宗仪的《南村辍耕录》，书中"院本名目"篇中写道："唐有传奇。宋有戏曲、唱诨、词说。金有院本、杂剧、诸宫调。"但此处的"戏曲"专指宋代杂剧，包括了各种滑稽表演、歌舞和杂戏。1989年，有学者发现南丰刘埙《水云村稿》中有《词人吴用章传》："至咸淳，永嘉戏曲出，泼少年化之。而后淫哇盛，正音歇。"这里的"永嘉戏曲"指的是产生于浙江温州一带的南戏，是真正意义上的戏曲。陶宗仪（1321—1412），是元末明初人，而刘埙（1240—1319）生活于宋末元初。也就是说，盱江南丰人刘

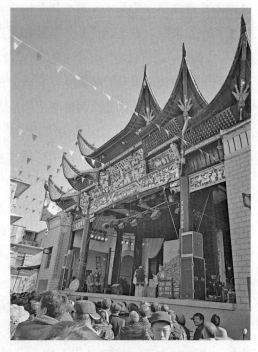

图 3　乡村戏台

壎将"戏曲"一词的首见最少提早了几十年，改写了中国戏曲历史的传统说法。

盱江流域既有流传广泛的声腔剧种，更有流芳于世的名家名作。声腔剧种主要有南丰傩戏、宜黄腔宜黄戏、广昌盱河戏（孟戏）等，朱熹曾说："傩虽古礼而近于戏"。南丰傩舞起自汉代，原是一种驱除疫鬼的祭祀性舞蹈，本身蕴含了戏剧发生和发展的因素。宋末以后，傩仪中出现了判官、钟道、小妹、土地、灶神等新角色，傩表演有了驱鬼、搜鬼、审鬼、镇鬼的故事情节，有代言体的唱曲和道白，有鼓笛为主的音乐伴奏，有面具与化妆相结合的造型手段，开始具备了欣赏性戏剧的表演形式，被认为是戏曲的雏形，南丰也就成为江西戏曲文化的发祥地。宜黄与南丰毗邻，自古商业经济发达，明代中期之后成为江西戏曲活动的中心。明嘉靖年间，南戏四大声腔之一的弋阳腔所产生的变调，如乐平、徽州、青阳等在宜黄十分盛行。抗倭将领谭纶丁忧回乡从浙江带回海盐腔戏班，在宜黄教习海盐腔，后海盐腔与当地遗存的弋阳腔以及民间音乐等结合形成了"宜黄腔"，在盱江流域乃至整个江西流传，汤显祖"临川四梦"亦由宜伶率先搬上舞台。到清代，宜黄产生了一种原始唱腔来源于西秦腔的新唱腔，属板腔体音乐高腔，在江西境内有很大影响，并迅速传播到浙江、安徽、湖北等地。由于它的演剧内容多反映民间百姓生活和神话传奇故事，深受普通民众欢迎。乾隆嘉庆年间，宜黄腔唱进了北京。与北京风靡一时的弋阳、秦腔、乱弹等腔并肩媲美。《京华百六竹枝词》中有词说："宛转珠喉服靓装，弋阳秦调杂宜黄。"近年来随着江西地方戏曲研究的深入，越来越多的学者认为宜黄腔是京剧二黄腔的前身，是国粹的重要声腔来源。直至现代，宜黄腔作为江西戏曲的主要支派在全国仍然有着广泛的影响，2006年以宜黄腔为主要唱腔的宜黄戏被列入首批国家级非物质文化遗产。"孟戏"是盱江源头广昌县甘竹镇赤溪村曾家的《孟姜女送寒衣》和大路背村刘家的《长城记》两种剧本的统称，因两种剧情都是表现孟姜女的故事而得名。1981年以孟戏为主要的广昌地方戏被正式定名为"盱河戏"，别名大戏、土戏。曾家"孟戏"起于明初正统年间，而刘家"孟戏"则由广昌宜黄班的宋子明传授。每年春节，两家上演家族戏以祭祖祭神的习俗在曾家已有500余年，在刘家也有400多年。两家孟戏音调优雅，旋律婉转，相比之下，曾家的唱腔更为古朴。孟戏高腔中保留有最早被认为失传了的海盐腔的曲调。此外，孟戏演出时需佩戴面具，在一定程度上标志着江西傩向戏曲演变的痕迹，成为江西地方戏曲发展史上填补傩与戏曲之间空白的过渡性物证，具有独特的艺术科研价值和社会学价值。

戏曲作品影响较大的主要有北宋宜黄乐史《绿珠传》《杨太真外传》、元代徐奋鹏"西厢定本"、明代汤显祖《临川四梦》等。乐史，字子正，宜黄人，官太常博士，直史馆；北宋初年著名地理学家，编《太平寰宇记》200卷，同时也是出色的小说家。

他的两部小说《绿珠传》《杨太真外传》对戏曲影响颇大。《绿珠传》以西晋末年大动乱年代为背景，叙述西晋富豪石崇与权臣孙秀争夺石崇宠姬绿珠结下恩怨，终至被灭族与残杀的传奇。元杂剧《绿珠坠楼》、明传奇《竹叶舟》、清传奇《三斛珠》等都取材于《绿珠传》。《杨太真外传》写杨贵妃一生故事，采录《明皇杂录》《开天传信记》《安禄山遗事》《逸史》《开元天宝遗事》中关于唐明皇、杨贵妃的资料，将二人生死相恋的故事写得情节细致、荡气回肠。著名的元杂剧《唐明皇秋夜梧桐雨》、清传奇《长生殿》以及有关杨贵妃的30多种戏曲无不改编自《杨太真外传》。徐奋鹏，字自溟，别号笔峒先生，又有别号樊迈硕人，临川云山人；明代著名学者、文史学家，自幼才华过人，博览群书，通晓六艺，常与同乡汤显祖研讨戏剧创作问题，对汤氏《临川四梦》的创作和修改提了很多中肯的意见。他在研读经史之余，将《西厢记》《琵琶记》进行删润增改，以为消遣，并将之称作"词坛清玩"，著成《西厢定本》与《伯皆定本》。此二定本在《西厢记》和《琵琶记》流变史上占有重要地位，对元曲杂剧《西厢记》风行于江西产生了巨大的催化作用，也对弋阳腔产生了深刻的影响。汤显祖（1550—1616），字义仍，号海若，又号清远道人，明代江西临川人。因不趋附权贵，34岁始入仕，49岁罢官回乡专心戏剧创作，影响较大的有传奇五种：《牡丹亭》《紫钗记》《邯郸记》《南柯记》《紫箫记》。前4种合称为"临川四梦"，其中最有名的是《牡丹亭》。《牡丹亭》全名《牡丹亭还魂记》，是汤显祖的代表作，也是中国戏曲史上浪漫主义的杰作。通过杜丽娘和柳梦梅生死离合的爱情故事，发出了要求个性解放、爱情自由、婚姻自主的呐喊，批判了封建礼教对人们幸福生活和美好理想的摧残。这部作品情节曲折，构思奇特，富有浓厚的浪漫主义色彩，一经问世，就受到人们的热烈欢迎，至今传唱不衰，成为继《西厢记》之后影响最大、艺术成就最高的一部古代爱情戏剧杰作，杜丽娘也成为中国戏曲史上继崔莺莺之后又一个动人的妇女形象。

六、酿造发达，酒香悠远

盱江流域酿酒的历史十分悠久，在樟树樊城堆遗址中，至今还能看到5000年前吴人先民收获的稻谷，充分展示了盱江先祖在农业技术方面的先进程度。水稻的丰收为酿酒提供了很好的条件，从樟树筑卫城和樊城堆中出土的陶器来看，当时的簋、鬶等酒器已经十分普遍，在全国范围内也是较早的。樟树的先民吴人开创了一个具有丰富内涵的酒文化历史。商朝时，吴城被商贵族誉为"酒都"。从吴城遗址出土的瓿、尊、爵、斝等多种酒器来看，吴人当时的酿酒技术已经十分娴熟。春秋战国时期，樟树范围内的一方吴土，时而属越，时而属吴，时而属楚，而酿酒技术随着这些不同分封国所统领的范围而越传越广，随吴入江浙，随越入闽粤，随楚入两湖，"酒都"之名也深深地植入江南各地的文化当中。到了战国时期，"战国七雄"之一的楚国将"酒都"吴城及其周边地区据为己有，并令吴城常年进奉美酒供贵族享用。汉朝为巩固封建制度，在樟树先后设立新淦县、新城县、宜春县、建城县、汉平县。此时樟树普通百姓的私有财产增加，生活条件有了一定的提高，民间酒文化开始兴起。东汉时期，道教创始人张道陵曾来到樟树阁皂山，据说在山下大醉三日，酒醒之后感觉华盖通明，神清气爽，顿悟"道、天、地、王（人）"的道教"四大"精髓。道教另一传奇人物葛玄也在阁皂山开坛收徒，其以酒合药炼丹，最后修炼成仙，被封为"太极仙翁"，世称"葛仙翁"。因此，樟树酒又有"仙酒"之称。唐代后期，盱江流域酿酒技术有了重大突破，出现蒸馏所制的"清江土烧"，到了北宋开始用蒸馏逐步取代传统的酿造法。淳熙七年（1180），诗人陆游任江南西路平茶盐公事。在抚州，陆游喝到了来自樟树的清江土烧，留下诗句："名酒来清江，嫩色如新鹅。"明朝时，清江土烧远销江南各地，高居江南白酒的龙头位置。而蒸馏酿酒法，经过几百年的发展，已经达到了一个相当成熟的程度。《天工开物》的作者宋应星特别研究了酒糵的制造技术，专门写了一章《曲糵》，记述酒母、药用神曲及丹曲（红曲）所用原料、配比、制造技术及产品用途——对中国白酒业的发展产生了深远的影响。清代，樟树的酿酒业不断壮大，镇内的酿酒作坊就已经达到十几家，全镇年产酒量高达 200 万斤至 300 万斤。光绪年间，"娄源隆"酒坊老板娄德清在前人酿酒法基础上，进一步改进制糵、发酵、蒸馏等工艺，使得"娄源隆"所产酒醇香味美，名声大振，为了与市场上出现的一些冒充"娄源隆"酒相区别，娄德清便在"娄源隆"的酒坛上贴上了四个"特"字，从此"四特酒"成为千年酒都樟树酿造的代表。中华人民共和国成立后，四特酒以其清香醇纯的独特酿造，获得了周恩来、邓小平等伟人的赞誉。

此外，进贤县李渡镇地处盱江中下游，紧靠盱江，土地肥沃，稻米质优，地下水清冽甘甜，是酿酒的上好原料，元末明初之时，江西民间就有"赶圩李家渡，打酒买豆腐"之说，经历清朝的兴旺，李渡白酒更是闻名全国。唐贞观年间，此地兴建码头，命名为"清远渡"。元、明时期，清远渡更名为李家渡，成为沟通抚河南北货流的重要码头，同时也是江南才子赴京赶考的必经之路。有许多骚人墨客，如北宋大文豪王安石、欧阳修及词人晏殊等，每过李渡必下马停车，以酒会友，借酒抒怀，留下了"闻香下马，知味拢船"的千古美誉。2002 年 6 月，江西李渡酒业有限公司在对老厂生产车间进行改扩建时，挖掘出一处烧酒作坊遗址。遗址考古勘探面积 1600m^2，2002 年考古发掘面积 300m^2，经过考证确定是距今逾 800 年的特大古代白酒作坊遗址。其揭露的遗迹竟然包含横跨元、明、清至近现代的炉灶、晾堂、酒窖、蒸馏设施、墙基、水沟、路面、灰坑和砖柱等，能够完全展示中国古代烧酒生产的工艺流程。李渡烧酒作坊遗址是继成都水井坊之后我国发掘的时代最早、延续时间最长且具有鲜明地方特色的古代烧酒作坊遗址，为中国蒸馏酒酿造工艺起源和发展研究提供了实物资料，印证了李时珍《本草纲目》中白酒起源于元代的说法，2002 年被评为中国十大考古发现，2006 年 5 月被国务院核定为第六批全国重点文物保护单位，同年 11 月被中国国家文物局列入世界文化遗产预备名单，被誉为中国酒行业的"国宝"。

盱江流域饮誉全国的历史名酒还有南城麻姑酒和临川贡酒。麻姑酒用南城麻姑山的优质糯米和麻姑山泉水酿制而成。酒色金黄明亮、醇香扑鼻，味醇甘蜜，入口柔和，清爽宜人。民间称颂它"麻姑糯质，仙泉灵药，丹灶熬蒸，冷霜甘蜜，清脑提神，祛风壮胃，除病延年"。麻姑酒历史悠久，传说早在远古年代，麻姑仙人淘麻姑山丹霞洞和龙门桥下的仙泉，采麻姑山顶芙蓉峰上的首乌、灵芝，酿成寿酒，献上瑶台，醉倒了蟠桃会上的神仙。《麻姑仙真志》载："麻姑仙人，曾掷米成丹，撒于神功泉内，变成佳酿，饮之冷比霜雪，甘比蜜甜，一盏入口，沉病即痊。"

临川县早在 2500 年前的战国时期就有酿酒工艺。相传北宋熙宁八年（1075），临川籍丞相王安石得知临川新出美酒，芳香扑鼻，便把佳酿送给宋神宗皇帝。神宗知道王安石本不喝酒，此酒一定非寻常之酒，当场在大殿开启，喝过后赞赏道："此乃临川之佳贡也！"各位大臣品尝后都赞不绝口。从此，临川酒每年进贡朝廷，临川贡酒因此得名，并沿用至今。

赣都文化、临川文化、豫章文化孕育与滋养盱江医学的生长与发展，盱江流域盛行的儒学、道教、佛教，渗透于医学之中，对盱江医家学术思想的形成产生过深刻的影响。印刷之乡、酿酒之乡、戏曲之乡，促进了盱江医学的传播、制药产业的发展和学科特色的形成。盱江流域自古尊儒重医风尚沛然，促使儒医相通，儒医互彰，有史料记载的 900 多位名医大多数出自儒门，如陈自明、龚信、龚廷贤、李梴、万全、张三锡、黎民寿、王宣、喻嘉言、黄宫绣、谢星焕、舒诏、祝星霞等均是先习举子业，饱读诗书，人文素养深厚，后抛却功名利禄，献身医学事业，学有所成，共构了蔚为壮观的盱江儒医群芳谱。盱江流域是我国道教的重要发祥地之一，著名道医层出不穷，葛玄、葛洪前赴后继，在盱江流域阁皂山创立葛家道和葛家医，对中国医药学发展做出了不可磨灭的贡献。许逊、葛巢甫、张道龄、崔隐士、施肩吾、胡超僧、邓思瓘、邓延康、孙智谅、曾昭莹、谢仲初、葛长根、杨介如、杜行正、何真公、刘玉、黄元吉、徐慧、赵宜真、刘渊然、饶洞天、全自明、骆时中、邓有功、廖守真、雷时中、欧阳明性等数十位著名道士曾隐居盱江流域布道传医，治病救人，传扬四方。道医张陵、葛玄、葛洪在盱江流域的采药炼丹，开盱江中药炮制加工之先河，促进了建昌、樟树两大药帮的形成。盱江两岸佛教鼎盛，南昌佑民寺为禅宗"洪洲禅"的发源地，宜黄曹山寺为曹洞宗的祖庭，盱江许多名医出自佛门，医佛相济，佛以扬医，如慈济、释心斋、方以智、喻嘉言、释觉音、付觉性等高僧曾先后在盱江流域弘法度人，施医救生；又有黎民寿、姚国美等居士名医好佛心慈，救死扶伤。抚州的临川、宜黄、广昌、南丰等地自古戏剧盛行，当地的艺人和医家在传唱和行医过程中逐渐摸索总结出许多独具特色的喉病诊疗方法和防治经验，形成了特色鲜明的盱江喉科流派。樟树、建昌为江西的酿酒之乡，又是樟树帮、建昌帮药业的发祥地，酿酒业与制药业必然相得益彰，互相促进发展。金溪县浒湾镇在明清时期曾是江西最大的印书中心，有"籍著中华"之美誉，发达的印刷业为当地医学著作的刊行及传播提供了便利的条件，促进了盱江医学的发展，深厚的盱江文化是盱江医学生成和成长的肥沃土壤。

（冯倩倩　潘鑫　赖微微）

第二章 | 盱江医学与地方文化的融合

XUJIANG

第一节 文化名人的医学情怀

医疗卫生活动是社会生活不可或缺的组成部分，医学往往与社会文化水乳交融。中医学作为在中国传统文化土壤中成长起来的参天大树，与社会文化的关系尤为密切。古代哲学、儒释道文化等成为中医学的源头活水，而中医学的理论与实践知识也广泛融入社会群体的日常生活，进而成为个人行为模式的深刻烙印。

一、陆九渊与医学的不解之缘

江西盱江流域自古文化昌盛、名人辈出，抚州金溪陆九渊为其中杰出代表。陆九渊，字子静，曾于贵溪应天山建舍讲学，从学者甚众，因其山形如象，自号象山翁，其书斋名"存"，故世人又称"存斋先生"。南宋高宗绍兴九年（1139）生于金溪县延福乡青田里（今金溪县陆坊乡桥上村），光宗绍熙三年（1193）卒于湖北荆门。陆九渊是我国著名的思想家、教育家，"心学"创始人，与朱熹齐名，世人合称为"朱陆"，曾与朱熹在铅山鹅湖寺就哲学的本体论与认识论的问题进行激辩，史称"鹅湖之会"。他的学说到明代更成为显学，经陈献章传开，王守仁大力弘扬，成为可以与程朱理学相抗衡的陆王心学。陆学更被称为"江西之学"，与闽学、湖湘学鼎足而三，影响波及近现代中国思想界。

陆氏出身官僚世族家庭，原为名门望族，地位显赫，为避战乱南迁，在金溪合族并居的二百年间，渐至衰败，甚至陷入穷困不堪的境地。而后因其二兄经营药店，渐至丰足，其他兄弟得以读书至仕，学有所成。其四兄九韶、五兄九龄更是南宋学问渊深的知名学者，与九渊并称"金溪三陆"，一齐列入《宋史·儒林传》。陆氏本人一生遵信"述而不作"，故著作极少。后人将其来往书信、杂著、讲义、语录、诗作等辑成《象山先生全集》，1980 年中华书局据此出版《陆九渊集》。细观此集，陆氏一族以经营药店为主要经济来源，陆九渊本人自幼体弱多病，除治心学外，对《素问》等传统医学典籍也颇多涉猎。书中数十处谈及医药，或以疗病作喻劝学，或以方剂阐明施政主张，或为乡医赠文，或为弟子嘱托，体现出浓郁的医学情怀。

（一）经营医药以兴家业

1. 陆九渊及其家族

据《陆九渊集·年谱》及《西江陆氏家乘》等资料记载，金溪陆氏的始祖是舜的后裔，因生于妫，所以初姓妫，周武王时，妫满受封于陈，故又称"陈氏"。春秋时，陈公子妫完（敬仲）因国内政局动乱逃到齐国，齐桓公拜他为相并封在田，故又称"田氏"。后来田氏取代姜姓吕氏成为齐侯，田敬仲裔孙齐宣王少子田通受封于平原县陆乡（今山东省德州市陵城区糜镇），田通号陆侯，谥号元侯，后世称"陆元侯"，自此其后代以陆为氏，田通为陆氏得姓之祖。陆九渊在《全州教授陆先生行状》一文中描述了自己的身世，田通（陆通）的曾孙田烈（陆伯元），做过吴县县令和豫章都尉，去世后吴人将其葬于吴县胥屏亭，他的子孙于是为吴郡吴县人（今苏州市姑苏区）。

自陆烈后经三十九世传至唐末陆希声，字鸿馨，自号君阳遁叟（一称君阳道人），博学善文，在义兴隐居。昭宗闻其名，召为给事中，拜户部侍郎、同中书门下平章事（宰相），后以太子少师辞官。李茂贞等兵犯京师，陆希声以疾避难，再次隐居于义兴，死后谥号为文。陆希声生有六个儿子，次子陆崇生二子——陆德迁和陆德晟。五代末年，为避战乱，德迁、德晟兄弟从江苏吴县迁居抚州金溪青田。陆德迁为陆九渊家族一支的始迁祖，但陆德晟一支后代散乱迁徙不知。陆德迁生有六子，九渊高祖陆有程是他的第四子，好读书而博学。陆有程有三子，第三子陆演为九渊曾祖，继承祖业为人宽厚。陆演生有四子，第四子陆戬为九渊祖父，陆戬一辈堂兄弟有四十人，陆戬最小，爱好佛道，不治生产。陆戬生四子，次子陆贺为九渊之父，生性聪颖，为人平和端重，悉心学习儒家典籍，以礼持家，名闻州里。陆贺有六子，九思、九叙、九皋、九韶、九龄和九渊。陆九思，字子疆，中举后封从政郎，著有《家问》，为陆氏治家准则。陆九叙，字子仪，善于持家，以经营药铺为业，供全家各项费用，公正通敏，时人称为五九居士。陆九皋，字子昭，举进士，授修职郎，文行俱优，率诸弟讲学，人称"庸斋先生"。陆九韶、陆九龄、陆九渊并称"三陆"，皆导源于九皋。

同为江西人的刑部尚书包恢淳祐八年（1248）作《诏旌青田陆氏十世同居记》中说："陆氏自德迁以来，以迄于今，乃十世二百年如一日，合门三千余指如一人，共居一炊，始终纯懿。"金溪陆氏一直数代同堂，未分田亩，合灶吃饭，保持着"诗礼簪缨"的大家遗风，被称为"青田河畔樵农客，云林山下宰相家"。

2. 家道中落

陆九渊家族本为世家豪族，仅在唐朝，陆门就有陆敦信、陆元方、陆象先、陆希声、陆宸、陆贽等人先后拜相。其他如陆景融官至工部尚书，陆景倩官至右台监察御史，陆景裔官至光禄卿等，都贵为朝中大臣，声名显赫。五代末年，陆德迁刚迁至金溪时，"解橐中装，买田治生，赀高闾里"，一派家境殷实富甲一方的气象。但自此以降，直到陆九渊兄弟出生之际，历时200余年，这个累世义居的合居家族境遇却是每况愈下。

其表现在两方面：一是经济窘迫，入不敷出。陆氏作为从北方避乱江南的客籍人，为了以家族的整体力量与土著大族势力抗争，借以保护家业，采取了几百年合族而居的生活方式。这源于宋代宗法思想盛行，很多家族都是聚族而居，导致人口众多，家庭负担沉重。宋初名臣杨亿对宋太宗说自己"扶老携幼，去乡离邦，良贱相从三十余口，衣食所给并出于臣"（《武夷新集·卷十四·再乞解职表》）；王安石称未发达之前自己"内外数十口，无田园以让一日之命"（《临川先生文集·卷七十四·上相府书》）；苏颂也是"联族建第，不啻二百口"，虽然其"久参近著，俸赐甚厚"，然而"族大家虚，赡给常苦不足"，以致日子窘迫到"非宾客非敢饮宴"的程度（《全宋诗》）。聚居状况使得高官大族尚且负担深重有贫困之虞，一般的低级官员就更加捉襟见肘了。南丰曾巩在未通显的时候也曾向人诉苦："家贫，亲老食口仅三十，四海之大，无寸土狭庐可以自立"，其窘状"可谓有不堪之忧"（《曾巩集》）。到南宋，这种现象更为常见，基层像陆氏这样耕读传家的士人往往聚族而居，少至几十，多至几百，以致开支庞大，家计维艰。陆氏兄弟几百口"合族而食"，过着入不敷出的日子，"吾家素无田，蔬圃不盈十亩，而食指以千数"（《陆九渊全集·卷二十八·陆修职墓表》）；"合门且将千指，田仅充数月之饥，卒岁之计，每用凛凛"（《陆九渊全集·卷二十六·代致政祭侄柩之文》）。另据《西江陆氏家乘·陆九思传》载："陆九思举进士，象山之始生也。乡人有求抱养为子者，二亲以子多，欲许之，九思力请以为不可。"如果不是大哥陆九思竭力反对，陆九渊差点就因为家里儿子太多、负担太重，生下来就送给了别人。可见，家事艰难已经到了几乎难以维系的地步。

二是人才阙如，子弟中无人入仕。从陆德迁起至九渊之父陆贺一辈，虽说仍保留着诗书之家的风气，"博学""究心典籍"，但却无人通过科举谋得一官半职，更不用说像祖上一样封侯拜相了，这与其家经济困窘也是分不开的。宋代虽然有"崇文抑武"的立国方针，科举录取的规模远大于唐朝，但基层士子依然面临两个问题。首先，"朝为田舍郎，暮登天子堂"的梦想激励着无数的读书人，参加科举的人数急剧增加，而录取名额总是相对有限。如宋太宗时，因州县缺官，大规模录用士人，参加省试的举人往往多达一二万，可每次平均录取进士也不过230人。其次，从事科举要投入大量的财力。购买书籍、延师求学以及赶考旅途等花费对于富裕家庭而言尚能轻松应付，但对一般家庭来说，是一项沉重的经济压力，多次应试甚至可以使一个原本温饱的家庭陷入贫穷境地。当时政府为鼓励应试，为多次不中的士人制订特殊政策。王栐《燕翼诒谋录》记载宋代典章制度160余条，其中卷一里记载了开宝年间为屡试不第的考生特施皇恩的事：

开宝二年三月壬寅朔，诏礼部阅贡士十五举以上曾经终场者，具名以闻。庚戌，诏曰：贡士司马浦等一百六人，困顿风尘，潦倒场屋，学固不讲，业亦难专，非有特恩，终成退弃，宜各赐本科出身。此特奏所由始也。自是士之潦倒不第者，皆觊觎一官，老死不止。

尽管政策是针对终场15次以上的考生，仍然激起了潦倒读书人的科举梦，有些人甚至为此穷尽一生，这无疑进一步加重了家庭的贫困，因从事科举而生活窘迫甚至倾家荡产的大有人在。王安石在《建阳陈夫人墓志铭》中记载了倾尽全力支持继子求学的故事：

（陈）夫人尽其产以仁先母之子，使（余）翼之四方游学，戒曰："往成汝志必力，无以吾贫为恤。"于是翼年十五，盖在外十二年。而后以进士起家为吏，归见夫人于乡里。方此时，夫人闭门穷窭，几无以自存，母子相泣。闾巷聚观，叹息曰："贤哉是母，有子食其禄，宜也。"

但无论偶得皇恩，还是矢志不渝，实际上能像余翼这样最终出人头地的毕竟是少数，大多数读书人都不得不面对基本生活的压力，为了生存，他们硬着头皮踏入了被视为"贱业"的商业领域。加之宋代官员冗多俸禄不足而社会奢靡之风盛行，商品经济高度发达，士人官员私营商业牟取暴利屡见不鲜，欧阳修就曾弹劾汾州知府范尹："知汾州、虞部郎中范尹，年老昏昧，不能检束子弟，在州贩卖，骚扰人民。"到仁宗后期，仕宦经商已成普遍现象，名臣蔡襄曾发出这样的感慨：

臣自少入仕，于今三十年矣，当时仕宦之人粗有节行者，皆以营利为耻，虽有逐锥刀之资者，莫不避人而为之，犹知耻也。今乃不然，纡朱怀金，专为商旅之业者有之。兴贩禁物，茶、盐、香草之类，动以舟车，懋迁往来，日取富足。（《蔡忠惠集·卷二十二·废贪赃》）

陆氏本为官宦诗书之家，在偏居乡里之际祈望凭借科举谋求功名是理所应当的事情，但几百人的合族之家，日常生计主要依靠耕种田地、经营药肆和做塾师为生。种田本不是读书人所擅长，但为了解决温饱问题，陆家致力于改进种植技术，提高产量，《陆九渊集》中收录了陆九渊的言论：

吾家治田，每用长大镢头，每次锄至二尺许，深一尺半许，外方容秧一头。久旱时田肉深，独得不旱。以他处禾穗数之，每穗谷多不过八九十粒，少者三五十粒而已，以此中禾穗数之，多者至二百余粒，每一亩所收比他处一亩，不啻数倍。盖深耕易耨之法如此，凡事独不然乎。

尽管如此，由于田地极少，人口众多，自产的粮食还是难以满足需要。陆家自先世起即开始经营药铺以补充家用，但家族中并没有擅于此道的人才专门经营。九渊祖父陆戬"好释老言，不治生产"，父亲陆贺更是一心研究儒家经典，关心的是以礼治家。另外，做私塾教书的所得对于一个大家族更是杯水车薪。因此，入不敷出的时候很多，阖家的生计已经成问题，要支持子弟求学应试更是力不从心。经济困窘与人才零落互为因果，使得整个家庭陷入困境。

3.家道中兴

到九渊一辈成长，家道开始中兴。首先是经济状况发生了根本改变。根据《西江陆氏家乘》中关于宅第、祠宇、墓所等财产方面的记载，在陆贺去世之前，陆氏家庭已然今非昔比了。陆贺"晚岁用是得与族党宾客优游觞咏，从容琴弈，裕然无穷匮之忧"，过着优游自得的日子。其次人才辈出，除二兄专营药业，四兄隐居不仕外，其他兄弟均获得功名官职。陆九思 25 岁举进士，授从政郎，总揽家务，注重礼义教化，著有《家问》一卷，深受朱熹赞誉并为之作跋；陆九皋长于教学，晚年得官修职郎，监潭州南岳庙；陆九龄中进士，调桂阳军教授，以亲老道远请辞，继改任兴国军，后授太学学录，又授全州教授。去世后，朝廷追赠朝奉郎，直秘阁，赐谥文达；陆九渊考中进士后，初任隆兴府靖安（今江西靖安）县主簿，又调建宁府崇安（今福建崇安）县主簿，迁国子正、敕令所删定官等职。其后所提施政主张得到孝宗赞许，绍熙二年（1191），出知荆门军（辖今湖北荆门、当阳两县），政绩显著。兄弟六人，除陆九叙外，其余五人都被录入黄宗羲等人编著的《宋元学案》，在宋元时代的学术思想史上占有一席之地。

几百人的大家族也被治理得井井有条。罗大经《鹤林玉露·丙编卷五·陆氏义门》中详细描述了其治家情景：

陆象山家于抚州金溪，累世义居。一人最长者为家长，一家之事听命焉。逐年选差子弟分任家事，或主田畴，或主租税，或主出纳，或主厨爨，或主宾客。公堂之田，仅足给一岁之食。家人计口打饭，自办蔬肉，不合食。私房婢仆，各自供给，许以米附炊。每清晓，附炊之米交至掌厨爨者，置历交收。饭熟，按历给散。宾至，则掌宾者先见之，然后白家长出见。款以五酌，但随堂饭食，夜则卮酒杯羹，虽久留不厌。每晨兴，家长率众子弟致恭于祖祢祠堂，聚揖于厅，妇女道万福于堂。暮，安置亦如之。子弟有过，家长会众子弟责而训之。不改，则挞之。终不改，度不可容，则告于官，屏之远方。晨揖，击鼓三叠，子弟一人唱云："听听听听听听听，劳我以生天理定。若还懒惰必饥寒，莫到饥寒方怨命。虚空自有神明听。"又唱云："听听听听听听听，衣食生身天付定。酒肉贪多折人寿，经营太甚违天命。定定定定定定定。"又唱云："听听听听听听听，好将孝悌酬身命。更将勤俭答天心，莫把妄思损真性。定定定定定定定，早猛省。"食后会茶，击磬三声，子弟一人唱云："凡闻声，须有省，照自心，察前境，若方驰骛速回光，悟得昨非由一顷，昔人五观一时领。"乃梭山之词也。

陆氏家族因治家有方，人才辈出，还曾受到宋孝宗亲口夸奖："陆九渊满门孝悌者也。"后来宋理宗淳祐二年（1242），朝廷敕旌陆氏义门：

江西金溪青田陆氏，代有名儒，载诸典籍，聚食逾千指，合灶二百年，一门翕然，十世仁让。特加褒奖，光于闾里，以励风化。

陆氏家业中兴的根本原因在于其二兄陆九叙经营药业得法。陆九叙，字子仪，人称五九居士，长九渊16岁。诸兄弟中，老大陆九思也曾乡试中举，但身为长兄，陆贺年老后按宗法要接替父亲总管一家事务，便不再应试，专心治家。在十几亩菜地和私塾所得无法支持，家庭困顿急需经济收入的时候，经营家族药店的重任自然就落到了老二陆九叙身上。为了大家庭的生计，九叙弃文经商，成为六兄弟中唯一没有取得功名的人。陆九渊为其写的《宋故陆公墓志》中说：

公气禀恢廓，公正不事形迹。群居族谈，公在其间，初若无与，至有疑议，或正色而断之以一言，或谈笑而解之以一说，往往为之涣然。家素贫，无田业，自先世为药肆以养生。兄弟六人，公居次，伯叔氏皆从事场屋，公独总药肆事，一家之衣食百用，尽出于此。子弟仆役，分役其间者甚众，公未尝屑屑于稽检司察，而人莫有欺之者，商旅往来咸得其欢心，不任权谲之数，而人各献其便利以相裨益，故能以此足其家而无匮乏。后虽稍有田亩，至今计所收仅能供数月之粮，食指日众，其仰给药肆者日益重，公周旋其间如一日也。

公娶余氏，先公十一年卒，余氏孝顺出于天性，娣姒皆以为莫及。当穷约时，公之子女，衣服敝败特甚，余氏或时及之，公即正色呵斥。必伯叔氏为之处，乃始得衣。虽公之衣服器用，亦往往如此。及伯季有四方游，虽至窘急，裹囊无不立具。

陆氏祖传药业经营得以成功，有赖于天时、地利、人和。人和自然在于陆九叙，他头脑聪敏，精于管理，善于用人，得到子弟仆役的拥护；他冷静寡言，处事公正，善于听取他人意见处理家庭矛盾，得到乡亲和族人的敬重；他气度过人，为人诚信，心地纯正，又赢得生意伙伴的信任。同时，他放弃功名，一门心思地扑在药业上。在他的精心打理下，药业收入日渐丰厚，以至可以承担起整个大家庭的各色用度，仅有少量口粮依赖土地。凭借这家药店的利润，一些良田的出产，家庭经济日渐宽裕，一家人从衣服敝败、食难果腹，到裕然无忧，终于过上富足的生活，也使九渊等其他兄弟能够有充足的经济后盾安心于读书游学，参加科举考试。可见，药店利润是陆氏大家庭的首要财源，也是其家从衰微走向发达的重要基础。

药店的获利丰厚，除经营者的功劳外，也不能忽略天时地利。天时，即宋代商品经济的发达。我国封建社会以自给自足的自然经济为基础，人们最基本的生活资料由农业提供，农业生产的状况直接关系到国家的兴衰存亡。发展农业还有利于社会稳定，而发展工商业会加剧劳动力从土地上流失，造成各种社会问题。为此，历代统治者都把农业当作根本性的大事来抓，采取重农轻商、以农立国的治国主张，对商人进行抑制和打击。秦朝将商人充征或戍边，西汉武帝的"算缗令""告缗令"专门打击商人势力，隋唐时期禁止工商业者入仕为官，直到明清两代对沿海贸易还是采取限制、取缔政策。传统的"农本工商末"观念，以及由此而形成的"重农轻商"的文化氛围，营造了整个中国古代社会非商业化的思想倾向。由此，在中国漫长的封建社会，商贾所从事的商业活动一直被视为"贱业"而为人们所鄙弃。但是，随着生产力的不断提高，物质的不断丰富，商品经济不可避免地呈现出螺旋上升式的发展态势。唐宋是我国商品经济的第二个发展高峰。宋代仍然是以自然经济占主导地位，但商品经济呈现出空前发展，以至于有的学者认为，宋代已经产生了资本主义萌芽。

宋朝建立后，一反传统地确立了国家与商贾共利、分利的经济运行模式，采取保护商业发展的惠商、恤商政策，促进了商业活动，在一定程度上促进了宋人经济观念的转变和重商思想的形成。欧阳修《送朱职方提举运盐》中就曾说："治国如治身，四民犹四体。奈何窒其一，无异钛厥趾。工作而商行，本末相表里。"（《欧阳修全集》卷七）宋代商人的社会地位和政治地位有了前所未有的提高。商人子弟可以进入官办州县学和京师国子监就读，可以通过纳钱谋取官位，还可以通过科举考试直接入仕为官，甚至可以与宗室联姻。商业活动逐渐得到人们的认同。职业商人队伍不断扩大的同时，兼业从商的人也在迅速增长。官吏、市民、农民、士人，甚至连皇室成员、僧侣道士也纷纷参与经商。

在这种社会氛围下，盱江流域所在的江西作为传统的鱼米之乡，农业得到充分发展的同时，农产品的数量、质量较前代大有提高，农业经济推动了手工业和商业发展，特别是农村中的商品经济成分越来越重。粮食、茶叶、柑橘、鱼、药材、蔬菜等特色农副产品大量作为商品投入市场。随着农业生产技术的提高，商品经济的发展，宋代江西农民开始经营一些小商品生产作为副业。陆氏在金溪青田耕读传家六代，在田地不足的情况下经营药业作为家族副业以图家族振兴，正是这种社会风气的反映。

此外，还有地利因素。陆氏家族所在的江西省金溪县地处鄱阳湖平原与武夷山的过渡地带，地貌以丘陵山地为主，气候湿润，物产丰富；同时又处于旴江中游，江水至此走势平缓，便于航运，是赣东主要商品集散地之一。地阜物华的金溪同时也是临川文化的核心区域，自古人才辈出，史称"理学儒林，衷然冠江右，忠贤相望，人文竞爽"。便利的交通和发达的人文经济，促进了本地医药文化的繁荣。霞漈龚家（今合市乡龚家）的龚廷贤三世医官，父亲龚信及其弟廷器，子守国、守宁，侄懋官皆以医知名。同族龚居中亦为医官，精医术，擅长内、外、妇、儿诸科，尤以治痨瘵闻名。至今，他们的家乡仍吸引国内外学者前来探究。不仅本地出名医，南城谢星焕、南丰李铎等许多名医也纷纷来此执业。医药活动昌盛，药材需求量极大，加之金溪本地依山傍水，药物出产丰富，运输交易便利，金溪内外药材交易频繁。医药文化的昌盛保证了陆九渊的大家族可以主要依靠经营药业维持诗书之家的生活，也使得陆九渊从小耳濡目染，读医书，知医理。

（二）妙引医方以论治国

1. 颖悟之心与救国之志

陆九渊出生于宋高宗绍兴九年（1139）二月，不满3岁时，生母饶氏离世，幼年陆九渊性格内向早熟，《年谱》载其"幼不喜弄，静重如成人"。自己也说："某七八岁时常得乡誉，只是庄敬自持，心不爱戏。"他不仅早熟，更是早慧，三四岁时有天忽然问父亲："天地何所穷际？"陆贺笑而未答，小小年纪的他竟然陷入深深的思索，以致废寝忘食，后来在父亲呵斥下才把这个问题放下，但是"胸中之疑终在"。8岁读《论语》，即对有子的话感到疑惑。十来岁时，即开始怀疑大学者程颐的学说。到13岁时，他已经得出"夫子之言简易，有子之言支离"的心得。看到古书里对"宇宙"的解释"四方上下曰宇，往古来今曰宙"，忽然大悟"宇宙内事乃己分内事，己分内事乃宇宙内事"。可见，陆九渊有着超人的智慧，少年时便对时间和空间有自己的思考心悟。其兄陆九韶曾说："子静弟高明，自幼已不同。遇事逐物皆有省发，尝闻鼓声震动窗根，亦豁然有觉。"罗大经《鹤林玉露》记载了一则他少年时的逸事：

陆象山少年时，常坐临安市肆观棋，如是者累日。棋工曰："官人日日来看，必是高手，愿求教一局。"象山曰："未也，三日后却来。"乃买棋局一副，归而悬之，卧而仰视两日，忽悟曰："此河图数也。"遂往与棋工对，棋工连负三局，乃起谢："某是临安第一手，凡来者皆饶一先。今官人之棋，反饶得某一先，天下无敌手也。"象山笑而去，其聪明过人如此。

仅凭看几天的棋，就赢下了当时都城临安的第一高手，少年陆九渊堪比天才。

陆九渊不仅是个天才少年，更是热血男儿。身为军事孱弱的南宋子民，他少年时即有爱国之心和报国之志。《年谱》记载：

绍兴二十四年甲戌，先生十六岁。读三国六朝史，见夷狄乱华。又闻长上到靖康间事，乃剪去指爪，学弓马，然胸中与人异，未尝失了，尝云："做得功夫实，则所说即实事。所指人病，即实病。"又云："吾人读《春秋》，知中国、夷狄之辨，二圣之仇，岂可不复？所欲有甚于生，所恶有甚于死。今吾人高居优游，亦为可耻，乃怀安，非怀义也。"此皆是实理实说。

16岁即有慷慨激昂、欣然赴死的武士之志，实属难得。这极可能是受到五兄陆九龄的影响。陆九龄，字子寿，人称"复斋先生"，与弟九渊并称"二陆"，参加鹅湖之会，与朱熹交情甚笃，提倡文武兼备。《宋史》有传：

（九龄）性周谨，不肯苟简涉猎。入太学，司业汪应辰举为学录。登乾道五年进士第。调桂阳军教授，以亲老道远改兴国军，未上，会湖南茶寇剽庐陵，声摇旁郡，人心震摄。旧有义社以备寇，郡从众请，以九龄主之，门人多不悦。九龄曰："文事武备，一也。古者有征讨，公卿即为将帅，比闾之长，则五两之率也。士而耻此，则豪侠武断者专之矣。"遂领其事，调度屯御皆有法。寇虽不至，而郡县倚以为重。暇则与乡之子弟习射，曰："是固男子之事也。"岁恶，有剽劫者过其门，必相戒曰："是家射多命中，无自取死。"

陆九渊的侠义之气与九龄同出一辙，都认识到文事武备对于国家来说缺一不可。只可惜他们所生活的南宋王朝偏安一隅，面对强敌，大多君臣只望议和割地以求苟且偷生，爱国将领韩世忠、岳飞等纷纷遭贬遇害。陆九渊上马杀敌的愿望虽然落空，但他的爱国热情始终没有泯灭。《年谱》载他"讲究武略"，无论在何处，都不忘"访求智勇之士，与之商榷，益知武事利病，形势要害"。

2. 轮对之策与治国之方

陆九渊虽然天资卓越，少年时便学有所成，且胸怀大志，但并不热衷科考，直到24岁才参加了首次乡试，得到考官王景文的赏识，被取为第四名。但因为父亲陆贺去世，陆九渊因丁父忧，失去了入京参加省试的机会。直到九年后的乾道七年（1171）陆九渊再次参加科考，以《易经》注籍，试卷让精于"中原文献之学"的吕祖谦"击节叹赏"。次年春天，赴行都临安参加礼部省试录取，五月廷试后，考取第五甲，赐同进士出身。曾被授隆兴府靖安县（今属江西南昌）主簿，和建宁府崇安县（今属福建）主簿，但俱未上任，除外出访友外，大部分时间都在家乡槐堂教书育人。

淳熙二年（1175）春，吕祖谦至福建探访朱熹，两人将周敦颐、二程、张载的著作撮其要，编成《近思录》作为初学者入门参考。10余天后，吕启程回浙，朱熹依依不舍，一直送到江西信州鹅湖寺（在今江西铅山县）。吕祖谦想到陆九渊的学术主张和朱熹有所不同，于是邀请在家待次的陆九渊来鹅湖与朱熹相聚，以便相互切磋辩论，达成共识。陆九渊与五兄九龄欣然赴约，参加这次聚会的除朱、吕、陆各自的随从弟子外，还有临川知府赵景明，以及刘子澄、赵景昭等部分江浙学者，可谓盛况空前，这就是著名的"鹅湖之会"。

这次聚会的中心议题是讨论为学方法。陆氏兄弟认为，道德良知的本心本人人所固有，只要知反内省，发明本心，再将自己的道德良知用于日常实践即可成就圣贤事业，这种功夫既易且简，可久可大。他将朱熹倡导的从学习圣贤开始，日积月累，博览泛观的"格物穷理"之法，说成是徒耗精神气力、却收不到理想效果的"支离事业"。鹅湖之会没有达到吕祖谦使朱陆两家"会归于一"的目的，但使朱、吕、陆三家都加深了对彼此学术的了解，陆氏的心学思想、心学立场引起了当时学术界的广泛重视。

鹅湖之会后，朱陆两人辩学而不废私情，争论而无伤友谊。淳熙四年（1177），陆九渊因继母邓氏去世，丁忧去官，淳熙六年（1179）服除，淳熙七年（1180）五兄九龄去世。陆九渊自小与五兄一起读书治学，兄弟之中，两人学问相近，感情最笃，兄长逝世，九渊悲痛异常。淳熙八年（1181）春，陆九渊前往南康拜访时任知南康军的朱熹，同时为去世的五兄求作墓志铭。在南康陆九渊受朱熹之邀，登白鹿洞书院讲席，为诸生讲解《论语》中"君子喻于义，小人喻于利"一章。陆九渊借机阐发心学宗旨，从当时学者最关切的现实事务出发，把学者身外的社会状况与身内的思想实际紧紧联系在一起，说理晓畅明白，语气诚恳，在学者的心里产生了强烈震撼。朱熹也深受感动，大加赞赏，将讲义刻在石上，以示推崇，并亲自作跋说陆九渊的演讲让"听者莫不惊然动心"。

南康讲学之后，陆九渊的心学思想因与朱熹反复辩论在学术界反响巨大，引起朝廷的注意和重视。丞相史浩推荐他升为都堂审察，陆九渊却无志于此，没有去赴任。淳熙九年（1182），因为侍从官的再次推荐，陆九渊被授予国子正的实职，44 岁的陆九渊开始了在行都临安的讲学和政治生涯。当年八月和次年的二月、七月、十一月，陆九渊四次赴国子监主讲《春秋》18 章。他用心学理论，对华夷之辨、礼义之伦、君臣之义做了精彩的论述，在国家最高学府的太学生中产生了很大反响，一时名声大振。"诸生叩请，挈挈启谕，如家居教授，感发良多。"

淳熙十年（1183），陆九渊从国子正升迁为敕令所删定官，负责编写、修订和管理朝廷诏令文告，开始了解和参与朝廷的决策活动，淳熙十一年（1184），获得面见孝宗奏对的机会。他将自己对南宋政治局面的见解写成五篇奏折。第一篇讲君臣相处之道，说君臣之间只有相互尽心诚意，同心同德，才能有盛世之治，批评孝宗用人不专，多所猜忌，激励孝宗，"博求天下之俊杰，相与举论道经邦之职"。第二篇提出为政的根本，在于有求道之志，劝孝宗有志于治世之"道"。赞扬孝宗"独卓然有志于道"，激励孝宗坚持励精图治，收复中原的"初志"，做一个明主。第三篇专论知人的问题，劝孝宗只有明彻知人之理，谙于用人之道，才能达到天下太平的治国目的。第四篇讲治事之度，提出事之有缓有急，应区分对待。诚恳地劝告孝宗，应早定志向，早立规模，但不宜操之过急，应循序渐进，治理国家既应顺天理，又要合人心，认为王安石变法即败在操之过急。第五篇论述为君之道，认为人主之职在于知人用人，力求道经邦之志，而不是凡事亲力亲为，要之过详，否则只会令上下推诿，互相牵制。这五篇奏札内容相互关联，篇篇有的放矢，甚至不假辞色，直言不讳，直指孝宗痛处。奏对时，他数次论及时政，结合自己的学术思想提出整治人心是解救南宋社会危机的主要大事，更以方药来比喻整治人心的具体做法。

在陆九渊刚入敕局时，有人就曾探问，先生若受到重用，将以何方医治国病？

他当即回答说："吾有四物汤，亦谓之四君子汤。"并进一步点出具体内容："任贤，使能，赏功，罚罪。"因此，在面对皇帝时，他围绕这四个方面，提出了几项紧要对策，使孝宗明了自身任大而守重，应以论道经邦，任使俊杰，赏罚分明为人主道德职分。陆氏有关治事之度的议论，切中时弊更触及孝宗内心，使其感慨万千，同时也得到了同僚的高度评价，朱熹都特意索札求观，并大加称赞说"规模宏大，源流深远"。但这次轮对也暴露了陆九渊直率猖狂的性格弱点，因思救心切而言辞过激，引起孝宗不安和权臣不满，所以轮对后陆九渊虽然得到了从八品的承奉郎官职，但轮对五策都没有被采纳。淳熙十三年（1186），给事中王信惧怕陆九渊揭发其为宰相爪牙，将他排挤出京城，去浙江台州主管道观，失去再次上朝轮对的机会。宋淳熙十六年（1189），50岁的陆九渊被光宗诏知荆门军。在为政荆门的几年间，陆九渊践行了自己的政治主张，将荆门治理得面貌一新。

四物汤和四君子汤均为中医常用方剂。四物汤由熟地黄、当归、川芎、白芍组成，为妇科养血补虚圣药。方中当归补血养肝，和血调经为君，熟地黄滋阴补血为臣，白芍柔肝和营为佐，川芎活血行气为使。四味合用，主治营血亏虚，血行不畅。四君子汤由人参、茯苓、白术、甘草四药组成，方中人参甘温益气、健脾养胃为君，白术健脾燥湿为臣，茯苓健脾渗湿为佐，炙甘草益气和中、调和诸药为使。四药配伍，共奏益气健脾之效。二方一补血一补气，后世补血补气诸方多由此二方化裁而来。气血作为物质和能量基础，为人身之根本，气血充足通畅则阴阳和调，百病不生。而作为一个国家来说，人才和制度是根本，任贤使能是吸引人才、用好人才的关键，赏功罚罪则是保证制度畅行人心稳定的基础。陆氏用这两个医方来比拟治国方针，十分贴切巧妙，显示出对中医方剂药理的熟稔。

（三）援例治病以喻治学

1. 病痛缠身，惺惺相惜

陆九渊自幼天赋极高，同时体弱多病，自述"筋力气血甚觉衰惫""十四五岁，手足未尝温暖"。成名后又勤于讲学，接待四方来访，身体状况更加虚弱，稍有劳累不慎即生病。他在《与曾宅之》书中自述了一段生病经历：

（在山中居住时）旁郡朋友，往往辏集应酬，殊不少暇，颇复劳勚。既而霖淫不解，遂以感疾。山间不便医药，扶病出山，半山遇盛价致书。越数日抵家，病又增剧。比日少苏，始得发视，气力倦惫，又未能作复。

在与朱熹学术争论最为激烈的时候，他在《与朱元晦》中痛陈了自己的病痛和家中连连遭遇的不幸：

冬初许氏子来，始得五月八日书，且闻令小娘竟不起，谅惟伤悼。前月来又得五月二日书，开慰之剧！某不肖，祸衅之深，仲兄子仪中夏一疾不起，前月末甫得襄事。七月末丧一幼稚三岁，乃拟为先教授兄后者。比又丧一侄孙女，侄婿张辅之抱病累月，亦以先兄襄事之后长往。痛哉！祸故重仍，来有甚于此者。触绪悲摧，殆所不堪。某旧有血疾，二三年寖剧，近又转而成痔，良以为苦，数日方少瘳矣。

朱陆二人在学术问题上分歧很深，甚至一度到了不可调和的地步。鹅湖之会时，陆九渊将朱熹由圣贤之学开始渐入的治学门径讥讽为"支离事业"，而将由发明本心开始的方法自诩为"简易功夫"，引起朱熹的不满。在象山讲学期间，针对太极与无极，二人又展开了激烈的辩论。在对《易经》进行阐释的时候，朱熹从周敦颐《太极图说》之说，用"无极"区别"太极"，作"理"的根本。陆九渊的四兄九韶则认为"太极"之上本来没有"无极"之说，怀疑这不是周敦颐的本意。陆九渊更是作两千字长文批评朱熹对《太极图说》的解释"糊涂""疏脱"，没有抓住要领，而且措辞激烈，不留丝毫情面。朱熹对此也做出了十分强烈的反应，针对质问回复了一封长信，说明周氏并非将太极、无极分为两物，太极是指静态的"道体"，太极的运动变化、产生万物的道理才是"道"，才是无极。两者是同一物体的两种不同形态，无极是用来形容"道"独立于万物之上，又存在于万物之中，无声无臭、无体无方，但又无处不在的性质。指责陆九渊像俗儒腐生一样，"随语生解"，妄做批评，并责问道："老兄平日自视为如何，而亦为此言耶？"同样言辞严厉，责难深切。随后陆九渊又作三千字长文，言辞更加严厉尖锐，在"太极"文义的理解和道器之分的问题上，与朱熹展开水火不容的争辩。朱熹对陆九渊咄咄逼人又"冥顽不化"的态度也感到十分恼火，也作三千字长文回应，批评陆氏"自信太过""吹毛求疵"，并决绝道："各尊所闻，各行所知亦可矣，无复可望于必同也。"

由于学术见解不同，二人除了直接交锋外，还几次因门人弟子的学问引发不快。陆氏门下弟子如曾立之等有些后来投入朱氏门下，陆九渊对此并不在意，但当朱熹在其墓表中借称赞曾立之而贬损自己时颇为不快，门下其他弟子也不免鼓噪。后来两人又因为朱熹对陆九渊得意弟子傅子渊狂妄无根的批评再起争端。尽管朱陆二人有着长达17年的争执，但仅限于学术辩论，从不涉及人身攻击，两人对对方的人品、情操怀有真诚的敬慕，双方惺惺相惜，可谓净友。朱熹曾撰联"一家兄弟学，千古圣贤心"赞扬陆氏兄弟，陆父丧事中，朱熹为死者写墓碑选坟地。南康之会，朱熹请陆九渊在白鹿洞书院讲课，并对此讲义推崇备至，刻石留念。陆氏朝廷轮对之策，朱熹也特意索求并大加夸赞。陆九渊客死荆门，朱熹一闻噩耗，即率门人往寺中设灵位哭之，并致书赵然道："荆门之讣，闻之惨淡，故旧凋落，自为可伤，不计平日议论之异同也。"（《晦庵集》）陆九渊对大自己10岁且学术地位高于自己的朱熹，也怀有深切的友谊。先是继母去世时向朱熹请问丧礼，后来陆九龄去世又向朱熹求作墓志铭，陆九思的治家之作也由朱熹作序，这种种往来说明二人心地坦诚，相互为友。在这样的感情基础上，陆九渊在信中毫无顾忌地向朱熹倾诉最不堪的苦恼，即自己和家人的病痛甚至夭亡。这也基于他对朱熹的了解，朱熹本人有着和他类似的疾病痛苦和医学情怀。

朱熹学识渊博，天文、地理、气象、农业、历算、乐律、医学等均有涉猎。清代全祖望在《宋元学案》中称他"致广大，尽精微"。他的一生也是清贫多病，先后受痹症、目疾、心疾、痰疾、脚气、腹泻等多种疾病折磨，35岁即容发憔悴，65岁身患重病几近死去。其一生中真正担任官职的时间并不多，期间还因健康问题辞去一些官职。

据明代《李濂医史》卷六载朱熹对《难经》《脉经》《千金要方》《千金翼方》及《诸病源候论》等医学经典都有过广泛研读，尤其是对《黄帝内经》的研究相当深入，在注解《楚辞·天问》时引用其原文。《朱子五经语类》记载："人病伤寒，在上则吐，在下则泻，如此方得病除。"又说："大黄不可为附子，附子不可为大黄。"这是因为两者药性寒热不同。晚年朱熹卧病在床，读郭雍所撰《伤寒补亡论》，认为颇有价值，于是让懂得医理的两位门人认真校正刊补，再由另一弟子负责刊刻出版，自己亲自作《跋郭长阳医书》，并在其中讨论了中医脉诊的寸关尺定位问题：

抑予尝谓古人之于脉，其察之固非一道。然今世通行，唯寸关尺之法为最要，且其说具于《难经》之首篇，则亦非下俚俗说也。故郭公此书备载其语，而并取丁德用密排三指之法以释之。夫难经则至矣，至于德用之法，则予窃意诊者之指有肥瘠，病者之臂有长短，以是相求，或未得为定论也。

朱熹还与一些医生交往，曾专门绕道拜访隐居的医家谢伋并作诗表达敬慕之情，和江西著名道医崔嘉彦过从甚密，曾捐俸托崔嘉彦修复诸葛亮祠，常向崔氏叩问养生济世之术，并从其学习诊脉之法。

朱熹对疾病有着切肤之痛，又精研医籍，通晓医理，推广医书，交往医家，乃至参与医学问题的讨论。因此，对陆九渊的痛苦能够感同身受，这对二人能够维持长期的密切关系不能不说是一个重要因素。

2. 医理药理，例证治学

陆九渊"家素贫，无田业，自先世为药肆以养生"，几百人共居的大家庭，所有开销主要依赖药店收入，可见其药店规模。传统医学当中，医、药自古不分家，几乎所有的大药店都有中医坐堂，坐堂医是我国传统社会占据主导地位的医疗模式，广布于各地城镇乡间。这个称号据传来源于汉代名医张仲景，他曾任长沙太守，医术高超，求诊者络绎不绝，为了方便百姓，张仲景把官府作为给人诊病的场所，每月的初一和十五坐堂行医，并分文不取。为了纪念具有崇高医德和高超医术的张仲景，后来把坐在药店中诊病的医师称作"坐堂医"。大药房聘请医术高超的名医为坐堂先生，最终也形成一种固有模式流传至今。通常前部是药店与诊堂合一的门面，看病取药，同在一室（有的药店也为医生专门设立诊室），后部为中药饮片、制剂加工的场所，各项工序，分部进行，井井有条。坐堂先生既为"医师"，又是"药师"，医药结合紧密，"医知药情，药知医用"。有的药店老板就是医生，他们既通医道，又明药理，辨脉诊病，针灸推拿，采药制药，样样得心应手。陆九渊家族的药业经营者（包括陆九叙）医学造诣如何，并未见诸目前资料记载，但是既然几世业药，其家自然有医药氛围。陆九渊身处其间，与医士、药工接触频繁，加之身体病弱，常常留心医药是理所当然的事情。在《与涂任伯》书信中，他说：

《素问》之书乃秦汉以后医家之书，讬之黄帝岐伯耳。上古道纯德备，功利之说不兴，医卜之说亦不如是。比见足下好诵其言，特素未讲学不知其非耳。某气禀素弱，年十四五手足未尝温暖。后以稍知所向，体力亦随壮也。今年过半百，虽少加衰于壮时，然以足下之盛年，恐未能相逮也。何时合并，以究斯义。

这封信应当写在他赴荆门上任前，身体尚可的时候。其中透露出陆氏对《黄帝内经》等医书很有心得，用以指导自己养生取得了不错的效果，还兴致勃勃地约同样爱好该书的涂任伯一起聚会，好好研究。陆九渊不仅对医学理论著作有研究，对临床治病疗疾也颇为熟悉，常常用治病来比喻治学。

《陆九渊集·卷三十二·取二三策而已矣》中九渊曾用良医择药来比喻为学重在明理而不能尽信书本：

今夫药石之储，不能皆和平也，而悍毒者有之；不能皆真良也，而伪蠹者有之。彼良医游于其间也，审病者之脉理，知药石之性味，择之精而用之适其宜，是以百发而百中。至非能医者，而以其病而游焉，概取而试之，苟其不中，得无遇毒以益病而戕其身也哉？不明乎理，而惟书之信，取之不当，以至于悖理违道者，得无类是乎？故曰：尽信书不如无书。

中药治病机理在于用药物的偏性纠正人体气血阴阳的失衡。根据偏性的不同，又有寒热温凉平及有毒无毒之分。如附子大热有大毒，使用须长时间先煎，而大枣、甘草等甘平无毒，可供药食同源。同时，临床使用的药物来源于市场，为谋取暴利，往往有不良商贩利用一些中药形态相近的特点，以次充好甚至伪造贵细药物，如山萸肉很像小红葡萄，有人用葡萄皮染色去味后充当，又如把玉米须剪断染红冒充名贵藏红花等不一而足。好的医生通晓其中的道理，根据病情选择合适的药物，所以疗效显著而不伤人；而临床不精的医生，只看到病证，却不通药理，只能照着医书试着用药，如果药不中病或者用了有毒或伪劣的药，岂不是加重病情而伤害病人吗？学者读书求学也是如此，书籍固然是汗牛充栋，其中也有鱼目混珠，违背圣人之理、为学之道的，如果不加甄别地去盲目学习，非但无益反而有害。尽信书不如无书，尽信药不如无药。陆九渊用择药的例子来说明择书的重要性，令人印象深刻，说服力极强。

在《陆九渊集·卷七·与颜子坚》中陆氏再次以良医对于方书的选择来比喻学者对圣贤之书应有的态度：

圣哲之言，布在方册，何所不备，传注之家，汗牛充栋，譬之药笼方书，搜救储蓄，殆无遗类，良医所用，不必奇异，唯足以愈疾而已，苟厌其常，忽其贱，则非求医之本意也。

古代圣贤的书很多，后世注释的书更多。就拿儒家的书来说，从《易》《诗》《书》《礼》《春秋》诸经，到《左传》《公羊传》《谷梁传》诸"传"，再到《礼记》《孝经》《论语》《孟子》诸"记"，和《尔雅》等训诂之作，十分完备，而历代注疏、义疏、集注、集解的更是不计其数。医学中也是这样，历代的方书，从官修的大型方书到民间医生各人编集的经验方，无所不备。但良医挑选方书只看能不能于临床有效，而不在意该书是别出心裁，还是平淡质朴。学者对于圣贤之言以及注解之书也不必求其观点新奇，只应判断对自己是否真正有益。

陆九渊作为地方名流，与当地的名医也常有来往，《陆九渊集·卷二十·赠陆唐卿》中记载其为贵溪名医陆尧臣撰文：

贵溪醮口陆尧臣唐卿，今徙居望姑，世其家医学，传之二子。又曰：吾所传大方脉也，吾于小方脉，虽尝学之，而不能精。郭中有精于此者，在浮屠氏。今老矣，吾将使少子学焉。若陆君者，可谓不自用矣。学必有师，岂唯医哉！

文中称赞陆氏身为世医之家仍然谦虚好学，因自家所传为大方脉（内科）而于小方脉（儿科）不甚精通，特指派小儿子出外向浮屠氏学习小方脉，体现了不拘家传、名师为用的精神。一般医生，尤其是世医，最容易犯的毛病就是因循守旧，不去学习其他的经验，自家的医术也绝不外传。汉代医圣张仲景在《伤寒杂病论》的自序中就曾对当时医生"各承家技，始终顺旧"的现象提出严厉批评。陆唐卿虽然只是小地方的世家名医，但却有着长远的眼光和睿智的头脑，认识到从名师学习的重要性。陆九渊在称赞的同时也提醒为学者，应该学习这种学必有师的精神，避免盲目走弯路。

在对门人弟子的谆谆教诲上，陆氏也常常以医为喻。陆九渊一生以教书讲学为乐，门下弟子多达上千人。他的教育思想以"发明本心""养心""求放心"为主要理论，不以对书本道理的穷究考索为依托，而是注重对内心道德观念的树立和培养。在朱陆相争的时候，这种思想被朱熹多次批评为不强调读书的作用和重要性，就连他自己的弟子也有这样理解的。如包显道曾在和朱熹交流时提出"读书亲师友是充塞仁义"，引起朱熹反感，并告知陆九渊。陆九渊给朱熹复信说："此公平时好立虚论，相聚时稍减其性。"陆九渊认为，包显道并没有真正懂得他的学说。陆九渊本人自小博览群书，涉猎众多，只是他认为本心的发明靠内心的觉悟而非外力，因此读书学习并不是道德修养的根本手段而只是辅助方法。他从不否认读书的重要性，常常鼓励学生"人不可以不学，犹鱼之不可以无水。""学能变化气质。""学则瑕者瑜，不学则瑜者瑕。"同时认为，治学要"著实做工夫"，强调"朴实"，注重躬行实践。

但包显道显然并未理解老师的深意，将读书讲学与实践对立起来，轻率地做出了读书讲学只是表面功夫的结论。对此，陆九渊批评道："不知既能躬行践履，读圣贤书又有甚不得处？今显道之学可谓奇怪矣！"为了加以教导，陆九渊特以医病为喻。在《与包显道（二）》中说：

天下事固有易言者，有难言者，有易辩者，有难辩者。人之病有易医者，有难医者，非必不可医，为其病奇怪，非如平常在表当汗，在里当下，可执常方而治之耳。足下所与李解元序文及诸书，览之汗颜，思为一言以相药，则又有难言者。然后知足下之病，正所谓难医者。昨晚朝颖言及，其证亦甚明，但恐言之中，而足下未必省，则又成难医耳。

包显道对老师的学术主张产生了根本性的误解，已经形成了自己错误的观点，并四处与人交流。这种情形要纠正过来，非常不容易，如同人患了疑难杂症，不是用常规方法治疗就能见效的，需要有针对性地巧施良药才行。陆九渊把显道的固执己见比作不能凭汗、下等常法治愈的难医之病，将老师一番无奈苦心表达得淋漓尽致。

陆九渊作为南宋理学的代表人物，对中国封建社会后期的思想和教育具有重大影响。从上述分析可知，其家庭背景和个人成长都有着深刻的传统医学印迹，而这浓重的医学情怀反映了盱江流域医学文化的发达和宋代士人知医的风气。

陆九渊在治学之余学医知医，既是本地医学文化的浸染，同时也反映了宋代士人习医的风气。有宋一代，随着崇实务实的新儒学出现，儒家开始认同医学的社会功能，把习医作为实现济世救人理想的另一种途径。宋初三先生之一的胡瑗，曾用《素问》指导学生学经；朱熹也曾为医书作校雠并题跋推荐；范仲淹更是提出"不为良相，当为良医"的响亮口号。读医、知医、行医开始成为社会风尚，士大夫阶层积极参与医学著作的收集、整理和撰写，传播普及医学知识以开民智；科考落第或仕途坎坷的读书人改业行医的日渐增多，家传习医的做官后仍不忘兼医，民间文人因个人兴趣、亲人疾患等学医者不乏其人。在这种社会氛围下，陆九渊也难免将医学作为"格物致知"、穷理尽性的学问加以留心。作为一代理学大师，陆九渊的医学情怀生动体现了中医学与社会文化的深刻互动。

二、王安石的医学情怀

（一）家世与生平

1. 临川王氏诗书传家

王安石（1021—1086），字介甫，号半山，临川（今江西抚州市临川区）人，北宋著名的思想家、政治家、文学家、改革家。在宋神宗熙宁年间曾两次拜相，主持了宋代乃至中国历史上具有深远影响的政治改革运动，史称"王安石变法"。

其家族临川王氏是盱江流域影响广泛举足轻重的大家族，祖父王用之曾任卫尉寺丞，叔祖王贯之为咸平三年进士，官至尚书主客郎中，后因子赠官至右谏议大夫；父亲王益（损之）历任建安主簿、临江军判官等职，后官至尚书都官员外郎；长兄王安仁皇祐元年进士，二兄王安道曾授衡州军司法参军，大弟王安国曾任武昌军节度推官、西京国子教授，二弟王安世曾任太平州当涂县主簿，四弟王安礼官至尚书左丞，王安石本人神宗一朝任同中书门下平章事，位同宰相。从叔祖起因进士及第而显身扬名，到王安石兄弟出将入相名震朝野，家族由此大兴。王安石死后子孙仍然保持着诗礼耕读的文化传统，出仕为官的代不乏人。

临川王氏的先祖本是山西太原人，但从什么时候开始迁居江西临川已经不可考，只能根据现有资料推断，至少在晚唐五代以前。王安石和曾巩两家姻亲关系密切，曾巩的父亲曾易占曾和王安石的父亲王益一起研习学问。

曾巩在为王益所写的墓志铭《尚书都官员外郎王公墓志铭》中说：

王氏其先太原人，世久迁徙，而今家抚州之临川。公讳益，字舜良。曾祖讳某，不仕。祖讳某，以子故，赠尚书职方员外郎，考讳某，以公故，即其家拜卫尉寺垂。

王安石本人在《临川文集·先大夫述》中也持此说：

王氏其先出太原，今为抚州临川人，不知始所以徙，其后有隐君子某，生某，以子故赠尚书职方员外郎，职方生卫尉寺压某，公考也。公讳某，始字损之。

太原王氏起源于山西太原，从魏晋到唐都非常显赫，与陇西李氏、赵郡李氏、清河崔氏、博陵崔氏、范阳卢氏、荥阳郑氏等七族并列为五姓七族高门。"王"其意即指"帝王之裔"或"王家之后"，得姓始祖为黄帝后裔周灵王太子晋。王姓名人颇盛，据传有以军事谋略著称的王诩（鬼谷子）、王翦、王贲，政治人物王莽、王符、王充，文学见长的王勃、王粲、王实甫，诗人王维、王昌龄、王之涣，思想家王守仁（王阳明）等。特别是还有三个在医学史上举足轻重的人物也和王安石一样出自山西王氏。一个是晋代医学家王叔和。王叔和，名熙，以字行，为汉朝太医令，性格沉静，博好经方，尤擅长于脉学之理。著有《脉经》，是我国现存最早脉学专书，书中总结脉象24种，又论述三部九候、寸口脉等，对古代的脉学及现代临床影响甚大。此外，有感于汉代张仲景《伤寒杂病论》一书因战乱而散佚零乱几近失传，王氏将《伤寒杂病论》析为《伤寒论》与《金匮要略》，重新加以编次，流传至今，为保留仲景学说贡献巨大。第二个是唐代太仆令王冰。王冰（710—805），号启玄子，唐宝应中为太仆令，故称王太仆。他年轻时笃好养生，留心医学，潜心研究《素问》12年，著成《补注黄帝内经素问》24卷，将《素问》分门别类，删繁补缺，阐明奥义，并补入七篇大论以阐释运气学说。他整理的《素问》传本，成为后世医家的研究蓝本。第三个是北宋尚药御王惟一。王惟一（987—1067），名王惟德，精于针灸，曾对《明堂针灸图》进行考定。仁宗时奉旨铸造真人大小的针灸铜人两座供考试之用，内装铜铸脏腑，躯壳表面刻有穴孔，孔内装满水银，外封黄蜡。应试者照题试针，以水银流出为正确。又著《铜人腧穴针灸图经》，为铜人注解。该书图样完整，内容丰富，经穴多而系统，涉及取穴及针刺的各个方面，开创了针灸教学的形象化和直观化。

王安石家族到底为山西王氏的哪一支世系，因年代久远已不可考，但可以肯定的是，王安石五代之上均为平民，从叔祖王贯之、父亲王益，到王安石兄弟，他们没有显赫的家族背景，也并非一方富豪，通过读书科举获取功名致身仕途，靠自己的卓越才干、文学成就和正直清廉的品格获得广泛赞誉。临川王氏在60多年间，从王贯之到王雱（王安石长子），共出了 8 位进士，且不论男女，大都工诗能文，足见一门书香家学深厚。王氏家族自叔祖开始呈分化外向发展的趋势，并形成陆九渊家族那样的家族聚居模式。但自王安石诸兄弟谢世以后，出于对故土的眷恋和对政治斗争的回避，出现了回归趋势。子孙先后回到江西，集中定居于临川周围的县、乡，并继承耕读传家的传统，形成金溪明谷王氏、吉安吉水王氏、临川上池王氏以及礼坊王氏等数个大的支族。

王安石作为唐宋八大家之一，"中国 11 世纪最伟大的改革家"（列宁语），著名的历史人物，后人对其家族世系也有不断研究。如傅林辉先生依据临川地区现传数种王氏族谱、吴氏族谱等作《王安石世系传论》一书，试图对王安石父、母世系做出厘清。但因王贯之、王益、王安石等常年在外为官，甚至身后均葬于别处，子弟也多散在各地，并非阖族在原籍长期定居；加上各种族谱来源多为口耳相传，本身诸多讹误，各谱又难免有矛盾出入。因此，其确切的家族世系有待于更多资料发现。

2. 一生励新图治

王安石生于宋真宗天禧五年（1021），卒于宋哲宗元祐元年（1086），从事政治、学术和文学创作的年代主要在仁宗、英宗、神宗三朝，他在政局中随着变法运动的发展而进退，当新法被推翻，他也走完了自己的人生之路，他少怀大志，中年行变法之政，晚年归老江宁，一生同宋王朝的命运紧密地联系在一起。

（1）建功立业：王安石的父亲王益进士出仕四处为官，他幼年随着父亲到过江西、四川、广东和江苏的不少地方，流转不定的生活开阔了他的视野，使他对下层生活和民间疾苦有了亲身的体验和感受。16 岁随父入京，19 岁丧父。父亲死后，继续"从二兄入学为诸生"（《李通叔辞》），刻苦学习儒家经典。21 岁服丧期满，赴京应试，高中第四名进士，签淮南判官。27 岁调知鄞县（今浙江宁波），为政期间勤于公事清除时弊，大修水利，贷谷于民，兴办学校，实施种种改革。还上书转运使，要求取消禁盐令。31 岁调任舒州通判，其间目睹种种社会积弊，认识到百姓困苦和国家贫穷是由于官吏、奸商、豪强互相勾结，争财谋利，兼并土地现象泛滥所致。36 岁回京任群牧判官。37 岁出知常州，当时常州连年遭遇自然灾害，农业损失严重。他参照鄞县做法，开凿运河，遭到同僚和上司反对，又遇上秋雨绵绵，民工生病，被迫停工。38 岁任命为提点江南东路刑狱，尽管地方官吏结党营私，舞弊枉法，查办刑狱之事困难重重，但仍然忠于职守，严格执法。同年十月又被任命为三司度支判官，再次赴京任职，被任命为直集贤院。40 岁那年奉命伴送辽国使臣回国，目睹宋朝边防松懈、无险可守，边将所任非人轻敌麻痹，而辽国深不可测、暗伏杀机的严峻现实。同年五月，王安石正式进入三司任职，为度支判官。十一月，又被任命为同修起居注。41 岁被任命为进士考试的详定官，知制诰。在入京为官之初，王安石向皇帝上呈著名的《上仁宗皇帝言事书》，尖锐揭示内外交困、财穷俗衰的深重危机，提出因时改革的主张，集中阐释了人才培养的问题，但未被重视。在知制诰任上，作《上时政疏》，针对仁宗在位日久，因循苟且，缺乏危机感的心理，援引历史教训，揭露社会危机，主张从根本上革除时弊。43～47岁，因母亲去世，解职回金陵居丧讲学。

（2）主政变法：宋英宗治平四年（1067），英宗崩神宗立，面对内忧外患，神宗谋求改革以消除弊病。神宗对王安石早有耳闻，起用他为知江宁府，不久又诏为翰林学士兼侍讲。熙宁元年（1068），王安石48岁，以翰林学士越次入对筹划新法。王安石指出"治国之道，首先要效法先代，革新现有法度"，认为国家贫苦症结在于生产过少。一方面官僚富豪大量兼并土地，另一方面政府徭役繁重，使农民不能从事生产。随后上《本朝百年无事札子》，深刻分析宋初百余年间太平无事的情况与原因：

> 然本朝累世因循末俗之弊，而无亲友群臣之议……一切因任自然之理势，而精神之运，有所不加；名实之间，有所不察。君子非不见贵，然小人亦得厕其间；正论非不见容，然邪说亦有时而用；以诗赋记诵求天下之士，而无学校养成之法；以科名资历叙朝廷之位，而无官司课试之方；监司无检察之人，守将非选择之吏；转徙之亟，既难于考绩，而游谈之众，因得以乱真；交私养望者，多得显官；独立营职者，或见排沮。故上下偷惰取容而已，虽有能者在职，亦无以异于庸人。农民坏于徭役，而未尝特见救恤，又不为之设官，以修其水土之利。兵士杂于疲老，而未尝申敕训练，又不为之择将，而久其疆场之权……宗室则无教训选举之实，而未有以合先王亲疏隆杀之宜。其于理财，大抵无法，故虽俭约而民不富，虽忧勤而国不强。赖非夷狄昌炽之时，又无尧汤水旱之变，故天下无事，过于百年。

文章对貌似太平、实则危机四伏的社会现状进行了剖析，激励神宗"大有为之时，正在今日"，获得神宗的采纳。熙宁二年（1069）二月，神宗任命王安石为参知政事开展变法，首先设置三司条例司，统筹财政指导变法。四月遣人察诸路农田、水利、赋役，七月立淮浙江湖六路均输法，九月立青苗法，十一月颁农田水利条约。熙宁三年（1070），颁布募役法、保甲法。由于新法限制了豪强贵族特权，损害了他们的利益，同时在执行过程中也产生了一些弊端，遭到了来自各方的反对。王安石作《答司马谏议书》，驳斥司马光对新法的批评和指责。熙宁四年（1071），王安石51岁，为同中书门下平章事，颁布方田均税法，改革科举制度。熙宁五年（1072）三月，颁行市易法。熙宁六年（1073）七月，颁行免役法。三月，宋神宗下诏设置经义局，由王安石、吕惠卿、王雱共同撰修《诗》《书》《周礼》三经义，重新训释儒家经典，作为变法根据。熙宁七年（1074）春天出现罕见大旱，守旧势力借机以"天变"

为借口，又一次掀起对变法的围攻；同时，免役钱激起群情汹汹，民心不稳，安上门监郑侠绘东北《流民图》，神宗反复观图，夜不能寐，变法决心产生动摇。同年四月，神宗祖母曹太后和母亲高太后也哭诉"王安石乱天下"。宋神宗对变法产生怀疑，王安石被罢相，变法遭受重挫。熙宁八年（1075）二月王安石再次拜相，复召为同中书门下平章事，但已经得不到更多支持，加上变法派内部分裂、宋神宗的动摇，变法很难继续推行。六月，除尚书左仆射兼门下侍郎。熙宁九年（1076），王安石56岁，十月罢相，判江宁府。自熙宁元年越次入对后，执政共九年，自此遂称病不复起。熙宁九年（1076），以司马光、文彦博为代表的保守派不断阻挠破坏，宋神宗对王安石的支持不再坚定，变法派内部矛盾逐渐加深，再加上长子王雱病逝，自己的身体也日渐衰弱，王安石深感力不从心，变法难以持续，于是辞去宰相，隐居江宁。

（3）退政还林：元丰元年（1078），王安石58岁，特授开府仪同三司，封舒国公，领集禧观使。元丰三年（1080），授特进，改封荆国公。此间，王安石在江宁读书作文，寻寺访僧，调养病体，过着异常简朴的隐居生活。南宋吴琚《续建康志》中有所记录：

荆公再罢政，以使相判金陵，筑第于白下门外，去城七里，去蒋山亦七里。平日乘一驴，从数僮游诸寺。欲入城，则乘小舫，泛湖沟以行，盖未尝乘马与肩舆。所居之地，四无人家，其他仅蔽风雨，又不设垣墙，望之若逆旅之舍，有劝筑垣，则不答。元丰之末，公被疾，奏舍此舍为寺，赐名报宁。既而疾愈，税城中屋以居，不复造宅。

元丰八年（1085）三月，年仅38岁的神宗驾崩，不满十岁的独子哲宗继位，高太后以太皇太后的身份垂帘听政，启用反对派司马光为宰相，以"母改子"为借口全面否定新法。废除新法、禁止新学的消息使王安石受到极大打击，陷入极度的痛苦之中，身体日益虚衰。元祐元年（1086）三月，重病中的王安石听说他和神宗商议两年才推行的免役法也要废除，愕然失声道："亦罢至此乎？此法终不可罢！安石与先帝议之二年乃行，无不曲尽。"作诗《何处难忘酒》以舒悲愤：

何处难忘酒，英雄失志秋。庙堂生莽草，岩谷死伊周。

赋敛中原困，干戈四海愁。此时无一盏，难遣壮图休。

四月，王安石病逝，终年65岁，赠太傅，谥曰文公。他死后没几个月，青苗法也遭废除。

王安石变法，史称"熙宁变法"，在南宋至明清一直被批评，认为变法是"急政""苛政""剥民兴利"，引起激烈"党争"，所以导致北宋的灭亡。民国时期，梁启超作《王荆公》，为王安石及其变法彻底翻案，把王安石称为社会主义学说的先行者，胡适亦持相近观点。梁启超的肯定性评价成为 20 世纪前半叶的主流观点。中华人民共和国成立以来，评价日趋理性，一方面充分肯定王安石变法是中国封建社会的一次重要改革，新法措施中的科举改革、免役法、保甲法、保马法具有进步意义。变法使社会生产有所发展，基本达到富国的目的。另一方面，新法在实施过程中给劳动人民在政治上和经济上增加了新的负担。

王安石性情耿介，办事认真，情感内敛，不讲情面。无论他的变法历史如何评价，在变法过程中，他体现出来的忧国忧民、勇于担当、严于律己、不慕虚荣、躬行节俭、不近酒色、清廉刚直、执着无畏的精神始终为人所称道。黄庭坚称其一世伟人，元代大儒吴澄也称他行卓志坚，超越富贵之外。就连他的反对者对其人品也十分赞赏。司马光在写给他的信里说："介甫（王安石字介甫）固大贤，其失在于用心太过，自信太厚而已。"苏东坡更是赞叹道："不知几百年，方有如此人物！"王安石母亲、妻子都是抚州金溪人，南宋金溪著名理学家陆九渊一反时人的偏颇诋毁，作《荆国王文公祠堂记》，对他进行高度赞扬：

英特迈往，不屑于流俗，声色利达之习，介然无毫毛得以入于其心，洁白之操，寒于冰霜，公之质也。

又云：

公以盖世之英，绝俗之操，山川炳灵，殆不世有。吾辈生千年后，读公之书，犹穆然想见其为人，高山仰之，景行行止，虽不能至，心向往之。

（二）医学情结

1. 留心医药，反对巫医

临川位于盱江之畔，人口密集，生活富足，经济文化发达，自古就有崇尚医学、尊重医生的风俗。王安石出身此地的诗书之家，又处在"不为良相，当为良医"的宋朝风气之下，求学读书难免涉及医药。他曾回顾自己的治学说："某自百家诸子之书，至于《难经》《素问》《本草》、诸小说无所不读，农夫女工无所不问，然后于经为能知其大体而无疑。"（《王临川集·卷七十三·答曾子固书》）王安石熟读医药之书，对一些医理、药名、药效、药理十分了解，到了信手拈来的程度。抚州王安石纪念馆现存安石墨迹三件，其中一幅给来访友人的便函开头，讲述自己身体不适道"营卫殊阙从容"。在治国之道的讨论中，他也不忘用医药来打比方，治国如治病，猛药只要对证了，就能起沉疴疗痼疾。《续资治通鉴长编》卷二一六"熙宁三年十月甲戌条"载王安石用医药作喻表明变法决心：

为天下如医方，若寒时虽纯用乌头、附子、硫黄不为过热，热时虽纯服大黄、朴硝不为过寒。陛下当察时病所在而劝沮，其缓急不可以不应病也。

　　像苏轼、沈括、陆游等宋代文士一样，王安石热衷于收寻各种验方，至今有两首传世。一是"王荆公偏头痛方"，为宋神宗所赐后又传给苏轼，收入《苏沈良方》："用生芦菔汁一蚬壳，加生龙脑少许调匀，仰卧注鼻中，左痛注右，右痛注左，或两鼻皆注亦可。"据说效果很好，即使是数十年的陈疾都能治愈。另一首是叶天士《临证指南医案》中所载的"王荆公妙香散"："人参、龙骨、益智仁、茯苓神、远志、甘草、朱砂共七味，有益气宁心、固精止遗的功效，主治夜梦遗精、惊悸健忘。"相传他还为朋友的孩子作药名诗以激励向学：

　　芫花郁金悲酸枣，人间没药能医老。

　　寄言歌贯众少年，趁取乌头未白前。

　　王安石博汲众家，反对"天人感应"的观点，吸取"天人相分"的自然主义天道观，认为自然界和人类各有自己的规律和职分，天道不能干预人道，治乱吉凶，在人而不在天，因此坚决反对用巫术迷信蛊惑人心。王安石在一篇论述为政之道的文章《三不欺》中认为："盖圣人之政，仁足以使民不忍欺，智足以使民不能欺，政足以使民不敢欺，然后天下无或欺之者矣。"在论证"政足以使民不敢欺"时，他举战国西门豹治邺时，设计破除"河伯娶妇"骗局的故事，高度赞扬了西门豹破除迷信思想和陈腐陋习的精神。同样地，在医学方面，王安石也表现出对宋代盛行的巫医现象的反感。

　　尽管两宋自宋太祖、宋太宗开始，历代皇帝大多自身谙于医药，而且重医之风相袭，采取了一系列发展医药事业的措施，提高了医生的社会地位，促进了医学的发展和医药知识的普及。可是，巫医治病的传统观念根深蒂固，加上民间良医缺乏，其重医政策的成效还是有限。《续资治通鉴长编》载哲宗时右正言虞策曾上书反映情况：

　　嘉祐诏书复开元故事，郡置医生，熙宁以来，县亦如之。然郡县奉行未称诏旨，有医生之名，无医生之实，讲授无所，传习未闻。今之要藩大郡或罕良医，偏州下邑，遐方远俗，死生之命委之巫祝。纵有医者，莫非强名，一切穿凿，无所师法，天枉之苦，何可胜言？

　　地方官对朝廷政策阳奉阴违，官医数量有限且素质低下，庸医害人的情况可想而知，老百姓只好"死生之命委之巫祝"。这种状况不仅在偏远落后地区相当严重，即使是经济富庶、文化发达的两浙路、江南东西路、福建路等地也同样存在。

　　江西处吴楚之地，历来受楚巫文化影响颇深。元代江西丰城著名文学家揭傒斯《赠医氏汤伯高序》对比了民众对待巫和医迥然不同的态度：

　　楚俗信巫不信医，自三代以来为然，今为甚。凡疾，不计久近浅深，药一入口不效，即屏去；至于巫，反复十数不效，不悔，且引咎痛自责。殚其财，竭其力，卒不效且死，乃交责之曰："是医之误，而用巫之晚也。"终不一语加咎巫，而败恒归于医。效不效，巫恒受上赏，而医辄后焉。

民间的巫觋盛行往往引起地方官的关注与忧虑，但要禁绝巫医不是件容易的事情，需要官员的魄力和才干，江西籍官员李伯强正是这样的人。他出身官宦之家，四处为官，政绩斐然，被特意安排去治理矛盾重重的饶州（今江西鄱阳）。他到任后，一些下属的恶吏竟闻风而逃。李伯强抓住当地最主要的巫医罔民案痛下惩治，很快稳定了社会局面。王安石在为其所作的《广西转运使李君墓志铭》中对此政绩大加赞赏：

> 君讳宽，字伯强，姓李氏……当是时，能闻朝廷矣，就除通判桂州，又通判江州，二州皆治，遂知吉州……未几，移润州；不赴，改信州；又不赴，改太平州。转运使言饶大剧，州将不能治，而太平不足用君，乃换饶州。属县恶吏闻且至，有弃其官而去，至则禁巫医之罔民案畜蛊者，遂以无事。安抚使言治行，于江南为第一。

而对打击巫医，推广医学，王安石自己也是身体力行。早在皇祐元年（1053），王安石为两浙路明州鄞县县令时，就非常关注百姓疾苦，重视医学，反对巫术，严厉惩治蛊惑人心的巫师。当时朝廷为打击巫觋主病、蛊毒杀人的南方社会弊端，特别颁布《庆历善救方》宣扬以医学知识防治蛊毒。王安石将这部方书刻于石板，立在县衙门左侧供来往百姓传阅。并作《善救方后·序》：

> 孟子曰："先王有不忍人之心，斯有不忍人之政。"臣某伏读《善救方》而窃叹曰：此可谓不忍人之政矣！夫君者，制命者也。推命而致之民者，臣也。君臣皆不失职，而天下受其治。方今之时，可谓有君矣。生养之德，通乎四海，至于蛮夷荒忽，不救之病，皆思有以救而存之。而臣等虽贱，实受命治民，不推陛下之恩泽而致之民，则恐得罪于天下而无所辞诛。谨以刻石，树之县门外左，令观赴者自得而不求有司云。皇祐元年二月二十八日序。

2.支持扶助校正刊行医书

早期书籍的传播靠手抄笔录，隋唐以来，雕版印刷术出现，但不能广泛应用，医药书籍的流传还是主要靠辗转传抄，造成社会上医书数量少、讹误多，有些抄本残破不全甚至失传。医书关乎生命，历代统治者都非常重视。秦始皇焚书时，医书幸免，公元前26年，西汉成帝刘骜组织了首次大规模官方校书活动，由侍医李柱国校方伎类，医书包含其中。魏晋时期，出现医家个人整理医籍，如魏太医令王叔和整理仲景遗著，汇集魏晋前医籍之大成，编撰《脉经》；皇甫谧采用类书编辑体例编纂《针灸甲乙经》，对秦汉以来的针灸学理论和实践经验进行全面系统总结；南朝世医陶弘景校注《神农本草经》，对南北朝以前的本草学进行总结整理并创新体例，使本草著作整理系统化。隋唐五代时期，多位杰出医家在医籍整理方面做出了重要贡献。隋代巢元方与医官吴景贤等奉诏编撰《诸病源候论》，集隋之前病因病候理论之大成；唐代孙思邈撰著《备急千金要方》和《千金翼方》，直录初唐尚存的各家医方医论，并化裁古方、巧拟新方，将《伤寒论》思想进一步系统化；王焘撰著《外台秘要》，保存天宝前的几十家唐代经方，分门别类，篇目清晰；王冰校勘《素问》，对篇章、内容进行了较大的改编、调整和校注，许多校勘原则、体例和方法对后来校书者颇有启迪；苏敬向政府建议，由李勣领衔，许孝崇等22人编成《新修本草》54卷，分玉石、草、木、禽兽、虫鱼、果、菜、米谷、有名未用等9类，载药850种，新增药品114种。

时至宋代，崇文尚儒，医学发展，医学典籍的校订、整理和重刊就成了一项紧迫的任务。宋以前那种私家整理较多，官方整理较少；个人整理较多集体整理较少；医官整理较多，儒官整理较少；分散整理较多，统一组织较少等状况已不能满足社会各阶层对医书的需求。宋初太祖、太宗、真宗及仁宗等四朝都进行了医籍的编校刊行，积累了许多经验。庆历年间，活字印刷术发明，为各种书籍，包括医书的印刷、传播提供了极为有利的条件。

宋仁宗嘉祐二年（1057）八月，枢密使韩琦鉴于《灵枢》《太素》《甲乙经》《广济》《千金》《外台秘要》等医书错讹过多，《神农本草经》虽然在开宝年曾经过校定但仍有遗漏，建议重新修订医药书籍。于是朝廷在编修院设置专门机构校正医书局，由韩琦为首任提举，并在馆阁官员、知医儒臣及翰林医官中选拔校正医书官，先后有掌禹锡、林亿、孙奇、孙兆、陈检、张洞、苏颂、高保衡、秦宗古、朱有章等参与。校正医书局于仁宗嘉祐二年（1057）开始置局编修院，神宗熙宁二年（1069）罢局，之后校正医书之事转到太学（国子监）负责，元丰四年（1081）编修院罢废。其间《神农本草》《灵枢》《太素》《甲乙经》《素问》《广济》《备急千金要方》《外台秘要》《本草图经》《伤寒论》《金匮玉函经》《金匮要略方》《千金翼方》及《脉经》等14部医籍得到了详细的考证和校勘。

熙宁二年（1069），王安石任参知政事（副宰相），在开始变法的同时，对校正医书的活动也加以肯定，并给予积极参与和支持。他本人与几个主要校正官还颇有些渊源。林亿、高保衡等校正官是参加学士院赋诗考试后被诏入秘阁成为翰林学士，充秘阁校理的，而王安石也有担任馆职的相同经历。校正医书官杜壬曾奉旨给王安石治疗背疮余毒，王安石特作《谢宣医札子》答谢皇帝并称赞杜壬医术高明：

食浮挺灾，自取危疾，敢吁天听，上烦悫恻。不图闻彻，特冒慈怜，亟遣内臣，挟医驰降。臣背疮余毒，即得仇敷贴平完。尚以风气冒闷，言语謇涩，又赖杜壬诊疗，寻皆瘥愈。臣迫于衰暮，自分捐没圣时，朽骸更生，实叨殊赐。戴天荷地，感涕难言。臣瞻望阙庭，不任屏营泛澜激切之至。

作为宰相，王安石还曾批准给予翰林医官秦宗古等校书官奖励。《临川文集》卷五十五"外制"条下有"客省承受李怀曦、秦宗古遂州司户参军制"：

敕某宗祀之恩，覃于小吏，尔服勤久矣，宜序一官，往励厥修，以共旧服，可。

最主要的是，王安石与校正医书局第一任负责人韩琦关系密切。二人初识于庆历五年（1045），韩琦因庆历新政失败，罢枢密副使，以资政殿学士知扬州。此时，王安石以进士第四名的身份签书淮南判官，成为韩琦的幕僚，并受到赏识。嘉祐六年（1061），王安石为知制诰，韩琦独居相位，二人开始同朝共事。二人虽因处事方式、思维模式不同，时有矛盾，但彼此钦佩对方的才华和为人。

在重新校正整理的 14 种医药经典中，王安石和曾公亮、富弼等一起参与了其中《脉经》和《黄帝针灸甲乙经》两种的整理刊行。熙宁元年，高保衡、孙奇、林亿等校订《脉经》后将其进呈，在《校定脉经进呈劄子》和其后熙宁二年进呈的《新校正黄帝针灸甲乙经·序》后均有三人签名。其中王安石署为"朝散大夫右谏议大夫参知政事上护军长安郡开国侯食邑一千一百户赐紫金鱼袋臣王安石"。

在王安石的支持和关怀下，变法的十余年间，医学书籍大量出版，校正医书局的工作得到了顺利开展，刊印的医学典籍得到广泛流传，使这些医籍结束了手工传抄的历史，并成为宋之后直至今天的定型化版本。此外，还形成了一套较为成熟的医籍校勘原则、方法和程式，为后世医籍校勘树立了典范，为保存和传承古代医学文献，促进中医药学术思想的传播和发展做出了巨大贡献。

3. 关心地方医学，结交民间医生

北宋民间庸医、巫医盛行，王安石对此十分反感，而对于医道高明的良医却不吝赞叹。宋仁宗庆历七年（1047），王安石作《抚州招仙观记》：

招仙观在安仁郭西四十里，始作者与其岁月，予不知也。祥符中常废，废四五十年，而道士全自明以医游其邑，邑之疾病者赖以治，而皆忧其去。人相与言州，出材力，因废基筑宫而留之。全与其从者一人为留，而观复兴。全识予舅氏，而因舅氏以乞予书其复兴之岁月。夫宫室器械、衣裳、饮食，凡所以生之具，须人而后具，而人不须吾以足，惟浮屠、道士为然。而全之为道士，人须之而不可以去也，其所以养于人也，视其党可以无愧矣。予为之书，其亦可以无愧焉，故为之书。庆历七年七月，复兴之岁月也。

王安石母亲出身金溪望族吴氏，外祖母黄氏擅长阴阳数术之学，他本人一生亲近禅佛，但天道观等思想又深受道教影响。在这篇散文中，他对道士全自明以医术救治一方，深受百姓爱戴的行为大加褒奖，甚至深为有这样的同乡而骄傲。

陈景初是北宋寿春县（今安徽寿县）人，临川名医陈自明《妇人大全良方》记载其为淮南名医。据清人顾栋高《王荆国文公年谱》，英宗治平元年王安石46岁时，因母亲去世在金陵守制，举家贫病，得陈景初馈赠医药，王安石特意写诗感谢。此后还写过两首诗相赠，都收入《王文公文集》。

送陈景初金陵持服举族贫病烦君药石功

举族贫兼病，烦君药石功。

长安何日到，一一问归鸿。

送陈景初

惨淡淮山水墨秋，行人不饮奈离愁。

药囊直入长安市，谁识柴车载伯休。

赠陈君景初

吾尝奇华佗，肠胃真割剖。

神膏既傅之，顷刻活残朽。

昔闻今则信，绝伎世尝有。

堂堂颖川士，察脉极渊薮。

珍九起病瘵，鲙虫随泄呕。

挛足四五年，下针使之走。

一言倘不合，万金莫可诱。

又复能赋诗，往往吹琼玖。

卷纸夸速成，语怪若神授。

名声动京洛，踪迹晦良莠。

相逢但长啸，遇饮辄掩口。

独醒竟何如，无乃寡俗偶？

顾非避世翁，疑是壁中叟。

安得斯人术，付之经国手？

这三首诗生动描绘了一个民间医生医术高超、医德高尚、能文能诗、名动天下的高大形象，表达了自己作为病患的感激之情，更以医寓政，表达求贤若渴的变法愿望。

杜婴是一个不追求名利的民间医生，也深受王安石的称赞。据《重修仪征县志》39卷记载，杜婴为人好读书，性情旷达而清廉，为民治病不论贫富贵贱。生活穷困几乎不能自保，但从来不接受不当的财物，也没有不满足的表示。王安石和杜婴来往密切，久而不厌。杜婴死后，王安石十分悲痛，作诗二首表达哀伤，收入《王文公文集》。其中的一首写道：

> 萧瑟野衣巾，能忘至老贫。
>
> 避嚣依市井，蒙垢出埃尘。
>
> 接物工齐物，劳身耻为身。
>
> 伤心宿昔地，不复见斯人。

描述了杜婴贫困避居于尘世之外，不忘为病人服务的品德，表达了自己住宿在故地，却再也看不见故人的悲伤心境。

（三）大刀阔斧的医药革新

1. 医学教育改革

（1）宋以前医学教育：中国古代的医学教育有私学和官学两种模式。私学教育主要是世医家传和师承授受，官学教育包括中央官学和地方官学。家传和师承契合了经验医学的特点，因此在传统医学的传承中一直占主导地位。医学的官学教育直到南北朝时期才开始出现，经过隋唐高度发展，到北宋时期达到顶峰。

传统医学形成的早期，散在的医学经验通过口耳相传，进行朴素的传承，在此过程中，医药知识也由集体经验发展到少数人集中掌握。伏羲制九针、神农尝百草、黄帝论经脉等传说正是这种情况的反映。巫医不分的时期，医学知识往往借助巫的世袭得以传承。周朝时，随着天子权威的动摇，代表着政府垄断知识的官学解体，包括医学在内的学术向各诸侯国等"四夷"扩散，医学教育开始出现明确的师徒授受。《史记·扁鹊仓公列传》中详细记载了扁鹊的师承：

> 扁鹊者，勃海郡郑人也，姓秦氏，名越人。少时为人舍长。舍客长桑君过，扁鹊独奇之，常谨遇之。长桑君亦知扁鹊非常人也。出入十余年，乃呼扁鹊私坐，间与语曰："我有禁方，年老，欲传与公，公毋泄。"扁鹊曰："敬诺。"乃出其怀中药予扁鹊："饮是以上池之水，三十日当知物矣。"乃悉取其禁方书尽与扁鹊。忽然不见，殆非人也。扁鹊以其言饮药三十日，视见垣一方人。以此视病，尽见五脏癥结，特以诊脉为名耳。

秦汉之时，政府开始设立太医令丞、太医、侍医等医官，但主要任务是为宫廷提供医疗服务，医学教育仍然依赖民间的家传或师承。史书对淳于意、华佗、张仲景等名医的师承脉络描述得很清晰。值得一提的是，西汉时李斯、史游等人作《苍颉篇》《急就篇》为幼儿读本，其中包含病名、药名、人体器官名、针灸等医药知识，为最早的医学启蒙教育，是教育史上的一大创举。

晋代，官学医学教育已初露端倪，开始设立医官教习。南朝刘宋，太医令秦承祖奏置医学，开我国正式由政府设置医学教育的先河。这个教育机构自元嘉二十年（443）至元嘉三十年（453）遣散，历经10年。后魏效法刘宋，创立太医博士和太医助教，并将这一制度传入朝鲜。

隋代太常寺下设太医署，由主药、医师、药园师、医博士、助教、按摩博士、祝禁博士、医学生、按摩学生等300余人组成，分行政人员、医疗人员和教学人员，是医学教育的专门主管机构。教学内容设四科，分为医师科、按摩科、祝禁科和药学科。针灸尚未独立分科，由医博士承担教学。

唐代官办医学教育在继承隋制的基础上有了显著的发展。唐代学制发达，中央政府直接设立的学校，又分为直系与旁系两种。中央直系学校由尚书省下的国子监直接管辖，国子监设祭酒一人为总管，分设国子学、太学、四门学、广文馆、律学、书学、算学等"七学"；中央旁系学校分为弘文馆、崇文馆、崇玄馆、医学和小学。太医署不归国子监而归负责礼乐郊庙社稷之事的太常寺管理，明确设医、针、按摩、咒禁四科，各科设博士、助教教授学生，医工、医师辅助教学。另有主药、药童负责修合药材，药园师、药园生、掌固等负责栽培、收采药材，药园师还有培养药园生的责任。药园不仅培训药学人才，而且承担医科及针灸、按摩等学生在学习《本草》时辨药形、识药性的实习任务。太医署考试录用制度，按规定应和国子监相同，但国子监学生来源较为严格：入国子学要求三品以上官僚子弟，太学要五品以上官僚子弟，四门要七品以上官僚子弟，其他如律、书、算学的学生，则可招收八品以下及庶民百姓子弟入学。实际上，由于医生地位的限制，太医署学生很少来自官僚家庭。

在四门分科中，医学主要培养医师，为教学重点。《旧唐书》记载：

医博士一人，正八品上。助教一人，从九品下。医师一二十人，医工一百人，医生四十人，典药二人。博士掌以医术教授诸生。医术，谓习《本草》《甲乙脉经》。分而为业，一曰体疗，二曰疮肿，三曰少小，四曰耳目口齿，五曰角法也。

体疗相当内科，角法即拔罐。40名医师科学生平均分两组，每组11人学体疗，3人学疮肿，3人学少小，2人学耳目口齿，1人学角法。体疗须修习7年，少小及疮肿修习5年，耳目口齿和角法修习2年。

针学培养针灸师。《旧唐书》记载其设置如下：

针博士一人，从八品下。针助教一人，从九品下。针师十人，针工二十人，针生二十人。针博士掌教针生以经脉孔穴，使识浮沉涩滑之候，又以九针为补泻之法。

针学生的教材，除了各科医生都要学习的《本草》《甲乙》外，还有《素问》《黄帝针经》《明堂》《脉诀》《流注》《堰侧》《赤乌神针》等。其中《素问》《黄帝针经》

《明堂》《脉诀》在学习结束后需要考试。

按摩科主要培养按摩生。按《旧唐书》记载，其设置为按摩博士 1 人，为从九品下。另有按摩师 4 人，按摩工 16 人，按摩生 15 人。教学内容除《素问》《脉经》《本草》之外，主要是导引按摩技术。

咒禁科主要培养咒禁生，设咒禁博士 1 人，从九品下。咒禁师 2 人，咒禁工 8 人，咒禁生 10 人，学习禁咒治病和一些民间疗法。须先禁食荤腥，沐浴斋戒，然后受法。

唐代太医署最长学制 9 年，其间有严格的考试制度，各科学生每月由博士进行月考，每季由太医令承亲自主考，年终则要由太常丞总试。考试成绩突出者，可提前毕业补授医官；9 年内仍不合格者，则令其退学；及格者，毕业后待遇与国子监毕业生相同。除此之外，全国各州、府、县均设立医学，有医学博士及学生，医学教育范围开始扩大。

（2）宋初庆历兴学时的医学教育：宋代开国之初，承唐制也在太常寺下设有太医署，行政长官为太医令和其助手太医丞。但和唐朝太医署不同的，是其建制更像医政机构，并无教学职能。也有学者认为，宋初太医署属于职官性教育机构，虽然没有真正的授徒讲学，但开展了在职的医官教育。尽管如此，宋初仍然没有成规模的官办医学教育。宋代真正的官办医学教育机构为太医局，始于宋仁宗庆历四年（1044），为范仲淹庆历兴学中所创建。

庆历兴学由范仲淹等人领导和推进，是宋代第一次大规模的教育改革，在我国古代教育史上影响深远。范仲淹（989—1052），字希文，苏州吴县（今属江苏）人，幼年丧父，母亲改嫁长山朱氏，遂更名朱说。大中祥符八年（1015），通过苦读进士及第，授广德军（今安徽广德）司理参军，迎母归养，改回本名。后历任兴化县令、秘阁校理、陈州通判、苏州知州等职，因秉公直言，屡遭贬斥。庆历三年（1043），出任参知政事，上疏《答手诏条陈十事》，提出十项改革措施。庆历五年（1045），新政受挫，被贬出京，历任邠州、邓州、杭州、青州等知州。皇祐四年（1052），改知颍州，在上任途中去世，谥号文正，世称"范文正公"。

范仲淹不仅是出色的政治家，更是一位教育家。他很早就认识到，改革科举兴办学校对于当时的宋朝势在必行。天圣五年（1027），范氏作《上执政书》。在这篇万言书中，范仲淹认为：

某窃谓相府报国致君之功，正在乎固邦本，厚民力，重名器，备戎狄，杜奸雄，明国听也。固邦本者，在乎举县令、择郡守，以救生民之弊也；厚民力者，在乎复游散、去冗僭以阜时财也；重名器者，在乎慎选举、敦教育，使代不乏才也……敦教育之道，则代不乏人。今士林之间，患不稽古，委先王之典，宗叔世之文，词多纤秽，士维偷浅，言不及道，心无存诚。及于入官，鲜于致化，有出类者，岂易得哉？中人之流，浮沉必矣，至于明经之士，全暗指归，讲议未尝闻，威仪未尝学，官于民上，贻笑不暇，责其能政，百有一焉。《诗》谓长养人材，亦何道也？古者庠序列于郡国，王风云迈，师道不振，斯文销散，由圣朝之弗救乎！当太平之朝，不能教育，俟何时而教育哉？乃于选用际，患其才难，亦由不务耕而求获矣。

要清除国家积贫积弱的弊病，出路在于兴办学校，培养经世致用的实干人才治理国家。范仲淹认识到，宋初社会教育存在诸多问题：一是官学废弛，有名无实。庆历前的国子学，不过是七品以上官僚应荫子弟附证取解之地，并无教学之实。庆历初开始设立太学，但规模极小，平时只有一二十个学生。宋初也没有官办的地方学校，直到宋真宗大中祥符二年（1009），才开始设置应天府书院，但仍限制州县设立学校，中央和地方的官学都是一片萧条景象。二是科举制度不完善。虽然宋代在开国之初就确立崇儒抑武的政策，广开科举取寒门之士，但不学无术的官僚子弟大多还是可以通过恩荫任子的方式进入仕途，造成官僚权贵势力膨胀，导致冗官冗费冗政问题突出。此外，严格按照诗赋声律取士的方式，使得录取的多是博闻强记之人，并无经世致用的实干人才。人才培养和使用严重脱节，教育不能有效地服务社会。

范仲淹的主张，得到欧阳修、苏舜钦、胡瑗、孙复、石介、李靓等贤士的赞同和响应，朝野要求改革科举教育的呼声日益强烈。另一方面，在民间，私人办学之风也颇为盛行。岳麓书院、白鹿洞书院等地方书院往往聚书千余卷、聚徒千余人。一些仕途失意的名士也退而讲学，热心地方教育。在上下一致的呼声中，庆历三年（1043），宋仁宗任命范仲淹为首的一批官吏和名士主持朝政，同年九月，范仲淹条陈《上十事疏》，拉开了庆历新政的序幕。

其中，教育改革措施如下：首先，兴学校，倡实学。振兴太学，同时设立四门学，允许八品至庶人子弟入学。同时在州县立学，规定地方学子必须学习满三百日才可以参加选拔。其次，改革科举制度。罢除糊名考校之法，实名取士并参考平素德行。考试内容先策论、次诗赋，通考为去取，而罢帖经（经文填空）、墨义（经文释义）。再次，改革官员的录用考核制度。限制恩荫世袭范围，赏功重选，在京百官若非经选试，则须满五年方可参加考核任用。

此次兴学，医学专科教育的建设与改革受到了极大重视。据赵汝愚《国朝诸臣奏议·上仁宗乞选医师教授生》，范仲淹曾向仁宗建议：

臣观《周礼》，有医师掌医之政令，岁终考其医事，以制其禄。是先王以医事为大，著于典册。我祖宗朝置天下医学博士，亦其意也。即未曾教授生徒。今京师生人百万，医者千数，率多道听，不经师授，其误伤人命者日有之。臣欲乞出自圣意，特降敕命，委宣徽院选能讲说医书三五人为医师，于武成王庙讲说《素问》《难经》等文字，召京城习医生徒听学，并教脉候及修合药饵，其针灸亦别立科教授。如在外间私习得医道精通，有近上朝臣三人奏举者，亦送武成王庙比试，更委宣徽院覆试。经三年后，方可选试，高第者，入翰林院，充学生祗应。仍指挥今后不由师学，不得入翰林院。如在外私习，得医道精通，有近上朝臣三人奏举者，亦送武成王庙比试，更委宣徽院覆试，取医道精深高等者，方得入翰林院祗应。如内中及诸宫院使，不经官学，百姓医人，有功效者，只与支赐。如祗应十年以上，累有效者，即与助教，或殿侍、三司军大将安排，即不得入翰林院。所有诸道州府，已有医学博士，亦令逐处习生徒，候念得两部医书精熟，即与免户下诸般差配。如祗应州府，累有功效者，即保明闻奏，与助教安排。所贵天下医道，各有源流，致枉人性命，所济甚广，为圣人美利之一也。

他先阐明重视医学教育，既是遵循古制，又合乎先王意愿。医学教育机构的缺失，致使社会上庸医盛行，影响人民生活。仁宗听从范仲淹的建议，决心建立医学教育机构，但管辖问题却出现波折。庆历四年（1044），仁宗下诏由国子监在翰林院选拔能讲说医书的人为医师，在武成王庙讲说《素问》《难经》，并在京城招收学生。但国子监认为，医学的地位不能等同于儒学，不适合在武成王庙讲学，按唐代旧例应该由太常寺管理。皇帝又下诏，医学由太常寺管下太医局办理，教学场所为鼓吹局。后来太常寺又因学生多而教室少，而且鼓吹局在近郊，每日有人练习吹拉弹唱，影响医学生听课效率，上奏请求改到武成王庙上课，仍由太常寺主管。教官由总领内廷事务的宣徽院选派，学生学制3年，学习内容有《难经》《素问》《巢氏病源》《太平圣惠方》《神农本草》等，考试比照国子监学生，成绩优秀的可以入翰林院。太医局的创立，标志着宋代官办中央医学教育开始。

庆历兴学在各种陈旧势力的重压几个月后就失败了，在太常寺的管理下，太医局仍得以继续发挥医学教育职能，但通过考试选拔翰林医官的制度落实得不好，许多未经考试的医学生混入翰林医官院，严重影响了翰林医官的质量。嘉裕年间，太医局经过10来年的发展，学生人数从庆历年间的仅仅"八十余人"发展到"一二百人"，具体事务仍由太常寺管理，但还不是独立的医学教育机构。

（3）王安石熙宁兴学中的医学教育：人才缺乏是北宋中期产生社会危机的重要因素，宋神宗和王安石想在政治、经济、军事、文化教育等领域发动改革，对人才的需要更为迫切。嘉祐三年（1058），王安石在万言书中曾感叹：

然则方今之急，在于人才而已。诚能使天下人才众多，然后在位之才可以择其人而取足焉。在位者得其才矣，然后稍视时势之可否，而因人情之患苦，变更天下之弊法，以趋先王之意，甚易也。

君臣二人在改革变法、培养人才、统一思想等方面达成共识。熙宁四年（1071）二月，王安石上《乞改科条制札子》，经神宗批准，颁布了科举新政，标志着"熙宁兴学"正式开始。

王安石沿着范仲淹庆历兴学开创的思路，不断改革和完善北宋中期整个教育事业。首先是改革中央教育机构，针对学生，创立太学"三舍法"，把学生分为外舍、内舍和上舍三等，实行分级教学，同时配以严格而细致的升级制度。初入学考试过关的为外舍，初不限员，后定额700人，再定为2000人。由斋长每月记录他们的操行和学业，一季结束时，挑其可选的送于学谕考查1次。若通过，十日后由学录考查；再过十日，又由博士考查；最后由长贰考查。到了一岁之终，长贰与教职员共同评定，登记于艺薄，以此为升舍的参考。外舍每年1次公试，选成绩合格的300人升为内舍生。内舍生学满2年后，由学官按照贡举程序，用封密誊录的办法，进行学生的学业考试，选100个操行和成绩都合乎要求的补为上舍生。上舍生学习满2年后，举行毕业考试，由政府特派大员主考，教官不可参与，一切手续与科举省试相同。成绩上等的，获得相当于进士的资格，不需再经过科举考试，直接推荐到中书补官；评定中等的，可以免除礼部考试；其余评定下等成绩的，也能免除解试。升级考试包括学行和学业两方面，学行是平时成绩和操行记载，作为升舍考试的参考；学业是每月的"私试"和每年的"公试"成绩，"公试"作为升舍考试。

其次进行严格的教学管理，对犯规的处理近乎苛刻，轻则关禁闭，重则降级"迁斋"，乃至开除学籍。三舍法力求把学业和品德、平时成绩和某一阶段的总成绩结合起来考察，并把学行优劣和任用情况挂钩。让学校教育部分承担了科举取士的责任，减少了太学对科举的依赖，激发了太学生的学习热情。针对教师，则加强了教官选拔的制度化和规范化。规定太学教师由中书遴选或主判官奏举，除主管官外，设直讲10人，每2人主讲一讲。教师也有优劣奖惩体制，教导有方的予以提升，尸位素餐的则予以贬黜。此外，大幅增加了办学经费的投入，太学生的伙食待遇也大大提高。

除中央太学外，王安石对地方州县办学也进行了大幅整顿和发展。范仲淹"庆历兴学"期间，州县办学兴起了第一次高潮，但宋仁宗在庆历四年下诏阻止州县学兴办，使得州县学的发展一时陷于沉寂，熙宁四年（1071）才得以兴盛。熙宁四年，宋神宗下诏令京东、京西、河东、河北、陕西五路建置学校，并选派教授，给予学田。地方州县学也和太学一样，实行"三舍法"，学生从入县学开始，经过选拔升级，上舍生获得太学外舍资格，进入太学"三舍法"系统。学生考试三次不合格，屡犯学规，则要受留级和开除处分。朝廷还选派专职官员负责地方学校教育工作，对教员的选拔和待遇也非常重视，这样就形成了从中央到地方的全国性官学系统。

造就和使用人才是王安石变法改革的前提，王安石对人才的判断标准首重实用的价值。《王文公文集·才论》中说："人之有才能者，其形何以异于人哉？惟其遇事而事治，画策而利害得，治国而国安利，此其所以异于人也。"人才之所以异于常人，就在于能够卓有成效地处理实际事务，为国家服务。所以教育目标就是要为国家培养经世致用的人才，以"备公卿大夫百执事之选"，因而学有专长十分重要。王安石认为，人之才"成于专而毁于杂"，士子应各专其业，然后才能成其才。学校教育内容一定要和实际应用相结合，"今士之所宜学者，天下国家之用也"，如果只是讲说章句，学生虽然满腹经纶，但一旦从政，则茫然不知其方。他指出："学者不习无用之言，则业专而修矣；一心治道，则习贯而入矣。若此之类，施之朝廷，用之牧民，何向不利哉！"强调学校的教育必须学以致用，而人才的选拔要在实际事务中加以考察，不能只以语言和外表来衡量。这种认识和北宋时期发达的经济所带来的社会分工越来越明细的情况相适应。为适应社会发展的需要，王安石在推行教育改革的过程中恢复和发展了专科教育，创办了武学、律学和医学等专科学校，其中医学教育改革对后世产生了深远的影响。

宋神宗熙宁、元丰时期，王安石两次为相，大规模革新变法，在教育方面实施第二次兴学，医学教育制度改革的力度进一步加强。熙宁九年（1076）五月，神宗诏令："太医局更不隶太常寺，别置提举一员，判局二员，其判局选知医事者充之。"太医局最终成为最早的中央高等医学教育机构，有自己的行政管理系统。设提举（校长）1人，判局（副校长）2人，特别指明判局要由懂得医药的专业人士担任。

太医局独立后，招收学生的规模也开始扩大，元丰年间（1078—1085）定为300人，相比嘉祐元年（1060）的120人，增加一倍有余。招生时间常固定在春季，开设的专业有方脉科、针科、疡科等3个，主要学习儒家经典和专业课。方脉科（内科）学习《素问》《难经》《脉经》，即所谓"大经"。此外，还学《诸病源候总论》《龙树论》和《千金翼方》，所谓"小经"。针科和疡科则去《脉经》，增加《黄帝三部针灸经》。学习内容涵盖范围很广，符合当时的医疗要求。每科教授，选择翰林医官以下及上等学生，或者太医局察举以外负有盛名的医家一名担任。考核升级方法和其他学生一样，仿三舍法，但更注重理论联系实践。在学习经典理论课程的同时，医学生还要轮流给大学、律学、武学、算学、艺学等学生和各军营将士治病，并记录诊病过程。年终依据记录进行临床考核，根据成绩每月发放奖学金。成绩列为上等的月给钱十五千，中等十千，下等五千。医治出差错的，视情况加以处罚，直至开除出局。毕业后医学生的去向，根据成绩最高的做尚药医师及以下医学相关官员，其余的也有补官，作为本科博士正录及外州医学教授等。

2. 药政改革

我国专门的药事管理开始于后汉时期，公元 25 年，汉光武帝除太医令掌诸医外，另设药丞、方丞各 1 人，药丞主药，方丞主方。汉代还设有本草待诏、尚药监、中宫药长、尝药太官等职。两晋南北朝时期，太医令下的太医二丞中有藏药丞，另尚药局有典御 2 人、侍御师 4 人、尚药监 4 人等管理药事。隋唐时期，医药管理机构进一步扩大，设有尚药局和药藏局。尚药房设有奉御、直长、侍御医、医佐、司佑、主药、药童等职，除为帝王诊病外，还负责御药的调剂配发以及各地进贡药物的管理等。药藏局有药库，由药丞、药监等专职人员负责药品收发、存储。宋代药政管理进一步发展，设有尚药局和御药院。尚药局属殿中省，为六尚局（尚食、尚药、尚酝、尚衣、尚舍、尚辇）之一，设有典御 2 人，奉御 6 人或 4 人，监门 2 人或 1 人及医师。此外，尚食局设有食医 4 人，为皇帝的营养师。御药院属内侍省，多至 9 人。崇宁二年，御药院一切供御汤药的事改归尚药局管理。鉴于御用药品之重要，又增置内臣 4 人。御药院职责是检验秘方，以时剂和药品供奉宫廷，保管加工炮制国内外进贡药物，采购药材，代表皇帝向驻边臣帅赐药，率太医给疫区送药等。尚药局是药政管理的最高机构，专门负责御药、和剂、诊疗疾病。

不难发现，无论是尚药局，还是御药院，都只是购买药材进行加工以供内廷使用，并不具有向社会出售药品的职能。北宋初期，政府在商业领域采取了更自由开明的政策，改变了历代商为末的思想，商人社会地位大大提高，逐渐成为重要的社会力量。唐代沿袭以来的市籍制度也很快瓦解，经商主体不再受限制，开始出现包括官员在内人人可经商的社会风气。随着商业经济的发达，一些富商大贾逐渐产生，他们垄断了包括药材在内的商品市场，资本增值扩大以后，甚至开始操控国家经济，与国争利。《续资治通鉴长编》对商人垄断市场，投机倒把，严重影响社会经济正常运行的情况做了描述：

京师百货所居，市无常价，贵贱相倾，或倍本数，富人大姓皆得乘伺缓急，擅开合敛散之权。当其商旅并至而物来于非时，则明抑其价，使极贱而后争出私蓄以收之；及舟车不继而京师物少，民有所不取，则往往闭塞蓄藏，待其价昂贵而后售，至取数倍之息。以此，外之商旅无所牟利而不愿行于途，内之小民日愈朘削而不聊生。其财既偏聚而不泄，则国家之用亦尝患其窘迫矣。

宋神宗即位之初，中央财政的确相当匮乏，不得不动用本为国防救灾准备的内藏库财赋，改善财政窘境和摧抑市场垄断成了政府的当务之急。王安石本着"民不加赋而国用足"的指导思想，积极推行市易法，将物价的调控权收回中央，以打破垄断，平抑物价，促进市场流通，增加财政收入。相继在全国重要城市和边境地区设立市易务，平价收购市场滞销货物，为商人提供低息贷款和赊购，市场短缺时再卖出。这样一来，中小商人可以从国家获得资金和货源，打破了大商人的垄断格局，商品流通速度加快，政府也获取贷款利息，同时享受商业活跃后增加的商税，充实了国用。

根据市易法，药物贸易也被纳入国家控制，出现了我国历史上最早由国家开办的药店和制药厂。《宋会要》记载，熙宁九年（1076），太医局开设熟药所（又称卖药所），全国医药实行官营，从药材的收购检验、储藏管理，到中成药的制作，都有朝廷派专职人员严格管理。熟药所最初只在汴京（开封）开设一所，崇宁二年（1103）吏部尚书何执中因民间的良好反应，建议在全国推广至五所，另设"修合药所"两处。政和四年（1114）后，熟药所改名为"医药惠民局"，修合药所改名为"医药和剂局"，负责加工制造成药，供医药惠民局出售。

为了保证质量，医药和剂局设置专门收购药材的机构，详细规定了各种方剂所含药物的分量、质量标准和炮制方法。为防止奸商假冒，熟药所与和剂局的成药均加上专门的"和剂局记"四字印记。对伪造贴子印记制造冒牌假药者加以处罚，库存陈旧变质药品定时销毁。

在保证质量的基础上，还注重保障供给。熟药所制定了夜晚轮流值班制度，保证夜间临时买药需求，如果有懈怠，罚杖一百。当有传染病流行，熟药所与和剂局负责往疫病流行地区送药。遇自然灾害而发生瘟疫时，熟药所及和剂局均免费供应药物进行治疗。当战争时期传染病流行，和剂局制备大量成药运往该地区进行医疗。在每年易发生传染病的炎夏季节，和剂局也常常制备常用成药发送京城居民，平时居民贫病者也可免费享受熟药所成药。

和剂局熟药方剂配制的品种、质量规格、炮制方法、制作工艺等汇总为《太医局方》，经过充实修订后成为《和剂局方》，由朝廷颁行全国，作为国家药典。至今中医临床不少成药配方还是沿用或者在《和剂局方》的基础上发展而来，如苏合香丸、逍遥散、藿香正气散、至宝丹等。

另一方面，《和剂局方》经国家颁行后一度成为医家入门书籍，人人遵行，"官府守之以为法，医门传之以为业，病者恃之以立命，世人习之以成俗"（朱丹溪《局方发挥》）。不少成药采用多种香窜燥热药物配制，使后世医家使用香燥药成风，这些不利影响被朱丹溪等所诟病。但是，王安石药政改革所设置的药品销售、质量管理、药品供应等一系列制度为百姓健康、社会稳定做出了积极贡献。总体说来，王安石的药政改革是成功的，对后世影响深远。

三、精通医药的汤显祖

（一）汤显祖生平家世

1.诗书传世的临川汤氏

《文昌汤氏宗谱》对明代以前的世系源流没有系统载述，经多方研究学者认为，临川文昌汤氏的鼻祖原出自苏州温坊，是唐代抚州路宣慰大夫万四公汤季珍，字君重，号宝亭，为国尽难，敕封为公。汤显祖有《广意赋》简叙其家世脉络：

余先人乃为文德兮，里铺仁而善福。卤厥施于友信兮，迨余饮其百谷。伯清灵而善育兮，子高丰而秀文。百六施其自殚兮，帝走诏为甄门。鸠遗书盖四万卷余兮，招余曾与余祖。余祖实名懋昭兮，四为宾于上府。状倪倪育其安共兮，虽负丏其焉侮？尊承厚以敏执兮，缊黄贞而莫贾。举微身于世肃兮，岁商横之弇茂。壮橘阳之二七兮。在端黎之晙卯。

据此自述，显祖之八世祖文德仁厚善良，七世祖友信勤劳富有，六世祖伯清灵而善育，五世祖子高丰美秀文，曾祖与祖父均负俊才名冠儒林，父亲承继祖父高志，颖异博学，然而屡试不售，自己则生于明世宗嘉靖庚戌年八月十四日卯时。

汤伯清是第一个逝后葬于文昌里灵芝山的先祖，因此被尊为文昌汤氏一世。汤伯清是个隐士，年纪很小就是县里的生员，而且乐善好施，朝廷多次要他出来做官，但坚辞不就，甚至为了避举而不惜弄瞎自己的眼睛。汤显祖的高祖汤峻明、曾祖汤廷用都为儒士，继承高隐自赏耕读不求功名的家风。

汤显祖的祖父懋昭，字日新，号西塘，博览群书，精通黄老学说，善诗文，被称为"词坛上将"，以精通《书经》考取贡生。江西按察副使许逵爱其才学，礼聘为幕宾，并举荐出任安徽清远县丞。40岁后隐居西塘，写诗弹琴，闭门潜修。

汤显祖的父亲尚贤，字彦父，号承塘，"继尊公西塘志也"，为明嘉靖年间著名的老庄学者、养生学家和藏书家。汤尚贤十分重视家族教育，为弘扬儒学曾在临川城唐公庙创建"汤氏家塾"，并聘请当时著名的理学大师罗汝芳为塾师，教育宗族子弟。尚贤生六子，汤显祖、汤儒祖、汤奉祖（汤凤祖）、汤会祖、汤良祖和汤寅祖。汤显祖的伯父汤尚质好道信佛，见多识广，酷爱戏曲。

2.汤显祖生平

汤显祖为家中长子长孙，出生时据说"有文在手"，被称为文曲星下凡。由于母子二人体弱多病，年少时由祖母魏夫人抚养。显祖自幼聪颖异常，3岁即被誉为神童，5岁进家塾开蒙，读书过目不忘，14岁考中秀才，21岁中举。27岁和30岁两次参加进士会试，都因当朝首辅张居正想安排其子取中进士，为遮人耳目，找几个有才学的人做陪衬。但汤显祖洁身自好，不为权势所动，拒绝了招揽而落榜，直到34岁，张居正死后才考中进士，开始仕途。万历十九年（1591），汤显祖在南京礼部祠祭司主事的任上，作《论辅臣科臣疏》进上，疏文对万历登基20年的政治进行抨击，严词弹劾首辅申时行和科臣杨文举、胡汝宁，揭露他们贪赃枉法的罪行，引起神宗大怒，被放逐到雷州半岛的徐闻县为典史，第二年迁浙江遂昌为知县。汤显祖在遂昌建射堂，修书院，下乡劝农，与青年学生切磋文字，甚至擅自放囚犯回家过年。这些善政被政敌作为把柄弹劾，影响了他的官员考核。万历二十六年（1598），汤显祖不堪忍受攻击，递交辞呈回到家乡，专心戏剧创作。弃官3年后，被朝廷正式免职。晚年潜心佛学，自号"茧翁"，又自称"盛世遗民"。

汤显祖自小身体羸弱，诗文中有多处叙及其生病的情形。《闻姜仲文使君卧阁旬时，怀不能去，漫成六首》，其中第三首云：

因君病肺两留连，梦到茅山采药年。

我自当归君远志，敢言同病一相连。

每渐消瘦得君愁，教莫多情当即休。

又是半年心事里，等闲无恙亦伤秋。

自选方书不要医，半垂帘坐独眠时。

何应懒去为京兆，张敞名臣错画眉。

此外，《九日送杨应之归新城二首》中有"芙蓉一面绕池开，病肺肃然客数杯"句。汤氏早在遂昌任上时，所作诗《何东白太医许开酒口号》二首中即有"偶然病肺怯春风，避酒嫌歌百兴空"之句可知当时即受肺病折磨，弃官家居后仍时有发作。

除了肺病外，汤显祖还饱受消渴（糖尿病）的折磨。袁中道《答王天根》："记乙未春，义仍与王子声及不肖兄弟三人，聚首都门，无夜不共宴笑。未几子声逝矣，又未几伯修、中郎逝矣！弟近复多病，存亡不可知。唯义仍年愈长而饮啖愈健，岂惟有异材，实有异福。"友人眼里的"异福"，其实是消渴病多饮多食的典型症状。因为尽管吃得多，但身体却是病态的消瘦，如《七年病答缪仲淳》诗中所描述"不成何病瘦腾腾"。交游的友人也曾因其病患送药，《建安王弛赆蔷薇露天池茗却谢四首》中有一首云：

已过西峰自露滋，天池寒色映青瓷。

梁王忆得相如渴，正是幽兰醉雪时。

诗中记述了建安王因知汤显祖患有消渴病，特送蔷薇露和天池茗以滋阴清热。此外，在《再赠简楼往寻梅禹金二首》中有"时时学病相如渴，错道临邛在隔江"之句，这些都表明返乡后的汤显祖饱受消渴病的困扰。万历四十二（1614）、四十三年（1615），父母在一个月内相继去世，汤显祖悲痛万分，健康状况进一步恶化，导致第二年因消渴并发头部溃疡而离世。

（二）与名医的交往

1. 与王肯堂

王肯堂的父亲王樵，字明逸，号方麓，为嘉靖二十六年进士，官至南京右都御史，赠太子太保，谥恭简。王樵本人学识广博，又曾长时间于刑部任职，对律学也有相当研究，在当时享有很高的声誉。汤显祖对其十分仰慕，曾为王樵七十大寿作文，云："盖余未仕时，即知东南江海之上，明经术，守先王之道者，方麓王先生一人而已……达观者，吾所敬爱学西方之道者也。吾问彼东南来谁当有道者，达观曰：必方麓王先生也。"（《寿方麓王老先生七十序》）汤氏在南京做太常寺博士时，与王樵一家开始交往，汤显祖与王肯堂又同样爱好佛学，同属以紫柏为中心的居士群体中的一员，有着很深的交情。王肯堂的儿子（一说侄孙）王次回精通文学，与汤显祖也有诗文往来。

（1）王肯堂与紫柏：王肯堂（1549—1613），字宇泰，号念西居士，金坛（今江苏丹徒）人，明朝末年著名医学家、经学家、书法家。他出生在官宦诗书之家，祖父王泉官至兵部主事，秉性刚直，为官清正，因上书规劝明武宗被贬为山东副使；父亲王樵，供职刑部员外郎，满腹经纶，为一代名士，为人恬澹诚恳，官声甚佳，深得张居正器重，卒后赐太子少保。

王肯堂在万历七年（1579）30岁时乡试中举，万历十七年（1589）年近四十方中进士。王肯堂青年时好读书，17岁那年，母亲患重病，遍请名医，都不得要领，于是立志学医。他发愤攻读历代医书，经常求教于资深名医，同时结合自己的临床实践不断总结，医术日见提高。有一次，他的妹妹患了重病生命垂危，结果王肯堂给治好了，一时医名大噪。但父亲希望他专注科举，经营仕途。中进士之后，他进了明廷史馆，官庶吉士，博览群书，勤于笔耕，文采出众，待人热诚，且以医术惠人，治愈同僚韩敬堂的膈痛病，一时名著馆阁。后因日本入侵朝鲜，意在中国，王肯堂提出援朝抗倭10条建议对当时朝政军备废弛、海防空虚等弊端提出批评，被视为言论浮躁，被降职察看。他潜居家乡14年，饱览历代医书，潜心研习，医学造诣更深，曾帮助名医缪希雍治愈松江名士康孟修的寒热症。万历三十四年（1606），在吏部侍郎杨时乔的大力举荐下，王肯堂任南京行人司副之职6年，在任上先后刊行了几部医书。万历四十年（1612）因政绩较好，转升为福建布政使司右参政，但不幸患重病，再次告老还乡，次年在家乡去世。

王氏医学著作很多，著有《证治准绳》《医论》《医辨》《胤产全书》《医镜》等，辑有《古代医统正脉全书》（含书44种），在伤寒、内科杂病、外科、儿科、妇科等诸多研究领域均有重要贡献。另《郁冈斋笔尘》（1602），为读书见闻札记，内容相当广泛，涉及医、佛、数、历、六壬、奇门、阳宅等方面，医学内容占十之三四，并记述了与西方传教士利玛窦的交往。此外，还撰有《〈尚书〉要旨》《〈论语〉义府》《律例笺释》等。

除医学与经学外，王肯堂还著有《成唯识论证义》《因明入正理论集解》《八识规矩集解》等著作，是复兴晚明大乘佛教三大体系（中观、如来藏、唯识）之一的唯识学的中坚力量。王肯堂对唯识学的兴趣缘于达观（紫柏）。

达观（1543—1603），俗姓沈，讳真可，字达观，晚号紫柏。祖籍江苏句曲，后迁居吴江太湖之滨。少年时代，性雄猛，慷慨激烈，貌伟不群，17岁偶遇虎丘寺僧明觉后剃度出家，20岁从讲师受具戒，23岁游学天下，30多岁时成为颇有修为的僧人。后入京师，受到慈圣太后和神宗皇帝的礼遇，声名显赫。因受到京城权贵的排斥，回到江西庐山修行。万历二十七年（1599）年初，因反对矿监税使政策，再赴京师，营救被弹劾入狱的南康太守吴宝秀。万历三十一年（1603），被京师发生的续妖书案牵连入狱而死。达观和莲池大师祩宏、憨山大师德清、藕益大师智旭，被并称为晚明"四大高僧"，还和著名思想家李贽一起并称为"二大教主"。作为佛教界的高僧，他一生从未做过寺院住持，也很少开堂说法，主张三教会通并纠合禅、净，积极交结朝野帝后权臣，热心救世，通过云游天下、传道说法、兴复寺院等方式振兴晚明佛教。

达观对王肯堂十分赏识，有次达观见沈德符《万历野获编》记载"娄上王荆石相公传以稀痘方，服之无不验。后传渐广，效亦渐微"，便向肯堂问其缘故。王肯堂回答说："众生业力重，立方之人心力几何，不能转之故也。"达观听后，"叹以为然""恨相见之晚"。达观作为王肯堂的皈依师父，在参禅、持戒、修行等方面对肯堂多有教诲，师徒之间的往来密切，经常一起探讨问题。万历十三年，王肯堂与董其昌在南京跟随达观参禅，每天谈讲佛法，都认为仅仅枯坐是不正确的，修行应该有更高的层次。有天，达观在寺中找到一本梵语的小册子《因明正理论》，交给王肯堂等二人，并嘱咐他们好好研习熟究。自此王肯堂开始研究唯识学，达观也经常进行点拨。在师父达观的激励帮助下，王肯堂在唯识学研究上取得了卓越的成绩，著有《因明入正理论集解》与《成唯识论证义》二书，刻印于世。

（2）汤显祖与达：达观是晚明佛教四大名僧之一，致力于推动佛教复兴，曾规劝汤显祖皈依佛门净土。汤显祖对他的人格风范深为景仰而达观也非常器重这位方外挚友。二人结下一生的情谊。达观有《与汤义仍》一书，其中追述了他与汤氏的五次相遇交往。

第一次是神交，二人并未谋面。明隆庆四年（1570），年轻的汤显祖参加江西乡试中第八名举人，到南昌西山云峰寺答谢主考官张岳。在寺中池塘边游玩时，一只簪子掉进了池水中，于是在寺壁题了两首诗：

其一

搔首向东林，遗簪跃复沉。

虽为头上物，终是水云心。

其二

桥影下西夕，遗簪秋水中。

或是投簪处，因缘莲叶东。

正好那天达观也经过此处，见到汤诗后，认为作者才华出众，气节不俗，而且有归隐之心，于是有度化之意。

第二次是时隔20年后，万历十八年（1590）冬天，二人在南京刑部邹元标家中碰巧相逢。汤显祖与东林干将邹元标为同年进士，来往颇多，达观也与邹性情相投。二人一见如故，达观对汤显祖吟诵他以前的题壁诗，汤氏十分折服。达观有意度他入佛门，一语双关地说："吾望子久矣！"但此时的汤显祖正是踌躇满志之时，难舍尘缘，但提出愿意礼达观为师。达观许愿："十年后，定当打破寸虚馆也。"

这次南京会面后，二人又曾几次相聚万历十九年（1591）春，汤显祖生痢疾，几经调治未见效。达观教他用佛教"空观"法门应对。汤显祖依法精心调养，病遂痊愈。这件事使汤显祖对佛教正信有了切身体会，并有《苦滞下七日达公来》《达公过奉常，时余病滞下几绝，七日复苏，成韵二首》等诗以志之。

病注如泉气色微，看人言与病人违。

不因善巧令欢喜，帘外纷披五彩衣。

已分芭蕉欲尽身，绕床心事见能仁。

朱门略到须回首，省得长呼达道人。

与达观相识后，汤显祖将其视为精神上的导师，和业师罗汝芳、李贽等同为当世豪杰，令人景仰。万历二十六年（1598）十二月，达观再次巧遇汤显祖（五遇），这一次二人畅谈几天几夜，一直相聚到第二年上元节。这聚会让汤显祖开始有了出世归隐的意向。他作《达公来自从姑过西山》表达心境：

厌逢人世懒生天，直为新参紫柏禅。

险句天桥余醉墨，春茶云雾足醒泉。

看相有住微成恨，话到无生已绝怜。

但得似师缘兴好，烟花游戏往来边。

诗中表明参紫柏禅后，对世事变幻已觉索然无味，而对达观行于尘世却又不为所累的境界倾慕不已。

（3）汤显祖与王肯堂：到南京任太常寺博士后，汤显祖与王肯堂一家一直保持着密切的联系，王肯堂也可谓是汤显祖的知音。汤氏于49岁作《牡丹亭》时，王肯堂已50岁。汤显祖66岁时作诗《哭娄江女子二首》，序中提到娄江有个未出嫁的姑娘叫俞二娘，聪明美丽又善诗文，她酷爱《牡丹亭》，常常边读边作批注，渐渐成迷，以至因词愧愤而死。而王肯堂对《牡丹亭》中所表达的主题"情"理解也极深，他认为《牡丹亭》感人肺腑，为俞氏女所爱好，姑娘为此文而亡是情之所钟。

汤显祖也有《王宇泰索周云渊遗书检寄》《答王宇泰太史》《答王宇泰》等诗文与王肯堂。（《汤显祖全集》）

王肯堂与董其昌、汤显祖、袁宏道等人都从达观学佛。汤显祖小王肯堂一岁，仕途起步较早，万历十一年（1583）中进士，授南京太常博士，迁礼部主事，然而对官场上的人事纷争尔虞我诈，汤显祖的应对方式和王肯堂不同。张居正当权时，汤显祖两次会试两次落第，宁愿自断前程也要洁身自好。张居正死后，内阁权臣申时行、张四维又来招他入幕，承诺让他参选原无资格参选的庶吉士。汤显祖最终还是不肯俯就，宁愿做个闲官。他性格狷介，不事权贵，更看不得官场中的丑恶现象。他在给王肯堂的信中颇为认真地讨论了对官场中虚伪之人宦途得意而真诚之人之宦途坎坷的困惑：

门下殆真人耶。世之假人，常为真人苦。真人得意，假人影响而附之，以相得意。真人失意，假人影响而伺之，以自得意。边境有人，其名曰窃。人之所畏，吾得不畏哉！仆不敢自谓圣地中人，亦几乎真者也。南都偶与一二君名人而假者，持平理而论天下大事，其两人裁得仆半语，便推衍传说，几为仆大庚。彼假人者，果足与言天下事欤哉！然观今执政之去就，人亦未有以定真假何在也。大势真之得意处少，而假之得意时多。仆欲门下深言无由矣。门下且宜遵时养晦，以存其真。

当时的权臣和局势在他眼里尽是假意为多。汤显祖认为"真人"才值得跟他"言天下事"，对那些虚伪奸诈的"假人"完全不必理会。汤显祖认为，以首辅申时行和科臣杨文举、胡汝宁等为代表的权臣身居高位，却不能真心为国谋事，只知道贪赃枉法，在万历十九年（1591）特上《论辅臣科臣疏》弹劾，并对时政进行无情抨击，惹得皇帝十分恼怒而遭贬官。从此离开政治中心，一直仕途不顺，生活潦倒。在遂昌为知县时，还与当地权臣项应祥交恶。

王肯堂曾致信汤显祖，劝他不妨和当地权贵来往，不必太过刻板，让自己太过气恼和贫苦："稍委蛇郡县，或可助三迳之资，且不致嗔。"但汤显祖拒绝了王肯堂的好意规劝，不肯自降身份去攀附新贵，宁愿过安贫乐道的生活，终在万历二十六年（1598）弃官回乡。而王肯堂也曾遭逢京察调降，僻居一隅，但他还能通过医术维持一定的官场关系。从他所著医书为数不多的个人医案中，可管窥一二。如《杂病证治准绳》载其为大理少卿韩珠泉治遍身麻痹不能举动，《伤寒证治准绳》也有医治太史余云衢的病例。正因为维持了这样的关系，王肯堂的生活不至于窘迫，而且《杂病证治准绳》与《女科证治准绳》等著作也在别人资助下得以出版。

2. 与缪仲淳

缪仲淳（1545—1633？），名希雍，号慕台，江苏常熟人，出身官宦之家。其父缪尚，字行达，官至仅阳府通判。外祖父李思塘，曾从吴兴名家朱远斋学过医药。仲淳8岁丧父，幼年生活孤苦，体弱多病；17岁得疟疾，久治不愈。自检医书时，受《内经》"夏伤于暑，秋必疟"的启示，从暑自治而愈，于是开始"裹足读书""搜辑医方，精求药道"，后以医术闻名。他继承和发展了《伤寒论》对感染性疾病的辨证论治，是形成温病学派有影响的人物之一；在杂病治疗上重视调理脾胃，尤其重视保护脾胃之阴，弥补了《脾胃论》的不足；对血证治疗有独特的心得体会，创"吐血三要法"；临床注重诊断，发现胆囊区压痛征；重视药理的阐发，著《本草经疏》对古本草进行纠谬和补缺，进一步丰富了本草学内容，被《明史》列入《方伎传》。代表著作有《神农本草经疏》《先醒斋医学广笔记》。

缪仲淳青壮年时学有所成，用10年的时间四处游历行医。他不仅周览家乡常熟，而且遍历江南闽越到齐鲁燕赵，还曾"浮江西上云梦，溯三湘而入豫章"，踏遍了安徽、湘南、湖北及江西等明室半壁江山。旅途中，他四处寻师访友。在浙江径山，拜名僧紫柏为师奉佛，二人来往密切。缪氏母亲去世，紫柏专寄书信慰问，并嘱咐冯梦祯对其照顾。冯梦祯日记也记载他为紫柏筹划的大藏之事奔走，并为紫柏看病。缪仲淳母亲故去不久，师徒二人结夏于胶州洪福寺，紫柏作《同开侍者、缪仲淳宿洪福寺》《宿洪福寺怀古》等诗。万历四十二年（1614），缪仲淳与另外紫柏弟子法铠因紫柏所葬塔中有水，另外谋得文殊台，并邀请憨山德清举行茶毗入塔之事，使紫柏之灵有所归。

缪仲淳与王肯堂亦是多年好友。二人万历七年（1579）在南京一见如故，开始医学思想的交流。缪氏临床治心脾肝经虚证时常用酸枣仁有特效，他将"补血须用酸枣仁"这一心得告诉王肯堂，王很受启发。缪氏还将自己得之秘传的资生丸方介绍给王肯堂，肯堂亲身试验后，发现这是一个健脾开胃、消食止泻、调和脏腑、滋养荣卫的奇方，把它献给自己的父亲服用，作为养生妙方，并载入《证治准绳》类方中。在

《证治准绳》杂病中，还记载了仲淳治疗鼻塞的验案：

孙氏姑，鼻不闻香臭有年矣。后因他疾，友人缪仲淳为处方，每服用桑白皮至七八钱，服久而鼻塞忽通。

王肯堂为缪氏医术所心折，而仲淳对王氏也同样十分钦佩，他在《广笔记》中曾记载肯堂不拘泥于"痛无补法"之说，用大剂参、归治其夫人心口痛的情况，并赞叹："非主人精医，未有不误者！"《证治准绳·伤寒》记录了一段王肯堂为缪仲淳治病的经过：

友人缪仲淳……忽发热不已，投凉解之药有加无损，沉困之极，殆将不支。余用蓄血法治之。方熹煎次，仲淳闻其气曰："一何香也。"饮已而热退，明日下黑粪斗许而安然。

《医学广笔记》中也记载了二人的一次会诊合作：

于中甫长郎痘，患血热兼气虚。先服解毒药，后毒尽作泄，日数次不止，痘平陷矣！仲淳以真鸦片五厘，加炒莲肉末五分，米饮调饮之，泄立止。王宇泰继以人参二两，黄芪三两，鹿茸三钱，煎服。补其元气，浆顿足。盖以先服解毒药，已多无余毒矣，故可补而无余证。

二人临床经常切磋合作，《广笔记》中也记载仲淳与肯堂商议用五饮丸治愈云间康孟修寒热不食之症。缪希雍不仅精心医术，还积极参与政治，和其堂兄缪昌期一起参加东林党，在将东林党人与梁山好汉作比附的《东林点将录》上，缪希雍的名头叫作神医安道全。后缪昌期被害，缪仲淳也受到通缉，避祸金坛。

缪仲淳是活跃于明代万历年间的名医名士，与紫柏大师、王肯堂和东林党人都有着密切的来往。而汤显祖为当时政坛官吏，精通医药，同为紫柏弟子、王肯堂好友、和东林党亲近，汤缪二人意气相投，生活多有交集，直至成为知心好友，在汤显祖《玉茗堂尺牍·答缪仲淳信》中即可看出两人亲密的交往和互相倾慕之情。汤显祖曾写有《七年病答缪仲淳》诗：

不成何病瘦腾腾，月费巾箱药几楞。

会是一时无上手，古方新病不相能。

诗中汤显祖向友人描述患病后身体消瘦，但病因不明，药多罔效，因为一般医生只知照搬古方，而这些古方不能很好地针对病情。这里汤氏既是倾吐疾病之苦，也是间接赞扬仲淳的医道高明。因为仲淳为医，不墨守成规，能博采众长，汲取新知，临证着重"降气""和肝""养阴"三法，立论超越前代，用药又往往吸取民间效方灵活运用，常师古人方意加减以出奇制胜。

（三）《牡丹亭》中的医药内容

1.儒医师爷，贯穿始终

《牡丹亭》全名《牡丹亭还魂记》，改编于明代话本小说《杜丽娘慕色还魂记》，是"临川四梦"中影响最大的一部，汤显祖也曾说："一生四梦，得意处惟在牡丹。"其艺术性超越了《西厢记》，二者相比，《牡丹亭》的戏剧冲突性和思想性显得更加强烈和深刻，反映的社会问题也更广阔。作品讲述了一个离奇浪漫、激荡人心的爱情故事：书生柳梦梅梦见在一座花园的梅树下立着一位佳人，说和他有姻缘之分，从此经常思念她。南安太守之女杜丽娘从师陈最良读书，游园后梦见与一持半枝垂柳的书生在牡丹亭畔幽会，从此相思成疾，弥留之际要求葬在花园的梅树下，自画像藏在太湖石底。其父修建"梅花庵观"后升迁外地。3年后，柳梦梅赴京应试，借宿梅花庵观中，拾得杜丽娘画像，发现就是梦中佳人。杜丽娘魂游后园，二人再度幽会，柳梦梅掘墓开棺，杜丽娘起死回生，两人结为夫妻。后柳梦梅高中状元，这段旷世奇缘得到皇帝赞叹，二人终成眷属。作者通过生死离别的爱情故事，歌颂了反封建礼教、追求爱情婚姻自由和争取个性解放的精神。

在杜丽娘因春生情、因情而亡、复活团圆的整个剧情中，师爷陈最良贯穿始终，对剧本情节的发展起到了必不可少的推动与衔接作用。他是杜丽娘爱情的启蒙者，是柳梦梅遇见杜丽娘的桥梁，更是二人最终团圆的促成者。这个重要人物被设置成社会底层儒医的形象，体现了作者汤显祖艺术构思上的独具匠心。

杜柳二人因梦结缘，死去活来，最终成婚，其中二人相见是整部剧作情节的关键。汤显祖通过儒医师爷陈最良这个人物，担负起衔接推动作用，使得关键情节的过渡合情合理。陈最良从小学习四书五经，12岁考中秀才，但后来连续考试15次，直到60岁不但举人没考中，连秀才的供奉也被取消，但在登场做自我介绍时，就提及"祖父行医""医、卜、地理，所事皆知""有个祖父药店，依然开张在此"。因此，以医为业，为以后救治柳梦梅打下伏笔。梦梅在赶考路上"感了寒疾"，不小心跌入冰河，危在旦夕，正巧陈最良也因生计"求馆冲寒到此"，救下落水的柳梦梅。因为"颇谙医理"陈最良便邀柳梦梅同往梅花观调治。至此，便把男主人公推进爱情故事的主线。柳梦梅"卧病梅花观"，经陈最良调理痊愈，到杜家花园散心，正好捡到装有杜丽娘真容的檀香匣子，真情呼唤下丽娘亡魂现身，才引出一对青年男女的旷世情事。

这之后，丽娘还魂、梦梅得中状元，但二人的婚事受到杜父的阻拦。杜宝不相信女儿复活，认为是妖孽之事，执意要上报诛除，加上之前误会柳梦梅为劫坟之贼，使得双方矛盾加深，二人的团圆变得异常艰难，剧情也发展到了高潮部分。这时由于陈最良能够认可还魂之事，在他们之间努力调解斡旋，才促成问题的最终圆满解决。陈最良在剧中常常以迂腐儒生的形象存在，但正因为有通医卜的背景，他在鬼神之事上并没有像一般儒生那样刻板抵制，相反能够理解并接受，促成一段美好姻缘。

2. 诊病问药，推波助澜

传说汤显祖创作《牡丹亭》的灵感来自元代名医朱丹溪的一首药名诗："牡丹亭边，常山红娘子，貌若天仙。巧遇推车郎，于芍药亭畔，牡丹花下，一见钟情。托金银花牵线，白头翁为媒，路路通顺。择八月兰开成婚，设芙蓉帐结并蒂莲，合欢久之，成大腹皮矣。生大力子，有远志，持大戟平木贼，诛草寇，破刘寄奴，有十大功劳。当归期，封大将军之职。"此说没有史料依据，但中医药在人们社会生活中是不可或缺的一部分，人人皆有病痛，离不开寻医问药，而反映社会生活的文学作品也多半离不开中医药的内容。尤其是明清时期，医学发展随着人口及经济重心南移，江南地区社会医药知识传播十分广泛。该时期的戏曲小说中有不少涉及医药学的作品，例如《西厢记》《西游记》《金瓶梅》《三言二拍》《聊斋志异》《儒林外史》《镜花缘》《老残游记》《红楼梦》等，都有医药情节的描述，反映了当时社会的医药发展状况。《牡丹亭》的故事主线是杜丽娘的因情而逝，又因情而活，汤显祖在原话本《杜丽娘慕色还魂》的基础上，增加有世医背景的师爷陈最良一角，通过这个人物描述诸多医药内容。《牡丹亭》第十六出"诘病"、第十八出"诊祟"、第三十四出"诇药"中对医药内容着墨甚多，以此反映故事的社会背景，并推动情节发展。

"诘病"一出讲的是老夫人见杜丽娘病体日益沉重，倍感凄苦，追问侍女春香后才知女儿真正病因，但还是认为是小姐触犯了"柳精花妖"，于是欲请石道姑前来禳解驱邪，杜宝则主张请陈最良为女儿诊祟下药。这出戏说病因，"看他举止容谈，不似风寒暑湿""则不过往来潮热，大小伤寒，急慢风惊"，说治疗"除是八法针针断软绵情，怕九还丹丹不的腌臜证""信巫不信医，一不治也"。除了有六淫病因和伤寒惊风等病证的讨论，更涉及信巫还是信医的不同观念。

第十八出"诊祟"讲的是杜丽娘病体沉重，杜父请师爷陈最良诊视。陈师爷知道病因后，为其诊脉并以《诗经》开方，其后又有石道姑祈禳，但还是无济于事。此出当陈最良得知女弟子的病是从听了《诗经》"君子好逑"后引发春情而来，便提出"毛诗病用毛诗去医"，将《诗经》中有关爱情的诗句谐音成药名，如史君子来自《毛诗序》"思君子也"；天南星即《唐风》中"三星在天"，指傍晚举行婚礼；栀子仁、当归来自《周南》"之子于归，言秣其马"，讲小伙儿幻想喂马接新娘。这些药都直中丽娘心事，也为后来的情节发展埋下伏线。

明代推崇程朱理学，女教空前发达，统治者把《诗经》作为女教闺训。而杜丽娘的相思病却正因之而起，也可用之而治。陈最良在诊脉时，竟然诊手背，被春香发现后还强词夺理，说是王叔和《脉经》中说的女子诊脉要反诊。这些荒谬表达了作者对儒教、诗教的否定，讽刺意味极其鲜明。

第三十四出"诇药"，即求药。本出剧情：石道姑找医生寻药帮助杜丽娘还魂回生，正好来到陈最良开的药铺，陈给了一付"烧裆散"以安魂。这是一出连接剧情的过场戏，全为净（石道姑）末（陈最良）两角对白，看似调谑之语，但杜柳爱情本有性爱成分，这些对白在一定程度上表达了作者阴阳相配本是正理的观念。值得注意的是，这出戏中石道姑称赞陈最良药铺"好道地药材"，意思是说，药铺所备的药材都是各地的名产。这是"道地药材"一词的首次使用，也反映出作者对药物产地的重视。汤显祖曾作《镇番枸杞》一诗夸赞产自甘肃民勤县的枸杞：

明目轻身作地仙，殷殷红子意相怜。

不须更问西河女，活水铜瓶金髓煎。

《牡丹亭》中涉及蟾酥、使君子、酸梅、大南星、栀子仁、当归、槟榔、附子、贝母等许多药物，还提到许多花名，如碧桃花、金钱花、芍药花、木笔花、玉簪花、蔷薇花、腊梅花、水仙花、合欢花、凌霄花、紫薇花、丁香花、豆蔻花、栀子花、枳壳花、水红花、瑞香花、石榴花、杜鹃花等，大都可以入药，各有功用。《牡丹亭》中还涉及许多医药术语，如咀药、君臣药、线药、返魂香、吼儿病（哮喘）、石女（阴道畸形）、魍魅病（相思病）、往来寒热、伤寒、急慢风惊、冷厥等，还有三焦、风寒暑湿、八法针、望闻问切、《圣惠方》、王叔和《脉决》等。涉及的医药典故有悬壶、蒲柳之姿、信巫不信医、三世医、嫦娥窃药等。这些医药术语和典故的引用，大大丰富了作品的内容，反映了汤显祖对医药研究和了解的深入和广泛。

（四）其他作品中的医药内容

汤显祖本人自小身体病弱，留心医药，对中医临床及方药都有着相当深的认知。除了《牡丹亭》外，其他几部戏作中也不乏医药内容。

"临川四梦"中，《邯郸记》艺术成就仅次于《牡丹亭》，讲述神仙吕洞宾来到邯郸县赵州酒店，听到卢生对贫愁潦倒的生活满腹牢骚，便赠一玉枕，让卢生在梦中享尽富贵荣华，同时也受尽风波险阻，终因纵欲过度而亡。一梦醒来，店小二为他煮的黄粱饭尚未熟透。卢生幡然醒悟，抛却红尘，随吕洞宾游仙而去。本部戏共三十出：第八出"骄宴"讲卢生中了状元，皇帝为新科进士们赐宴，在宴席上放着些"半夏法制"。半夏是常用中药，辛温有毒入脾胃经，有燥湿化痰、降逆止呕、消痞散结等功效，一般用生石灰、甘草汁炮制后使用，称为"法半夏"。《本草纲目》中载有法制半夏的过程，法制半夏能起到开胃健脾、和胃气、燥脾湿、消腹胀等作用，可治酒食所伤。在消食和胃，化积散痞的"保和丸"方中就有半夏、茯苓、山楂、神曲等药。读书人以中进士为最高理想，数年苦读，一朝成功，参加皇帝宴席，难免暴饮暴食，引起食积内停、脘腹胀满的伤食证。食积郁滞，必生痰湿，故用法半夏预防最为合适。一个细节的安排，体现了汤显祖对半夏的性味、功效以及加工炮制的深入了解。

第二十九出"生寤"，则反映了汤显祖对中医脉诊的熟悉。这一出卢生80多岁享尽荣华富贵，一心想要通过采战术长生，却适得其反，一病不起。皇帝派御医来诊脉，御医见其手背出汗，又察其脉为"鱼游雀啄"之象，且心脉弦长，便一面对病人假意说有加官荫子之喜，一面通知家人准备后事。卢生此时心脉洪大，这是虚阳外浮、回光返照之象，亦是病势危重的表现。"鱼游雀啄"的脉象，在中医古籍中多有描述，多见于危重病人。李时珍《濒湖脉学》"真脏绝脉"为"脾则雀啄，如屋之漏，如水之流，如杯之覆。命脉将绝，虾游鱼翔。真脉既形，胃已无气"。有胃气则生，无胃气则死，这是中医脉诊推测疾病预后的纲要。汤显祖用"鱼游雀啄"来比喻卢老生病危时出现的绝脉，可谓深得诊宗三昧，而且在这里汤显祖未写明御医的处方用药，说明其病至此，回春无术。

汤显祖医药知识的丰富在其诗作中多有体现，他还经常为家人翻阅医书解决患病问题。《为阿女多病检方》诗曰：

岭外时留苏合香，炉头汤沸小儿郎。

不知颅囟经中说，黄帝曾无立小方。

汤显祖还给怀孕的妻子服药，《内人服散》诗曰：

晓镜当窗影碧纱，曾无心绪到铅华。

经春恶阻知何药？还爱新飞水玉花。

妻子因患妊娠恶阻，没有心情化妆打扮，汤显祖给她服用一些已研细的半夏散。"新飞水玉花"，李时珍《本草纲目·半夏·修治》："今治半夏，惟洗去皮垢，以汤（今用凉水浸漂）泡浸七日，逐日换汤，晾干切片，姜汁拌熔入药。或研为末，以姜汁入汤浸澄三日，沥去涎水，晒干用，谓之半夏粉。"所谓"恶阻"，指妊娠早期出现恶心呕吐、头晕倦卧，甚或恶闻食气、食入即吐的症状。如果不积极治疗，会影响孕妇健康和胎儿发育。因半夏有毒性，一般认为孕妇忌服，但医圣张仲景曾用"干姜人参半夏丸"治妊娠呕吐。汤显祖用之，充分说明他不仅了解半夏药性，还深谙《内经》所谓"有故无殒"的理论。

第二节 名医国手的文化印迹

一、喻嘉言与佛教

（一）喻嘉言其人其事

喻昌，字嘉言，江西省新建县石岗乡朱坊人，因新建又名西昌，故晚年自号西昌老人。为清初著名医家，与张璐玉、吴谦齐名，号称清初三大家。《清史稿》列传中有"喻昌传"介绍其生平及医事：

喻昌，字嘉言，江西新建人。幼能文，不羁，与陈际泰游。明崇祯中，以副榜贡生入都上书言事，寻诏徵，不就，往来靖安间。披剃为僧，复蓄发游江南。顺治中，侨居常熟，以医名，治疗多奇中。才辩纵横，不可一世。著《伤寒尚论篇》，谓林亿、成无己过于尊信王叔和，惟方有执作条辨，削去叔和序例，得尊经之旨；而犹有未达者，重为编订，其渊源虽出方氏，要多自抒所见。惟温证论中，以温药治温病，后尤怡、陆懋修并著论非之。又著《医门法律》，取风、寒、暑、湿、燥、火六气及诸杂证，分门著论。次法，次律。法者，治疗之术，运用之机；律者，明著医之所以失，而判定其罪，如折狱然。昌此书，专为庸医误人而作，分别疑似，使临诊者不敢轻尝，有功医术。后附《寓意草》，皆其所治医案。凡诊病，先议病，后用药，又与门人定议病之式，至详审。所载治验，反复推论，务阐审证用药之所以然，异于诸家医案，但泛言某病用某药愈者，并为世所取法。昌通禅理，其医往往出于妙悟。《尚论后篇》及《医门法律》，年七十后始成。昌既久居江南，从学者甚多。

显然，在正史中对喻氏的介绍详于著作而略于生平，交游情况一笔带过，而对家族背景、学医经历等更是不曾提及。幸好有著名学者辜鸿铭、孟森等编纂的《清代野史》（原名《满清野史》），这是一部清代史料专集，资料丰富可靠，涵盖清代 300 年间内政、外交、军事、经济以及文化，其中《牧斋遗事》一文，对喻嘉言的身世、医德、医事掌故有所介绍，可作为正史的补充。据该文记述，喻嘉言身世颇为神秘，是隐于医生队伍里的一位王族。他本姓朱，为明代宗室太祖朱元璋第十七子宁献王朱权的后裔，与清代著名画家八大山人朱耷（约1626—约1705）同出于第四代宁王朱宸濠一脉。朱宸濠于正德十四年借口明武宗正德帝荒淫无道，集兵10万造反，43天之后大败，与诸子、兄弟一起为王阳明所俘，最后被废为庶人，伏诛，除其封国。喻嘉言一族作为废王罪臣之后，不得不隐姓埋名藏身民间。将"朱"姓加一捺改为"余"姓，后又将"余"字谐音为"喻"字。但这一说法也受到一些学者的质疑。其医术的师承也无确切记载，据说他少年时遇到异人，异人见他资质不凡，收为门徒，传授医术。他晚年曾对要求入室的弟子说起，先师传授医术时，要求先发毒誓，以医术济世，不以医道为私，如若有违，必遭天谴，一是天殇，一是绝嗣，二者承受其一。由此可见，他的师父的确是一位世外高人而非普通的民间医生。

被高人看中的喻嘉言自小天资聪颖，才华出众，性情狂放。与当时的八股文大家，"临川四大才子"之一的陈际泰来往密切。他前半生致力于读书求取功名，但入仕之途并不顺利。《新建县志》曾记载他"中崇祯庚午副榜"。"副榜"又称"副质"，在科举制度的等级中低于进士、举人，略高于生员（秀才），是贡献给皇帝、能入选国子监的生员。崇祯庚午即1630年，喻嘉言46岁才以副榜贡生的身份到国子监读书。在京期间，他先天下之忧而忧，看到了明朝末年内忧外患的国家危机，与诸生一起上书崇祯，要求修整法治、安定百姓，但未被采纳。3年后，他郁郁不得志而返回故里，当时已年近五十。回乡后，喻嘉言开始行医。据《靖安县志》记载，喻氏唯一的姐姐嫁给靖安舒姓人家，而他本人并没有成家，因此在靖安行医居住时间较长。因"治疗多奇中"，医名卓著，患者盈门，"户外之履常满"。

明朝灭亡后，清顺治初期，清廷下达荐举"山林隐逸"的命令，要求各地官员"凡境内隐迹贤良，逐一启荐，以凭征擢"。喻嘉言被征，但力辞不就，甚至佯狂披发，为躲避征诏最后竟出家为僧，隐于禅寺，兼行医药。据《江西历史名人传》，喻氏在顺治中期（1653年左右）受钱谦益所邀，移居江苏常熟虞山之麓。

钱谦益（1582—1664），字受之，号牧斋，江苏常熟人。明万历三十八年（1610）进士，授翰林院编修，官至礼部尚书，因争权失败而被革职回乡。1645年，清兵南下，他率先迎降，授礼部侍郎，兼明史馆副总裁，后称病告归，被列入《贰臣传》。钱氏藏书甚富，遍览群籍，能文善诗，而诗名尤胜，为清初大家，东南一带奉为"文宗"。常熟钱氏一族有着源远流长的奉佛传统，牧斋一支的远祖吴越钱氏、近祖虞山钱氏及与牧斋关系密切的祖、父二辈均有奉佛倾向，本人终其一生也与佛教有着不解之缘。钱谦益不仅与明末清初诸宗僧侣有着颇为广泛的交往，积极参与佛教事务的同时，他的诗文创作与文学理论也深受佛教的熏染。

钱、喻两人因佛结缘，私交甚厚，明朝灭亡以前就有交往。《寓意草》最后一则案例《详论赵三公令室伤寒危症始末并传诲门人》，就是喻嘉言1643年以前去钱氏家乡常熟"谈医"治病的真实记录。此外，清人王文濡辑录的逸闻野史《绛云楼俊遇》中还有喻氏为钱治愈怪症的记录：

一日，钱赴亲朋家宴，坐轿归，过迎恩桥，轿夫蹉跌，致主人亦受倒仆之惊。忽得奇疾，立则目欲上视，头欲翻拄于地，卧则否。屡延医诊视不效。时喻适往他郡治疾，亟遣仆往邀。越数日喻始至，问致疾之由，遽曰："疾易治，无恐。"因命府中轿夫强有力善走者数人来，款以酒饭，令分列于庭之四角。先用两人挟钱并力奔走，自东至西，自南至北，互相更换，无一息之停。主人殊苦颠簸，喻不顾，益促之骤。少顷令息，则病已霍然矣。他医在旁，未晓其故。喻曰："此疾乃下桥倒仆，肝叶搐折而然。今扶掖之疾走，抖擞经络，则肝叶可舒，既复其位，则木气敷畅而头目安适矣。此非药饵能为也。"谦益神其术，称喻为"圣医"。

用貌似恶作剧的方法使怪病不药而愈，喻嘉言的不凡使钱谦益大为叹服，加之共同的佛教信仰，二人结为至交。喻氏蓄发还俗游于江南后，在常熟定居行医十余年。晚年深感"执方以疗人，功在一时""著书以教人，功在万里"。因此，他开始致力于教书育人、著书立说。他的第一部著作《寓意草》，成书应不晚于1643年，之后《尚论篇》约成书于1648年，《医门法律》成书于1658年。喻嘉言著作颇丰，除以上最有影响力的三部著作之外，还有《（痘疹）生民切要》2卷、《喻氏古方试验》《伤寒尚论篇次仲景原文》《伤寒抉疑》2卷，《伤寒问答》《温证朗照》《会讲温证语录》《伤寒杂论十二则》《伤寒脉证歌》《温热燥论治》《伤寒后论》《张机伤寒分经注》等10余部著作。

至于喻氏的生卒年，出生于明万历十三年（1585），一般没有异议。喻嘉言在《医门法律·自序》中明白写道："顺治十五年上元吉旦，南昌喻昌嘉言老人，时年七十有四序。"顺治十五年为1658年，参照古人以虚岁计年的习俗推算，他的生年毋庸置疑，当为1585年。但对其卒年有两种说法，一是《常熟志·牧斋遗事杂录》《重修常昭合志》卷二十中都说喻生平好弈，"年八十余，与国手李元兆对弈三昼夜，敛子而逝"。若据此说法，喻逝世时至少80岁，所以其卒年似为1665年，但清代举人朱栾（振采）所作《江城旧事》中曾记述：

新建喻嘉言殁于钱牧斋家，牧斋以为坐化龛奉之。康熙间，甥某迎归靖安，雍正中，南昌医士金曰，先生明处士，隐于医，奈何辱遗骸而佛法祀之。因迎至南昌徐儒子墓侧葬焉。龛初至，寄城南百福寿。

按此，钱谦益曾为喻氏处理后事，钱谦益卒于1664年。因此，喻氏卒年应不晚于此。综合考虑，其卒年当定为 1664 年。目前中医医史界一般持此说法。

另一说法是陈梦赉《中国历代名医传》中称喻寿 97 岁，其根据是王翃（字翰臣，号东皋，嘉定人）《握灵本草·自序》：

是编也，始于丙申（1656）迄于壬戌（1682）。凡四易稿而成……是编初成，西昌嘉言喻先生适馆余舍，曾以示先生，先生喟然曰：雷桐不作，斯道晦塞久矣！君其手握灵珠，以烛照千古乎。

因《握灵本草》脱稿于 1682 年，而当时喻氏尚健在，而推算其年为 97 岁，证据不足。作者也说《握灵本草》四易其稿，编纂时间自 1656—1682 长达 26 年，"初成"并非"终成"，喻氏阅读书稿不见得即在最后成书的 1682 年。即便是 1682 年阅读，也无事实证明喻即在当年离世。因此，这种提法附和者极少。

常熟作者戴祖铭曾见到两种善本：一是刊于 1659 年的《寓意草附会讲温证语录》，另一是《会讲温证语录》手写本。两书中均有喻自撰《会讲温证语录题辞》一篇。题辞中记录了喻曾在 1658 年 8 月患中风，"舌卷不知人"，经过 200 余日，至1659 年 3 月才稍见好。所以，喻在 74 岁时得中风重病，痛苦难当，特意写下此题辞，附在《寓意草》后印行。

综合以上，喻氏在常熟寓居行医教学 10 余年，1664 年 80 岁时，与国手李元兆连续对弈三昼夜，劳累过度，再次引发中风而逝。钱谦益先以佛门弟子之礼为他办理后事，后外甥将遗骸迎回靖安。雍正年间（1723—1735），医家曹必聘倡议联合其他江西医生迎柩至他当年出家的南昌百福寺中，在寺中立塑像和画像，画像上有学使翁方纲题词："城南百福寺，喻征士嘉言遗像，医国藏高手，床头寓意草，成名宁在艺，蜕蜕或疑仙。真像留荒寺，遗骸表古阡，行人识征士，瞻拜礼加虔。"百福寺僧人又在寺旁建喻先生祠，并将其灵柩安葬在南昌籍东汉高士徐稚（孺子）墓旁，以喻征士配徐高士，相得益彰。1957 年，喻嘉言墓被定为江西省文物保护单位；1966 年墓被毁，现改葬于新建西山万寿宫。

喻嘉言一生才智出众，医术精湛，性情不羁，慈悲为怀，不顾毁誉，勇于担当。后世流传许多医事：一则说某日行船，在岸边看见一个捣衣少女，他注视良久发现，少女体内有潜藏的痘疹即将暴发。这种病来势凶险，几乎无药可救。他命人悄悄接近少女，突然从背后将她拦腰抱住，以激其发怒，泄其肝火，削弱病势，之后再用药托里排毒，使痘疹透出，最终化险为夷，挽救了少女的性命。另一则说他路遇一口可疑的滴血棺材，凭着丰富经验和敏锐的观察力，判断棺材里的"死人"未死，急施针术救活了难产假死的产妇母子，化悲为喜。还有一则说有一位五十多岁的妇女求诊，众医都以为是怪病，他却诊断为高年有孕并判断所怀是男胎。喻嘉言医德高尚，尤其怜悯穷苦病人。有贫人就医，他不仅送医给药，还在药包中夹带银两，临走时常常附带嘱咐病人回家煎药之前一定亲自检点一下药包。

好友钱谦益在清顺治八年（1651）曾作《赠新建喻嘉言》诗，收在《牧斋有学集》。这首诗基本上概括了喻嘉言的生平事迹和精神风貌：

公车不就幅巾征，有道通儒梵行僧。

习观湛如盈室水，炼身枯比一枝藤。

尝来草别君臣药，拈出花传佛祖灯。

莫谓石城难遁迹，千秋高获是良朋。

（二）喻嘉言的佛医思想

喻嘉言早期曾遁入空门，出家为僧，青灯参禅的经历对其人生观和医学观的影响不可小视，即使后来还俗，云游四方，从他的著作中还是体现了佛教思想的深刻影响。最具代表性的就是仿照佛门戒律之意作《医门法律》。法是指辨证论治的正确大法，律是列出误诊失治之责，为医者易犯错误之处提示禁例，以免伤害病人，使医者治病依之有法，庸医害人绳之以律，法律分明，正误有别，使临证者不敢轻妄草率。（图4）

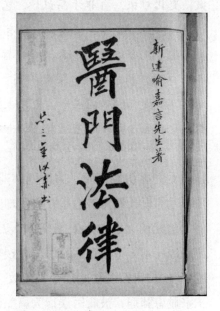

图4　医门法律

1. 仿照禅宗戒律，为医门立法定律

医者为人命之所系，责任重大，但世上高明的医生太少。喻嘉言在《医门法律·序》中对当时的医疗状况进行了剖析。首先是医生各有不同：聪明的人往往有傲慢之心难得虚心求师以致学艺不精，临证虽然能有效验，但失误也不少；资质一般的人，难以获得医术的精髓，治疗效果至多平平而已；最怕心术不正之人，资质粗劣却又胆大妄为，这样的人一旦成为医生，对病患来说，无疑是极大的危险。但病患对医生的实情并不了解，当医生都自夸自大时，常常苦于不能分辨优劣，往往将自己的身家性命交付给那些浅薄的、圆滑的、虚伪的医生。同时医生也常常苦于疾病千变万化，即使有师传，会诊脉，也能开出方药，治疗也大多只是尝试，并无确切把握。所以，医生带给人的伤害不亚于水火、刀兵、禽兽和王法。因此，学医行医必须有章可循，有法可据，对庸医更应该有所惩戒。他在《医门法律·卷一·附申治杂证不可犯

时禁病禁药禁》中说道：

治天下有帝王之律，治仙神有上天之律。至于释门，其律尤严。三藏教典，仪律居三之一，由五戒而五百戒，由五百戒直造自性清净，无戒可言，而道成矣。医为人之司命，先奉大戒为入门，后乃尽破微细诸惑，始具活人手眼，而成其为大医，何可妄作聪明，草菅人命哉？尝羡释门犯戒之僧，即不得与众僧共住，其不退心者，自执粪秽杂役三年，乃恳律僧二十众佛前保举，始得复为佛子。当今世而有自讼之医乎？昌望之以胜医任矣。

对庸医横行及当时医疗缺乏规范的乱象，恚愤之情溢于言表。

（1）庸医现象及明医的思考：庸医现象自古就有，喻嘉言也不是第一个对此发表议论的医家。在汉代医圣张仲景《伤寒论》序言中就对医学难明、医术难精、世医蒙昧发出了感叹：

夫天布五行，以运万类，人禀五常，以有五脏，经络府俞，阴阳会通，玄冥幽微，变化难极，自非才高识妙，岂能探其理致哉？上古有神农、黄帝、岐伯、伯高、雷公、少俞、少师、仲文，中世有长桑、扁鹊，汉有公乘阳庆及仓公，下此以往，未之闻也。观今之医，不念思求经旨，以演其所知，各承家技，始终顺旧。省疾问病，务在口给，相对斯须，便处汤药，按寸不及尺，握手不及足，人迎、趺阳，三部不参，动数发息，不满五十，短期未知决诊，九候曾无仿佛，明堂阙庭，尽不见察，所谓窥管而已。夫欲视死别生，实为难矣！

庸医学艺不精，不仅不能救人，往往杀人于无形，宋代著名女词人李清照就认为她的丈夫赵明诚是服了庸医的寒药造成病情恶化而亡故。至元代，庸医、假医和假药，往往误人性命，但是在民间却颇有市场。方志、文集、笔记中也有大量的庸医案例。金元四大家中，朱震亨5个亲人死于庸医之药，李杲母亲患病，为庸医杂治而死，致死不知患何病症；医学教授李君之父被庸医治死；浙江平章左答纳失里得"失睡症"，被庸医误治好几个月无效，后请吕复来诊，两日康复如初；元人刘楚姻表弟王宗显患肺痈，被庸医误诊为赢瘵，幸经医士郭和卿相救才得以痊愈……类似庸医治病伤人的案例比比皆是。文人胡翰对当时医生表示了极大的不满："古之医者，知标与本，用之不能迫。今之医者，不知标与本，足以乱经。古之医者，知胜与伏，攻之不失。今之医者，不知胜与伏，乃至离决。"元杂剧中常有关于医生的描写，而这些医生多数是以庸医的面目出现，可以看作这种社会现实的文学表现。社会上广泛存在的医疗乱象也引起了政府的注意。据《元典章》卷三二有"禁治庸医"一篇：

比年来，一等庸医不通《难》《素》，不谙脉理，至如药物君臣之分，九散生熟炮炼之制，既无师傅，讵能自晓。或日录野方，风闻谬论，辄于市肆大匾"儒医"，以至闾阎细民不幸遭疾。彼既寡知谩往求诣。庸医之辈，唯利是图，诊候中间，弗察虚实，不知标本，妄投药剂，误插针穴。侥幸愈者，自以为能，谬误死者，皆委于命。岐黄之道，果如是耶？略举至元七年益都府医人刘执中针犯也速歹儿元帅娘子肠胃身死……似此致伤人命，不可缕数。

到明代，初期为加强医事制度建设，朝廷不仅设立太医院等宫廷及王府医药机构和附属医药官员，还确立了医学分科、医学教育和医疗人员的选拔、考核、升补等制度。通过一系列的制度和程序规范，建立了比较完善的医事制度。但随着明朝政局的发展和明中期以后宦官专权的日益严重，这些制度规范无法得到实际运行。成化以后，捐纳制度破坏了正常的医学人才选拔程序，医官职位皆可纳银取得，导致太医院和地方医学冗员游塞，世医衰落，庸医泛滥。大量的庸医通过各种手段进入朝廷，他们不仅参与编纂医书，担任太医院官员，甚至还实际参与对皇帝的诊治。在诊治过程中，庸医不仅擅自更改诊治程序，有时还妄进药饵，危及性命。明弘治十八年（1505），刘文泰等妄进药饵以热治热，致使孝宗因偶感风寒不治而身亡。一些医家中的有识之士对此颇为痛心疾首，旴江御医龚信在《古今医鉴》中专门撰有《庸医箴》斥责庸医种种不堪行为，警告世人：

今之庸医，衒奇立异，不学经书，不通字义。妄自矜夸，以欺当世。争趋入门，不速自至。时献苞苴问病为意。自逞以能，百般贡谀。病家不审，模糊处治。不察病源，不分虚实。不畏生死，孟浪一时。忽然病变，急自散去。误人性命，希图微利，如此庸医，可耻可忌。

《大明律·庸医杀伤人》明言规定："凡庸医为人用药针刺，误人不依本方，因而致死者，责令别医辨验药饵穴道，如无故害之情者以过失杀人论，不许行医。"但即使有刑罚，也阻止不了庸医的出现。明清时，国家对太医院御医、医士和地方医学官的选拔是有一定条件的，如清政府规定必须选拔经审察没有不良记录且通医者才可进太医院，进院后还要经过继续教育，并经上级医生考试考察合格后才能看病，否则辞退。但官方对民间医疗市场并没有业医者的资格审定和管理制度。加上地方医政日益萎缩，行医的准入门槛过低，民间庸医现象屡见不鲜，引起地方官员和士绅针对出现的严重庸医问题提出振举医学的建议。如名医徐大椿提出应对民间医生进行考核甄选：

若欲斟酌古今考试之法，必访求世之实有师承，学问渊博，品行端方之医如宋之教授，令其严考诸医，取其许挂牌行道。既行之后，亦复每月严课，或有学问荒疏，治法谬误者，小则撤牌读书，大则饬使改业。教授以上，亦如《周礼》医师之有等。其有学问出众，治效神妙者，候补教授。其考试之法，分为六科，曰针灸，曰大方，日妇科，日幼科兼痘科，日眼科，日外科。其能诸科皆通者，日全科。通一二科者，日兼科。通一科者，日专科。其试题之体有三，一日论题，出《灵枢》《素问》，发明经络藏府、五运六气、寒热虚实、补泻逆从之理。二日解题，出《神农本草》《伤寒论》《金匮要略》，考订药性病变制方之法。三曰案，自述平时治之验否，及其所以用此方治此病之意。如此考察，自然言必本于圣经，治必遵乎古法，学有渊源而师承不绝矣。岂可听涉猎杜撰，全无根柢之人，以人命为儿戏乎？

徐大椿提出用考试规范医生的行医，而早他百年的喻嘉言更多地想到了教育。他的《医门法律》不仅申明四诊及《内经》《伤寒论》治病法则，而且深入分析临床各种杂病的疑似证候，提示治疗禁忌，以减少临床误诊误治，弥补了以前医书多只记载成功经验的不足。《医门法律》一书也成为喻氏著作中最有影响的一部。他的著述思路直接来源于佛教有着系统严格的戒律，并对犯戒者有惩处办法，从而保证了僧众队伍的纯洁性。但医门却长期只见医德的空洞宣扬，并未有具体可行的教育及处罚办法。给他极大启发的释门严律当为唐代百丈怀海禅师在江西奉新大雄山所立的"百丈清规"。

（2）百丈清规的由来及影响：佛教历来注重戒律的作用。《大般涅槃经》记载，佛陀在入灭前曾告诫弟子阿难等人："我昔为诸比丘制戒波罗提木叉及余所说种种妙法，此即便是汝等大师。"并告诫："当于此法中和同敬顺，勿生诤讼。"《长阿含经》《游行经》等经中也记载佛祖的教诲："我成佛来所说经戒，即是汝护，是汝所持。阿难，自今日始，听诸比丘舍小小戒。"《佛遗教经》也记载佛陀入灭前教诲弟子："汝等比丘，于我灭后，当尊重珍敬波罗提木叉，如暗遇明贫人得宝，当知此则是汝大师。"波罗提木叉为梵文音译，指律藏中应该遵守的全部戒律条文，又称为"戒本"。另据《五分律》记载，佛陀对戒律实施过程中会遇到的具体问题也有过教示："复告诸比丘虽是我所制，而于余方不以为清净者，皆不应用。虽非我所制，而于余方必应行者，皆不得不行。"意思是僧众必须遵守戒律，"以戒为师""以法为师"，同时也可根据情况制定一些新的规则要僧团遵守施行。佛教传入中国，一些戒律也相继传入，出家信众按照戒律建立僧团，遵守戒律。东晋时期，由于"广律"等戒本尚未翻译传入，僧团对举行受戒、说戒、安居、忏悔等集会仪式及在衣食住行、日常生活中应当遵守的礼仪等知之甚少。道安法师（312—395）有鉴于此，特地制定了"僧尼规范"三例。《高僧传》卷五"道安传"记载："安既德为物宗，学兼三藏，所制僧尼规范，佛法宪章，条为三例。一日行香定座，尚讲经上讲之法；二曰常日六时，行道饮食唱时法；三曰布萨差使，悔过等法。天下寺舍遂则而从之。"此外，在南方的支遁也制定了《众僧集议节度》，慧远制定了《社寺节度》《外寺僧节度》及《比丘尼节度》等来指导和制约僧团体的日常运作、生活和修行，以适应国情。

　　禅宗自南朝梁武帝时初祖达摩西来始至祖道信，禅行僧们各自修行，并无特定的地点。他们或行脚游方或在深山旷野随地修行。道信时代，佛教被纳入国家统一管理的制度之下，僧众多居住在依戒律管理的律寺或律寺的别院，依律作息，还必须遵守各种官府颁布的法令及诵经仪式等，但这对于修禅的人不尽适合。一则参禅习禅，追求人的精神解脱和个性的绝对自由；二则随着禅宗的兴盛，禅僧越来越多，寄居于律寺中，或是在其中别立禅院，会给禅宗发展带来许多不便。不仅在客观上存在原有的殿堂容纳不下的问题，更为重要的是，这给禅宗发展带来诸多不便。

　　禅宗自初祖下传慧可、僧璨、道信，至五祖弘忍下分为南宗惠能，北宗神秀，时称"南能北秀"。北宗神秀以"坐禅观定法"为依归，提倡以渐悟的方法渐进禅法，渐修菩提。南宗惠能大师则以"即心即佛""直指人心，见性成佛"为依归，不拘泥"坐禅""观定"提倡顿悟。六祖惠能衡岳一系的佛法从怀让禅师传至马祖道一。马祖的禅学思想是以"即心是佛——非心非佛——平常心是道"这一颇具特色的佛性思想为体系，并提出"触境皆如""随处任真"等理论命题。在修行实践方面，又主张"道不用修""任心为修"，通过接机的方式与佛门同道及弟子展开思想交流，用隐语、动作、手势、符号、吹啸、道具、拳脚等开悟接引学人，取代了以往看经、坐禅的传统，大机大用，大开大合，机锋峻烈，杀活自在，形成了一种自由活泼的禅风。这与律寺戒德庄严的风范大不相同。因此，别立禅居另建禅院，势在必行。

　　百丈怀海禅师（720—814）是马祖道一大师的法嗣，禅宗丛林清规的制定者。他少小时即对佛学发生兴趣，尝曰"佛形容与人无异，我后亦当作佛"。他先依潮阳西山慧照和尚出家，从衡山法朗和尚受具戒，又曾往庐江（今安徽庐江县）浮槎寺阅藏经多年，终至"三学该练"，具备了深厚的经、律、论等佛学知识。后来，怀海随马祖道一六年，与智藏、普愿成为鼎足而立的马祖门下三大士。得道后，怀海在江西的大雄山（俗称百丈山）开山说法，因此世人尊称他为"百丈禅师"。宋代史官杨亿《古清规·序》中概括了百丈创制清规的初衷及清规的基本内容、结构：

　　百丈大智禅师以禅宗肇自少室，至曹溪以来多居律寺，虽列别院，然于说法、住持未合规度，故常尔介怀。乃曰："佛祖之道欲诞布化元，冀来际不泯者，岂当与诸部阿笈摩教为随行耶？"或曰："《瑜珈论》《璎珞经》是大乘戒律，胡不依随哉？"师曰："吾所宗，非局大小乘，非异大小乘。当博约折中，设于制范，务其宜也。"

　　于是创意别立禅居，凡具道眼，有可尊之德者，号曰"长老"，如西域道高腊长呼"须菩提"等之谓也。既为化主，即处于方丈，同净名之室，非私寝之室也。不立佛殿，唯树法堂者，表佛祖亲嘱，受当代为尊也。所裒学众，无多少，无高下，尽入僧中，依夏次安排，设长连床，施椸架挂搭道具。卧必斜枕床唇，右胁，吉祥睡者，以其坐禅既久，略偃息而已，具四威仪也。除入室请益，任学者勤怠，或上或下不拘常，唯其阖院大众朝参夕聚，长老上堂升座主事，徒众雁立侧聆，宾主问酬，激扬宗要者，示依法而住也。斋粥随宜，二时均遍者，务于节俭，表法食双运也。行普请法，上下均力也。置十务谓之"寮舍"，每用首领一人，管多人营事，令各司其局也。或有假号窃形，混于清众，并别致喧挠之事，即堂维那检举，抽下本住挂搭，摈其出院者，贵安清众也。或彼有所犯，即以柱杖杖之，聚众烧衣钵道具，遣逐从偏门而出者，示耻辱也。

详此一条，制有四益：一不污清众，生恭信故；二不毁僧形，循佛制故；三不扰公门，省狱讼故；四不泄于外，护宗纲故。四来同居，圣凡孰办。且如来应世，尚有六群之党，况今像末，岂得全无？但见一僧有过，便雷例讥诮，殊不知轻众坏法，其损甚大。

今禅门若稍无妨害者，宜依百丈丛林规式，量事区分。且立法防，不为贤士。然宁可有格而无犯，不可有犯而无教。惟大智禅师护法之益，其大矣哉！禅门独行，自此老始。清规大要遍示后学，令不忘本也。其诸轨度集详备焉。

除了客观上唐代中期后禅僧归依增多，律寺别院容纳有限外，怀海建立清规的出发点主要还在思想上。首先是当时佛教大乘化和小乘戒律之间存在着矛盾。在公元1世纪左右，印度佛教内部出现分化，一些具有新的思想学说和教义教规的派别自称他们的目的是"普度众生"，他们信奉的教义好像一只巨大无比的船，能运载无数众生从生死此岸世界到达涅槃解脱的彼岸世界，从而成就佛果。所以这一派自称是"大乘"，而把原来的原始佛教和部派佛教一派贬称为"小乘"。大小乘佛教在教义、持戒以及对释迦牟尼的看法上都存在差异。佛教在中国发展到魏晋至鸠摩罗什所处时代，大乘佛教已占据上风。据《高僧传》载，鸠摩罗什以"大乘深净，明有法皆空；小乘偏局，多滞名相"，故而"雅好大乘，志存敷广"，在携法西来之时，翻译诸经，教授弟子，在中土广播大乘之学，后来诸弟子秉承其学，将大乘佛教进一步推展。在大乘佛教取代小乘佛教的形势下，以往由印度传来僧众奉行的诸小乘律已经难以适应这种情况。至隋唐，华严、天台、禅宗等中国化的宗派纷纷涌现，佛教中国化历程出现了质的飞跃，但在戒律和僧团制度的大乘化、中国化建设方面却是滞后的。这种大乘佛教与小乘戒律之间的不相适应仍未完全解决，尤其是在僧团的组织管理制度方面缺少依据。唐玄奘在翻译佛经时，戒律科方面只译传了大乘唯一的《瑜伽菩萨戒》，并辑出《受戒羯磨》以为实行规范，便是这一情况的反映。这种矛盾在禅宗则更为突出。禅宗主旨在于教外别传、不立文字，主张直指人心，见性成佛，这和小乘律中的很多细节束约极不相应。其次，中唐时佛教与儒家诸多主张多有抵触。从佛教初入中国开始，印度原始僧团制度与中国文化就存在很多的矛盾。例如原始僧团的波罗提木叉规定，比丘不事耕种，应外出乞食，手不捉金银，应出家修道，单人或入深山或四处游方等。而中国人家庭观念深入人心，统治者也最忌流民。中国素以农业立国，政府与社会都重视农业，而专靠乞化不事生产以维持生活的僧众，自然引起知识分子及朝野的不满与反感。到怀海时，大多数禅僧依南传方式为准则，与儒家文化的冲突导致时人对佛教多有批评。这些都要求佛教从僧团戒律与制度上对此类矛盾做出反应，否则将阻碍佛教在中国的发展。最后，在怀海所处的中唐时期，随着寺院经济的发展，佛教僧团不断扩大，以致寺院僧众在管理上出现混乱与约制失灵。一些谋利或免役之徒滥厕僧数，僧众队伍良莠不齐，持戒不严，戒律败坏严重，佛教僧团的纯洁性被严重破坏，出现所谓"凡圣同居、鱼龙混杂"的状况。

针对以上种种，怀海制定了《禅门规式》(百丈清规)。在僧团的组织制度上，规定了职务、名衔、职责。袭用小乘经戒，定用"长老"居方丈之室，作为禅居住持；在寺院殿堂建制上，不立佛殿，只建方丈室、法堂、僧堂、寮舍，法堂内只设长连床、挂衣架等朴素之物。在修行场所方面，设立禅堂，并对僧众威仪及修行请法、学习做出规定；日常生活安排方面，规定僧众"饮食随宜"，务于节俭，行普请法。即所有的僧人都要参加劳动，不分职务高低，上下均力；在管理上设置 10 个职务，各职务有首领一人负责，并对违反规矩的僧人进行严厉处罚。怀海所做的禅门规式，从寺院的组织结构、人事管理、经济活动、生活方式等各方面，形成了一套比较完整和新颖的制度，这在中国佛教发展史上具有重大意义。

《百丈清规》的制定使禅僧不再游散各地，能聚于一处，有规可循、有法可依，集中禅堂用功，能够身心清净，安心用道，使人恭敬生信，不为世人讥嫌，保持僧团清净。不立佛殿，唯树法堂使慧能以来佛与众生平等的思想得以落实，有力地推动了禅众的思想解放。这一措施把禅宗不受传统佛教束缚、超佛越祖、独立不羁的性格以制度的形式规定下来，是佛教史上的一次突破，具有极大的勇气和胆识。朝参夕聚的禅习制度使学众按照出家时间的长短安排于僧堂中，体现了教团内众生平等的观念。对寺院组织管理系统的完善使寺内各司其责，职责分明，使僧人能有一个较为安稳的修行环境。行普请法，上下均力，开荒耕作，禅僧参与劳作的制度是对印度佛教戒律的重大突破和改造。普请法的实施使禅宗在经济上确立了自给自足的地位，改变了人们对佛教僧侣的一些不利看法，也为禅宗后来的发展奠定了经济基础。不难看出，《百丈清规》实际上是佛教中国本土化的产物，以住持为核心、两序为辅助的丛林组织制度，借鉴和吸收了中国政治制度中的组织形式。怀海订立的清规确立了中国佛教戒律的独特性，不是一味地枯寂坐禅，奉戒苦行，而是在活泼的日常生活中去"触类见道"，以入世方式实现解脱目标，把佛门的伦理思想、解脱宗旨付诸"一日不作，一日不食"的现实修行当中。这种改变，使禅宗进入了发展的黄金时代，在唐武宗"会昌法难"后，仍然能延续甚至光大。怀海全面发展了洪州禅，在马祖开辟的丛林基础上，把传统儒家思想转化为禅的礼仪规范、寺院生活准则和禅学授受原则，使禅宗的体制更加中国化，在佛教史上确立了禅宗的地位。

由于《百丈清规》是以当时的中国国情为基础，结合本国佛教的实际情况制定的丛林寺院管理制度，与固有的佛教戒律制度相比，更能够满足中国佛教寺院管理的需要，因此很快在全国得到了自觉地推广适用，成为当时禅宗丛林寺院内部最主要的管理制度。唐末五代以后，中国佛教基本上形成了禅宗一家独大的局面，禅宗的《百丈清规》也因此逐渐成为适用范围最广泛的佛教内部管理制度，甚至逐渐被其他宗派的佛教寺院采用。到了宋代，随着禅宗的进一步发展，禅宗丛林寺院在全国分布的范围越来越广，规模不断地扩大，禅宗内部新兴门派也不断出现，《百丈清规》逐渐显露出一定的局限性。于是，各地丛林寺院对《百丈清规》的内容进行了相应的调整和损益。北宋时期，《百丈清规》的最初版本已经佚失，但由其发展演变而来的各种禅门清规仍在流传使用。元顺帝元统三年（1355），皇帝敕令百丈山的主持德辉结合各方资料，将《百丈清规》重新编修而成《敕修百丈清规》8卷，并以国家敕令的形式颁行，使其性质由民间丛林规约转为国家法律制度，佛教寺院必须执行。到明代，国家仍然数次以敕令形式宣布《敕修百丈清规》为汉传佛教寺院内部管理的法律依据。到了清代，《百丈清规》虽然已经失去法律效力，但已经深深浸透在汉传佛教寺院的组织制度之中。

（3）《医门法律》中的法和律：《百丈清规》和其后出现的《敕修百丈清规》都出自江西奉新县百丈山百丈寺，这个寺庙本是一个名叫甘贞的人所建"乡导庵"，唐朝贞元十年（794），一心向佛的甘贞将正在奉新附近的靖安县宝峰寺马祖墓塔旁结庐的怀海禅师请来任住持，并将庵改名为"百丈寺"，自此，怀海便在百丈寺住持了整整20年。在这20年里，怀海大师创建撰修了禅门规式，因全国禅林都要遵循，故号"天下清规"，因此在佛教界中有"马祖兴丛林，百丈立清规"之说。唐宣宗李忱在登基前为避武宗之忌，曾落难晦迹于此，登基后特敕修百丈寺，并赐题"大智寿圣禅寺"的匾额，自此百丈寺更是天下闻名。喻嘉言蓄发行医后，因唯一的姐姐嫁在靖安县，因此常年往来于南昌和靖安之间，而南昌、靖安与奉新三地相隔极近，出自佛门的他在往来三地十余年间，难免有在万丈寺游览甚或小住的经历，应当亲眼见过寺内法度严谨、律行禁止的气氛。此外，他本人也出自禅宗，对禅门清规十分了解并有亲身实践的经历。

喻嘉言亲见亲历佛门由于有严格戒律而次序井然，医门却由于缺乏可操作的规范而乱象丛生，于是晚年特撰写《医门法律》一部为医生诊疗立法、定律、纠偏。书名冠以"法律"，是希望通过此书规范指导，使行医者在诊治疾病时依循规律，尊重医德，谨慎遣方用药。书中所谓"法"，即结合具体临床病证详细阐述辨证论治的法则及其临床运用；所谓"律"，即分析和判断一般医生在辨证治疗上易犯的错误，明确提示禁律。

《医门法律》是通过发明伤寒蕴义，取风、寒、暑、湿、燥、火六气以及各种杂证分门别类，结合临床病证，阐述论治法则和方药的一部综合性医书。全书分 6 卷，设病证计 16 门，每门下先引经据典，参与己见，论述各病证病因病机及方治；再立律令若干条，以警示医者证治原则；后出治疗方 400 余首。除卷一阐发四诊的法与律外，卷二至卷六均为阐述外感内伤杂病诸证。其中卷二为中寒门；卷三为中风门；卷四为热湿暑三气门和伤燥门；卷五为疟证门、痢疾门、痰饮门、咳嗽门、关格门；卷六为消渴门、虚劳门、水肿门、黄瘅门、肺痈肺痿门。每门中有论、有法、有律。如卷三中风门设中风论、风门杂法七条二节，强调"风中五脏，后世忽略。诸家方论，无津可问。兹会《经》意，以明其治"。引经文对风中五脏的病因病机以及临床见证、治法进行了精辟的论述。随文设律，如"律五条"中有："凡治中风者，不明经络脏腑，徒执方书，妄用下法者，必至伤人，医之罪也。""律一条"中有："凡治痹症，不明其理，以风门诸通套药施之者，医之罪也。"

《医门法律》中的"律"有 100 余条，总结起来有以下方面：一是危重病当行王道。如关格病，本属精气竭绝，形体毁沮的危重病证，多见于水肿、癃闭、淋证的晚期，虽有浊邪塞滞三焦，更见脾肾阳气衰微，治疗上补泻两难。喻氏在文中强调这"九死一生之证"不可以霸术劫夺阴阳，并点明"死里求生之治，须得死里求生之人"，如"不崇王道，辄操霸术，逞己之能，促人之死，医之罪也"。二是注重临床基本功。卷一是阐述基本四诊的，但记载有 34 条律，远比其他 5 卷多。从《内经》中选取治病求本，因时因地制宜，从望色、切脉、审证入手，分别病之难易，熟悉脉证相反、正治反治、用方分君臣佐使、选药要知常达变、权衡药量要避免太过或不及等条文进行发明强调这些知识是为医者必备的修养，不可不了如指掌。又认为张仲景的著作也是律书，是客观规律的概括，并申述了伤寒易误诊误治的 10 个方面。三是临证力戒失治误治。如虚劳病的发热最宜审慎，劳因于虚，虚极成劳，虚劳本身即精血不足、脏腑亏损之证。若见热退热，不分内外因，不管脉证，盲目予退热药，势必诛伐无过。再以湿病为例，治湿当利小便是常法，可真阳素虚者，夏月更虚，阳气不充，阴湿据之，其汗出，小便滴沥，乃泉竭阳亡之象，误利小便，真阳无水维护，后果不堪设想。

《医门法律》对后世医家学习中医经典、掌握准确的治疗原则，具有重要的指导作用和诊疗实用性。其问世后，在医学界产生很大影响，《清史稿》称赞喻嘉言："法者，治疗之术，运用之机；律者，明著医之所以失，而判定其罪，如折狱然。"《四库全书总目提要》谓："法者，治疗之术，运用之机。律者，明著医之所以失，而判定其罪。古来之医书，惟著病源治法，而多不及施治之失。即有辨明舛误者，亦仅偶然附论，而不能条条备摘其咎。"好友钱谦益在《医门法律·序》中也从佛法的角度进行了评价：

论四大五藏，增损得病，因起非一。病相众多，识因治病。举而言之，则有瑜珈四种善巧，杂阿含七十二种秘法。其言精深奥妙，殊非世典医经、经方两家所可几及。当知我如来出世为大医王、五地菩萨，方便度生，以善方药疗治诸病，非积劫誓愿，用醍醐上药供养诸佛，教化众生，不能现药王身说法，岂特通天地人之儒也哉！微君外服儒行，内私心宗，由曹洞五位君臣旨诀，妙悟医理，用以判断君臣佐使之法。

2. 结合四大五蕴，为阴证拓展思路

喻嘉言有感于在他之前的诸医家对阴病认识不足，《内经》中虽然讨论了阴病，但只是开了个头，并没有详尽的论述。到了金元时期的朱丹溪、明代的王纶等人更是提出"阳常有余，阴常不足"的观念，贵阴贱阳，以致"畸重乎阴，畸非至理"，更加导致对于阴病的认识与诊治谬误。让喻氏感到"故长夜不至漫漫将旦也，阴病之不可方物"。在《医门法律》卷二中，喻嘉言专设"阴病论"一篇，将佛教四大五蕴学说与中医传统的阴阳五行结合起来，讨论中寒证等阴邪为患的问题。

（1）四大五蕴说及其对中医的影响："四大本空，五蕴非有"，是释迦牟尼成佛后对宇宙世间诸法万象的说明。所谓"四大"，是指构成世界组成物体的四种基本元素：地、水、火、风。"四大"都有具体含义："地大"是指坚硬的或固态的物质，比如那巍巍的群山、广阔的原野等；"水大"是指潮湿的液态性物质，比如咆哮的大海、奔腾的江河等；"火大"是指产生温度的物质，比如强烈的阳光及动物、人的体温等；"风大"是指流动的气态物质，比如空气的流动、动物的呼吸等。世间的一切有形物质，都是由四大所构成，包括人在内的六道众生也是如此。从身体的组织来说，毛发爪齿、皮肉筋骨都属坚硬性的地大，唾涕浓血、痰涎便利等是潮湿性的水，体温暖气是温暖性的火大，一呼一吸是流动性的风大。所有的生命都一样，四大和谐，便欣欣向荣，反之则失去平衡。"五蕴"就是色蕴、受蕴、想蕴、行蕴、识蕴。"蕴"是梵文的音译，意思是积聚或者和合。佛教认为，世间一切事物都是由五蕴和合而成，人的生命个体也是由五蕴和合而成的。除色蕴是属物质性的事物现象之外，其余四蕴都属五蕴里的精神现象。色蕴，"色"是指物质，色蕴是指一切有形态、有质碍的客观存在的物质的聚合，相当于现在人们所说的物质现象。色蕴又具体包括地、水、火、风等四大物质因素。人们常说的四大皆空就说的是这四大。受蕴，是指感官接触外物所产生的感受或情感等。想蕴，是通过对接受外界事物所产生的感觉进行分析而得到的知觉和表象。行蕴，是通过对外界事物的认识所产生的行动意志。识蕴，主要指人的意识作用，比如区分与认识事物等。

佛教四大说传入中国后，在佛经汉译时开始与我国传统文化中的元气论进行沟通。早期佛经汉译时，以气释四大，如东汉时期第一位外籍僧人安世高在翻译《安般守意经》时就用"气"来代替"四大"，以说明人体的生命现象："身但气所作，气灭为空。"康僧会编释的《六度集经·卷八·察微王经》云："魂灵与元气相合，终而复始，轮转无际，信有生死，殃福所趣。"以灵魂与元气的结合来译解佛教由色蕴与受、想、行、识四蕴假合为身的思想，将元气视同构成色蕴的四大。接着又说："深睹人原始，自本无生。元气强者为地，软者为水，暖者为火，动者为风，四者和焉，识神生焉。"将地、水、火、风这"四大"的四种属性移植入元气论中，"四大"成为元气的四种属性。与康僧会同时代的支谦则直接将四大解为四气。在所译的《佛开解阿梵志经》说："天地人物，一仰四气，一地二水三火四风。人之身中，强者为地，和淖为水，温热为火，气息为风。生借用此，死则归本。"明确地、水、火、风这"四大"是气的四种形态，并认为包含人在内的宇宙万物都是由四气所生，人死后复归于气。这样外来的"四大"理论借助传统的气论渗透进中国文化之中，为其影响传统医学打下了基础。

生老病死是人生的四大苦，佛祖为悉达多王子时，正因为看到这些人生真相，才发起慈悲救度之心，出家学道。而佛祖也曾学习古印度知识体系五明（声明、因明、医方明、工巧明、内明）之一的医方明，提倡佛弟子应明佛医事理，方能自调调他，以利圆满修学。佛陀弟子中，耆婆有医圣之称，能完成包括手术整复肠闭塞等许多杰出的治疗。佛教经典中有关医疗方面的记载更是不胜枚举，如《佛说五王经》《佛说佛医经》《医喻经》《疗病痔经》《治禅病秘要经》《齿经》《除一切疾病陀罗尼经》《咒时气病经》《金光明最胜王经》《四分律》《五分律》《十诵律》《摩诃僧只律》等，都有谈及医药的问题。这些经典中就常用四大来解释人体的生理和病理现象。《佛说五王经》云："人由四大和合而成其身。何谓四大？地大，水大，火大，风大。一大不调，百一病生；四大不调，四百四病同时俱作。"《佛说佛医经》也说："人身中本有四病，一者地，二者水，三者火，四者风。风增气起，火增热起，水增寒起，土增力起，本从是四病，起四百四病。"认为"四大"是构成人体的四种基本要素，同时也会变成伤害人体的四种致病因素，每一种致病因素会导致一类疾病的产生。佛教的这些医学观，随着佛教四大说的东传也被中国医学吸收。

南朝的陶弘景在增补《肘后方》中指出："人用四大成身，一大辄有一百一病。"因此，改《肘后方》名为《补阙肘后百一方》。隋代巢元方在《诸病源候论·恶风候》中云："凡风病有四百四种，总而言之，不出五种，即是五风所摄。一曰黄风，二曰青风，三曰赤风，四曰白风，五曰黑风。"将四大中的风与五行的五色相配，而成五风，这就把四大与五行结合了起来。到了唐代，著名医家孙思邈开始用气来解释四大。《备急千金要方·卷一·诊候第四》云：

地水火风，和合成人。凡人火气不调，举身蒸热，风气不调，全身强直，诸毛孔闭塞，水气不调，身体浮肿，气满喘粗，土气不调，四肢不举，言无音声。火去则身冷，风止则气绝，水竭则无血，土散则身裂……凡四气合德，四神安和，一气不调，百一病生。四神动作，四百四病同时俱发。

孙思邈没有像陶弘景一样，简单照搬佛教四大说，而是进行了理论的重构，把四大解释为四气的同时，结合了中医的阴阳虚实观，阐述佛教医学观的"风增气起""火增热起""水增寒起""土增力起"的四大盈盛观，以及"火去则身冷，风止则气绝，水竭则无血，土散则身裂"的四大亏损论。同时用四大调和与否对人体生理功能的影响来解释人的生理和病理现象，把物质与精神、结构与功能联系起来，认为人体"四气合德，四神安和"，生理结构与功能就处于平衡、和谐的状态；四气不和，导致精神和功能紊乱，各种疾病由此而生。这里的"四气"显然已经成为具有地、水、火、风属性的四大之气。孙思邈还将巢元方的观点加以发挥。《千金翼方·卷二十一·万病·耆婆治恶病》中说：

疾风有四百四种，总而言之，不出五种，即是五风所摄。云何名五风？一曰黄风，二曰青风，三曰赤风，四曰白风，五曰黑风。其风合五脏，故曰五风。五风生五种虫，黄风生黄虫，青风生青虫，赤风生赤虫，白风生白虫，黑风生黑虫。此五种虫，食人五脏。若食人脾，语变声散；若食人肝，眉睫脱落；若食人心，遍身生疮；若食人肺，鼻柱崩倒，鼻中生息肉；若食人肾，耳鸣啾啾，或如车行擂鼓声。

将五风配五色，五色配五脏，五脏配五行，认为邪疾之风能生五虫，五虫导致五脏不同的病理变化。这种四大五风要素说比五行功能说更有利于解释生五虫和麻风病的五种病理表现。中唐王焘《外台秘要》卷二十一引《天竺经论》说：

身者，四大所成也，地水火风，阴阳气候，以成人八尺之体。骨肉肌肤，块然而处，是地大也；血泪膏涕，津润之处，是水大也；生气温暖，是火大也；举动行来，屈伸俯仰，喘息视瞑，是风大也。四种假合，以成人身。父母精血，实斯增长而精成者也。

王焘用四大要素论与阴阳学说共同来说明人的生理构成现象。他的"四大假合说"比之孙思邈的"四大和合"说更具有佛教色彩，表明佛教思想对传统医学理论的影响在逐步加深。王焘"四大假合"的构成说继承了传统医学关于阴阳的功能性认识，使中医传统的阴阳论变成了四大阴阳说。他试图将四大要素论与阴阳功能论加以调和，在此过程中以四大的物质构成代替阴阳的物质生成，这样阴阳的物质属性与功能性就被分割开来。但实际上，传统医学视阴阳为天地万物中的基本物质属性和对立统一功能，其物质属性与功能性不可简单分割。

宋代的《金匮玉函经》卷一进一步阐述了四大与五行的关系：

诸经藏中，金木水火土，自相克戒，地水火风，复加相乘……《经》云土水火风，合和成人。凡人火气不调，举身蒸热；风气不调，全身强直，诸毛孔闭塞；水气不调，身体浮肿，胀满喘粗；土气不调，四肢不举，言无音声。火去则身冷，风止则气绝，水竭则无血，土败则身裂，愚医不思脉道，反治其病，使藏中金木水火土互相攻克。

这里将佛教四大的"地"变为"土"，以满足传统医学五行之"土"与五脏之"脾"相配的习惯。以佛教四大的坚、湿、暖、动四种属性与五行的生克乘侮相配合，来解释生理病理现象的复杂性。

（2）喻嘉言的四大归阴说：以前的医家在将四大说与中医学理论结合时都是从微观着眼，喻嘉言结合自己长期的医疗实践和参禅感悟，着力于宏观研究，在前人将佛教四大构成学说与中医学的元气－阴阳－五行生成说相结合的基础上，把四大归于阴，形成阴邪论。《寓意草》是喻嘉言最早的著作，其中他结合《大藏经》提出了"阴邪论"：

阴邪为害，不发则已，其发必暴，试观天气下降则清明，地气上升则晦暗，而人身大略可睹。然人但见地气之静，而未见地气之动也。方书但言阴气之衰，而未言阴邪之盛也。医者每遇直中阴经之病，尚不知所措手，况杂症乎？请纵谈天地之道以明之。天地之道，《元会运世》一书论之精也……阴气之惨酷暴烈，一至于此，千古无人论及，何从知之耶！《大藏经》中，佛说世界成毁至详，而无此等论说者，盖已包括于地水火风之内，不必更言也。夫地水火风，有一而非阴邪也哉！群阴之邪，酿成劫运，昌之所谓地气之混于天者非臆说矣。堪舆家尚知趋天干之吉，而避地支之凶，奈何医之为适，遇地气上奔之症，曾不思避其区祸耶！

历来阴邪为病没有得到足够的重视。《内经》中虽有谈及阴邪，但没有具体论述。朱丹溪等医家以贵阴贱阳立说，提出"阳道饶，阴道乏""阳常有余，阴常不足""阴气难成易亏故早衰"等理论，并制补阴丸为后世遵循。喻嘉言批评这些医家"但言阴气之衰，而未言阴邪之盛"，导致临床实践中遇到"直中阴经之病"就"不知所措"。传统中医的阴阳理论认为，阴阳既具有功能性，又有物质性，在阴阳的关系中，阴更具物质性，阳更具功能性。由于四大是构成人体的物质要素，喻嘉言引佛入医，把四大归于阴，进而把疾病的原因归于四大五行等物质要素。在将四大与阴阳结合的同时，喻嘉言又将四大与五行相结合。《医门法律·卷二·阴病论》中对此阐述如下：

佛说四百四病，地水火风，各居百一，是则四百四病，皆为阴病矣。夫水火木金土，在天成象，在地成形，原不独畸于阴。然而五形皆附地而起，水附于地，而水中有火，火中有风，人所以假合成身，身所以相因致病，率禀四者。金性坚刚，不受和合，故四大唯金不与。证无生者，必修西方佛土，有由然也。

金、木、水、火、土是构成一切有形之物的物质要素，喻嘉言将五行首先变为"五形"，在此基础上强调五形"皆附地而起"，再将物质化了的五行与佛教四大理论相结合，并把它们的关系进行重新整合，认为"水中有火，火中有风"，除金性"不受和合"外，地水火风四大"假合成身"。五行之间的生克功能弥补四大重在物质构成，缺乏对要素之间内在联系的不足，这是喻嘉言的理论创新之处。

阴邪论纠正了金元朱丹溪以来的阴亏论，要求人们重视阴邪病。喻嘉言在《寓意草·详胡太封翁病症治法并及运会之理剿寇之事》案中说：

夫人阳不足，则用四君，阴不足则用四物，阴阳两不足，则合四君、四物，而加味为十全大补，此中正和平之道也。若夫浊阴之气，结聚少腹，而成有形，则阴盛极矣，安得以阴虚之法治之，助邪而滋疾乎！

其认为阴病有虚有实，阴虚用四物，阴实为阴邪聚结成形、成疝、结瘕，形成阴邪实体，治法不同于过去的滋阴方法，应用纯阳之药急驱阴气，否则容易造成严重后果："救时者，倘以贵阴贱阳为政教，必国非其国；治病者，倘以贵阴贱阳为药石，必治乖其治矣。"于是，喻嘉言分析《伤寒论》，将阴邪为患治以回阳为急，并配以针灸，畅发医理。这种温阳化阴法在临床上取得明显效果："凡见阴邪上冲，孤阳扰乱之症，陡进纯阳之药，急驱阴气，呱呱有声，从大孔而出，以辟乾坤而揭日月，功效亦既彰彰。"

对于人们常见的阴虚之病，喻氏指出如果医生仅知其一不知其二，对疾病的诊治就难免会出现差错。比如阴虚就有两种情况：阴中之水虚，病在精血；阴中之火虚，病在神气。因此，诊治阴虚之病，如果不能察明表里，辨清实际，一味多用风药，却不知风药皆有燥散之性，燥复伤阴，散复伤气，把内伤当作外感来治，将虚证当实证，则后果十分严重。与此同时，喻氏介绍自己的临证经验：

> 每见病者，阴邪横发，上干清道，必显畏寒腹痛，下利上呕，自汗淋漓，肉𥆧筋惕等症，即忙把住关门，行真武坐镇之法，不使龙雷升腾霄汉。

这里是用温阳救逆法治疗阴盛阳虚的吐泻之症，在临床上效果较好。如果错过时机，不用此法，则"倘先此不治，顷之浊阴从胸而上入者，咽喉肿痹，舌胀睛突；浊阴从背而上入者，颈筋粗大，头项若冰，转脱浑身青紫而死"。喻氏是用佛学中的劫厄成毁理论来说明自然的异常灾害是地之浊阴之气包于天之阳气，而人体中情况与之相似，阴盛必致阳微，阳微必致阴盛，这种阴盛阳衰的病理现象必须用温阳散阴的附子、干姜、人参之属治之方见效。他同时还用因果报应来劝告医生："凡医起一阴病者，即可免一劫厄，天理人事必至之符也。"

喻嘉言对中寒证，从病因病机、辨证表现及用方用药等诸方面进行了系统的总结和论述。中寒证病因病机为先有少阴肾藏真阳衰微不振，后又卒然感受外寒。喻氏总结出中寒辨证有五要法、用药有八难、观色脉六法则，并归纳中寒证治需遵循律三条。喻嘉言还将中寒证治与同是阴邪为患的《伤寒论》阳虚阴盛治法并死证三十一则、《金匮要略》水寒证治五则、《金匮要略》胃寒四则证治、《金匮要略》胸腹寒痛十七则证治及《金匮要略》虚寒下利六则证治进行比类，将中寒的论治一一明确。在具体方药上，喻氏自创附姜白通汤、附姜汤、附姜归桂汤、附姜归桂参甘汤、辛温平补汤、甘寒补气汤等方6首，引《伤寒论》治虚寒方剂桂枝加附子汤、真武汤、芍药甘草附子汤等14首、引《金匮要略》治虚寒方12首，并列通用方10首进行论治，明确用方指征。

3. 倡导佛门修行，以调治五志失常

《医门法律·卷六·虚劳门》中对妇人因情志不舒，心有积恨导致的虚劳证治提出了结合佛门修行的治疗办法：

> 妇人遭其夫离绝，菀结不解，亦多成关格、虚劳二证。此与二阳之病发心脾大同，月事时下，知未甚也。亦如前法，成功百日。气血流行，可无患也。不月者，亦须成功千日，从事空王，消除积恨可也。此亦非医罪，但以其势缓而姑任之，不早令其更求良治，迁延图利，心孽难除耳。

中国历来将喜怒忧思悲恐惊七情失调作为重要的致病因素。情志致病可直接伤及内脏，《内经》认为心在志为喜为惊，过喜或过惊则伤心；肝在志为怒，过怒则伤肝；脾在志为思，过度思虑则伤脾；肺在志为悲为忧，过悲则伤肺；肾在志为恐，过恐则伤肾。其后，张景岳提出了"五志首先影响心神，后伤相应之脏"的观点。喻嘉言也

强调："可见心为五脏六腑之大主，而总统魂魄，兼赅志意。故忧动于心则肺应，思动于心则脾应，怒动于心则肝应，恐动于心则肾应，此所以以五志惟心所使也。"

因为心为君主之官，藏神主神明。中医虽然将人的情志活动归属于五脏，但更强调心的作用，《灵枢·口问》指出："故悲哀愁忧则心动，心动则五脏六腑皆摇。"说明心在人的情志活动中的主宰作用和七情过激对心神的直接危害。若情志因素扰动心神，不但可出现失眠、多梦、神志不宁等神志的异常，还会导致妇科疾病的发生。如喻氏提到的"不月"即闭经一证，就可因隐情不发、所愿不遂而致；或由积虑伤心，心火潘灼，下汲肾水而发。此外，思虑不解，积久伤心，使神无所依，或五志化火，上扰心神，则会发生喜笑无常的脏躁证（类似今天所说抑郁证）。

另外，情绪具有巨大复杂性，人们日常体验到的情绪往往是多种情绪的组合。因此，七情内伤，往往两种以上情志交织伤人，如忧思、郁怒、惊喜等，而且多情交织致病，往往首先伤肝，而且极难调治，这点被历代医家所共知。叶天士《临证指南医案·卷六·郁》中说："悒郁动肝致病，久则延及脾胃中伤，不纳不知味，情志之郁，药难霍然。因抑郁悲泣，致肝阳内动，惊惶忿怒都主肝阳上冒。"

现代流行病学研究也表明，内伤发病时，情志刺激往往首先导致肝主疏泄功能失常，疏泄太过则产生肝气逆证，可见烦躁易怒，甚则无端发火、头痛、失眠多梦、胸胁乳房或少腹胀痛、胃脘胀痛或嗳气吞酸、注意力不集中、工作理家能力下降等；疏泄不及则产生肝气郁证，可见情绪低落或抑郁寡欢、胸闷或胸胁不舒、腹部胀满、疲乏无力、食欲不振、遇事为难或胆怯退缩等。

女性由于有经、带、胎、产等特殊生理过程，日常生活中又肩负工作、家庭的双重压力，往往比其他人群更易受到外邪的侵害，导致气机失调。加之女性较敏感，情绪不稳定，易因忧郁、急躁、怒气、思虑过度等情志因素扰乱气血运行，从而导致内分泌失调，出现月经失调、不孕、癥瘕等多种妇科疾病。在临床，妇女七情致病比例明显高于男子。肝的生理作用之一就是调理冲脉和任脉，而这二脉与女性生理功能密切相关。肝疏泄功能正常，足厥阴肝经之气调畅，则经脉通利，太冲脉盛，月经应时而下，带下分泌正常，妊娠孕育和分娩顺利；若肝失疏泄，则可导致冲任二脉失调，气血不和，从而引发月经、带下、胎产之疾。所以，中医有"女子以肝为先天"之说，情志过极而伤肝对女子来说，所引发的后果更为严重。历代妇科医籍中，妇女因心境不畅、所愿不遂或积虑伤心，使心火亢盛、心神被扰甚或伤及于肝所导致的病证占了大多数。

"心病还需心药医"，这种由情志刺激导致的疾病治疗与康复却并不容易，临床在给予适当的药物治疗以外，应辅以积极的心理调摄。《临证指南医案·郁证》曰："郁证全在病者能移情易性。"《肘后救卒方》亦言："凡妇人诸病，兼治忧喜，令宽其思虑，则病无不愈。"

喻嘉言认为，如果月事正常，说明病势尚轻，可以用虚劳、关格的一般治法；如果出现闭经，病情转重，也不用灰心，可以借助长时间的心性修行来调整心态，努力消除心中长期积累的怨恨，以达到心神安稳、五脏和谐的目的。

在对自心的修炼过程中，清除五毒心是最重要的工作。五毒心是指贪、嗔、痴、慢、疑五种心，这五种心会使人造作恶业，像毒药一样妨碍修行。若五毒心不除而修禅定，那终究是邪定；修大神通或各种玄妙的大法，若五毒心尚存，结果可能会变成魔通或各种恶法。因此，要修佛道必先除五毒。这五毒中最易生、最难除的是嗔心，女子尤其如此，佛教修行的"十善"中即有"不嗔恚"一条。《大乘五蕴论》中说："云何为嗔？谓于有情乐作损害为性。"简单来说，嗔就是爱生气，由于各种原因而损害、仇视、怨恨他人的心理。嗔的产生与作用与贪正好相反。贪是由对事物的喜好而产生无餍足地追求、占有的心理欲望，嗔却是由对众生或事物的厌恶而产生愤恨、恼怒的心理和情绪。佛教认为，对违背自己心愿的他人或他事物生起怨恨之情，会使众生身心产生热恼、不安等精神作用，对佛道之修行是十分有害的。因而佛教把嗔看作是修行的大敌，因而《大智度论》卷十四中说，嗔恚是三毒中最重的，其咎最深，也是各种心病中最难治的。喻嘉言也因此提示，要消除积恨，需做好"成功千日"的长期打算。

佛教心性修行常以戒定慧来熄灭贪嗔痴。戒，是指一种有道德的、有规范的、无害他人的生活行为标准，斩断因为沾染喜爱外物而生起的执着贪心；定，是针对内心的修炼和自我耐性的培养，凡事先自省、向内求、避免外向的暴躁和苛求他人引发的嗔恨；慧，是对于宇宙生命种种实相有了透彻、圆融的了知，从而脱离愚痴，不再惘于事理，迷于因果，善解世间因缘的相续，明白生死流转的根本，心无挂碍，无有恐怖。降伏解脱的先后次序为：先持戒除贪，戒能生定，定力深厚，贪心不起，定力更进，断灭嗔心，智慧显露，愚痴障除，正见正行，净化身心，从而解脱根本烦恼，度一切苦厄。就像喻嘉言所说：

设能善养此心，而居处安静，无为惧惧，无为欣欣，婉婉物而不争，与时变化而无我，则志意和，精神定，悔怒不起，魂魄不散，五脏俱宁，邪亦安从奈我何哉？

4. 着眼佛门素食，茹蔬以清淡护生

素食主张在我国有悠久传统，人们对膏粱厚味的害处早有体会。《吕氏春秋·本生》说："肥肉厚酒，务以自强，命之曰烂肠之食。"本土道教也认为，人禀受天地之气而生，气存人存，气的清洁与否决定了人的健康。谷物、荤腥、五辛等都能破坏气的清新洁净，尤以荤腥、五辛为甚，所以尤其忌鱼肉荤腥与葱、蒜、韭等辛辣刺激的食物。南朝梁陶弘景的《养性延命录》中就认为应"少食荤腥多食气"。

道教在唐朝时被尊为国教，素食观也得以被上层社会接受和推广。传统医学也认为，节食、淡食、素食有利于人体健康。《素问·生气通天论》中说："阴之所生，本在五味；阴之五宫，伤在五味。"告诫人们只有"谨和五味"，才可以"长有天命"。孙思邈在《千金要方·养性》中说："穰岁多病，饥年少疾，信哉不虚。是以关中土地，俗好俭啬，厨膳肴羞，不过菹酱而已，其人少病而寿。江南岭表，其处饶足，海陆蛙肴，无所不备，土谷多疾而人早夭。北方仕子，游官至此，遇其丰赡，以为福佑所臻，是以食卑长幼，恣口食噉，夜长醉饱，四体热闷，赤露眠卧，宿食不消，未逾期月，大小皆病……以至于死。"其认为正确的饮食，"厨膳勿使脯肉丰盈，常令俭约为佳"。

（1）佛门素食的形成：在佛教传入中国之前，印度有戒杀的传统。不过，佛陀虽然强调不杀生，但对于素食并没有严格的要求。佛教在印度流传的初期，出家人托钵乞食，有肉吃肉，有素吃素，也并没有禁断肉食的要求。最初传入我国的小乘佛教，在其戒律中并无不准吃肉这一条，规定可以吃"三净肉"。《十诵律》说："我听啖三种净肉，何等三？不见、不闻、不疑。不见者，不自眼见为我故杀是畜生；不闻者，不从可信人闻为汝故杀是畜生；不疑者，是中有屠儿，是人慈心不能夺畜生命。"就是说，只要不是自己杀生，不叫人杀生，没看见、听见杀生，这样的肉允许吃。这在《四分律》《五分律》《摩诃僧祇律》中都曾提及。

南北朝时反对杀生，主张素食的大乘佛教传入我国。首先食肉间接上是导致杀业存在的原因，只有实行素食才是唯一的戒杀办法。如《入楞伽经》卷八说："若一切人不食肉者，亦无有人杀害众生。由人食肉若无可食处求买，为财利者杀以贩卖，为买者杀，是故买者与杀无异。"其卷六说："凡杀生者多为人食，人若不食，亦无杀事，是故食肉与杀同罪。"同时素食也出于慈悲心，《大般涅槃经》说："从今日始，不听声闻弟子食肉。若受檀越信施之时，应观是食如子肉想……夫食肉者，断大慈种。"因此，素食才能有助于修行。《入楞伽经》卷八就较为明确地阐述了食肉断大慈种的原因："断我法轮绝灭圣种，一切皆由食肉者过。是故大慧，我弟子者，为护恶人毁谤三宝，乃至不应生念肉想，何况食肉。"意思是说，即使产生了食肉的念头，也于慈悲修行不利，更何况食肉？此外，轮回学说也有力地支持了中国汉传佛教的素食主张。如《楞严经》卷四说："以人食羊，羊死为人，人死为羊。如是乃至十生之类，死死生生，互来相啖，恶业俱生，穷未来际。"而《入楞伽经》卷八中，详细地谈到了众生生生死死，轮转不息，曾经都是父母兄弟，男女眷属，乃至朋友亲戚，不能忍心取食之。《楞伽经》《楞严经》等也都提倡"不结恶果，先种善因""戒杀放生""素食清静"，这与中国儒家的"仁""孝"思想很是投合，深得统治者的推崇。

虔诚向佛的梁武帝亲撰《断酒肉文》，旨在推动佛教僧团禁断肉食。大意有三：一是僧尼食肉皆断佛种，必遭苦报；二是僧尼若不禁酒肉，将按国法、僧法处置；三是郊庙祭祀用面粉制成替代祭品，太医不用虫畜等药，纺织品不准加仙人鸟兽形象，以免裁剪时剪破。为彻底解决经籍中有断肉一说而戒律中却无此规定的问题，梁武帝以含有禁断酒肉规定的大乘律典——《梵网经》中的菩萨戒为根据，于天监十八年（520）敕写了《出家人受菩萨戒法》，从而明确了禁断酒肉的戒律来源。随着《梵网经》菩萨戒法的风行，梁武帝也就成功地推动了禁断酒肉的素食运动。他自己也身体力行，终身茹素。与梁武帝差不多时代的北齐文宣帝，也曾经进行了长时间、大规模戒杀断肉的素食运动。北齐高氏政权期间，佛教发展迅速。北齐皇帝对佛教十分推崇，《续高僧传》卷八记载天保二年（551），文宣帝为报佛恩，下诏放生、造塔、建寺。后又在全国推行戒杀、断酒、禁肉："断酒禁肉，放舍鹰鹞，去官畋渔，郁成仁国。又断天下屠杀。越六年，三敕民斋戒，官园私菜，荤辛悉除。"此后3年，文宣帝又连续3次下诏戒杀、蔬食。（《北齐书·文宣帝本纪》）而他当时推行的断肉素食运动的理论依据，也直接取源于《大般涅槃经》中"食肉断慈悲种"的思想。梁与北齐一南一北，共同促进了中国汉传佛教僧人特有的素食传统。

汉传佛教出家人的素食，包含不食荤腥两方面。"荤"从草字头，本身是指带有强烈刺激性气味的植物，如蒜、葱等；"腥"从"月"旁，指肉类。动物有自发的活动意识，是"有情众生"，是五蕴和合而成的生命，有情识、血肉，会进入六道轮回，不杀生，特指不杀"有情众生"，即动物。不吃动物，从佛教的角度出发，目的是为了培养人的慈悲心，不忍伤害众生以充己口腹。不食葱、蒜等是因为荤菜具有强烈刺激性气味，食用后口气恶臭，会影响他人。此外，《楞严经》说：荤菜生食生嗔，熟食助淫。

（2）喻嘉言的素食主张：受佛门素食观念的影响，对于病家进食，喻嘉言主张以食淡茹蔬为宜，对于无病养老者的进食，喻氏同样主张如此。在《寓意草·华太夫人饵术方论》中，针对华太夫人长年服食茅山苍术丸，一年后身体轻健，三年后步履如飞。喻氏认为，"所谓服天气而通神明者，其不诬如此"。由此，喻氏强调："食物诸无所忌，但能稍远甘肥。白饭香蔬苦茗，种种清胜尤妙。"人食五谷蔬杂，味有轻重偏厚之别。从中国医学传统的阴阳五行理论来看，辛、甘、酸、苦、咸五味，对人五脏六腑各有宜忌，对于病家来说尤其重要。在论及"味过于苦，胃气乃厚；味过于辛，精神乃央"时，喻氏指出："观于胃气乃厚，繇于脾气不濡，明系脾困，不为胃行津液，胃气积而致厚也。胃气一厚，容纳遂少，反以有余，成其不足，更难施治。""致精神乃央……明是筋脉得辛而缓散不收也。况人之精神，全贵收藏，不当耗散。宁有辛既久，而不为殃害者耶？"这一主张，显然来源于佛门不食五辛之戒。

在病后调护时，喻嘉言也提出素食以养阴津，而切不可用肥甘油腻阴滞经络。他在《寓意草·辨王玉原伤寒后余热并永定善后要法》中说道：

外病虽愈，而饮食药饵之内调者，尚居其半。特挈二事大意，为凡病感者，明善后之法焉。盖人当感后，身中之元气已虚，身中之邪热未净，于此而补虚，则热不可除；于此而清热，则虚不能任。即一半补虚，一半清热，终属模糊，不得要领。然舍补虚清热外，更无别法……人身天真之气，全在胃口，津液不足即是虚，生津液即是补虚，故以生津之药合甘寒泻热之药，而治感后之虚热，如麦门冬、生地黄、牡丹皮、人参、梨汁、竹沥之属，皆为治法。仲景每用天水散以清虚热，正取滑石、甘草，一甘一寒之义也。设误投参苓术补脾之药为补，宁不并邪热而补之乎？至于饮食之补，但取其气，不取其味，如五谷之气以养之，五菜之气以充之，每食之间，便觉津津汗透，将身中蕴蓄之邪热，以渐运出于毛孔，何其快哉。人皆不知此理，急于用肥甘之味以补之，目下虽精采健旺可喜，不思油腻阻滞经络，邪热不能外出，久久充养完固，愈无出期矣。前哲有鉴于此，宁食淡茹蔬，使体暂虚而邪易出，乃为贵耳。

病人感受寒邪后，身体的元气受伤已虚，又有邪热未净，这个时候的治疗，既要清余热，又要补虚损。但补和清若同时使用不当，于病人无益有害。喻嘉言面对这种情况，巧妙地采用了生津补虚的办法，用甘寒以泻虚热。在饮食上，强调只取其五谷、五菜之气，不取厚味，以逐渐发散身中蕴热。这时如果食用肉类等肥甘厚味，虽然暂时可以补精，但从长远来看，肥厚之味易阻滞经络，使邪热不得外出，留下遗患。

5. 遵照慈悲为怀，忘我以救治众生

（1）传统医德思想的发展：传统医学的医德思想源远流长，并受到道家贵生、儒家仁爱和佛家慈悲的深刻影响。《黄帝内经》作为中医学的理论奠基之作，也集中反映了"生命至重"的传统医德观。据统计，在《素问》81卷中，涉及医德的内容达40多篇。其中，《疏五过论》和《征四失论》是我国最早全面阐述医德的文章，对秦汉之际的医德认识进行了总结。《疏五过论》提出医道深远，圣人的医术是万民学习的榜样，为医者必须因循遵守医学的常规和法则，如果医生不能细致体察病情、不能恰当运用补泻治法、不能辨别分析脉象、不能开导改变患者精神状态、不能明辨发病原因等，治疗必定出现过失，从而导致严重后果。《征四失论》则分析了治疗失败的四个原因：一是诊病不知阴阳逆从的道理；二是随师学习没有卒业，学术未精，乱用杂术，以错误为真理，变易其说，而自以为功，乱施砭石，给自己遗留下过错；三是治病不能适宜于病人的贫富贵贱生活特点、居处环境的好坏、形体的寒温，不能适合饮食之所宜，不区别个性的勇怯，不知道用比类异同的方法进行分析；四是诊病时不问病人开始发病的情况，以及是否曾有过忧患等精神上的刺激，饮食是否失于节制，生活起居是否超越正常规律，或者是否曾伤于毒等情况而仓促诊视。《黄帝内经》中体现的以人为贵、以民为天，热爱事业、勤学苦练，不分亲疏贵贱、全力救治，认真负责、一丝不苟，作风正派、不图酬报，谦虚谨慎、尊重同行，坚持科学态度、反对巫术迷信等传统医德观念成为此后历代为医者的职业道德准绳。

汉代张仲景医术精湛，立法用方，为后世典范。其代表作《伤寒杂病论》自序中提出"上以疗君亲之疾，下以救贫贱之厄，中以保身长全，以养其生"的学医目的，以儒家忠孝仁爱思想为医德基础，对当时医生不学无术、诊疗草率进行了批评：

> 观今之医，不念思求经旨，以演其所知，各承家技，始终顺旧，省病问疾，务在口给，相对斯须，便处汤药。按寸不及尺，握手不及足，人迎趺阳，三部不参，动数发息，不满五十，短期未知决诊，九候曾无仿佛，明堂阙庭，尽不见察，所谓窥管而已。夫欲视死别生，实为难矣。

到隋唐时期，社会较为统一稳定，政治的稳定和经济的繁荣促使医学科学和思想文化都得到了迅速发展，在思想文化方面呈现儒、释、道并尊的局面。佛教经过南北朝的长足发展，到唐朝进入鼎盛阶段。唐高祖李渊尊老子李耳为先祖，提高了道教地位。而儒学则一直是统治者尊崇的治国之本。随着医学的发展，医德思想也日益丰富。这一时期的医德思想更为充分地汲取了儒家的"仁"学，道教的养生观、功德说，佛教的慈悲、因果报应等观念，从而发展到了新的历史高度。孙思邈在继承前人的基础上，吸收儒、释、道各家的道德要素，针对当时社会的医疗实际，作《大医习业》及《大医精诚》二篇，对医德进行了全面系统的论述，其中《大医精诚》篇被世界医学会视为世界四大医德经典之一。

孙思邈医德思想可以归纳为三个方面：在个人修养上，医生应先发大慈恻隐之心，立下救助苦难的志向，把病人当亲人；要博学好问，精勤不倦，精益求精，尽职尽责，以解除病人疾苦为唯一职责，而不应有任何别的欲望；不避风险，敢于承担责任，一心赴救；切勿浮躁骄傲；诊病审慎严谨，纤毫勿失。在医患关系方面，医生对待患者要普同一等，一视同仁，不得因任何原因加以歧视；为患者治病，不能怕脏怕臭；医生应当痛病人所痛，不得在病人痛苦时，自己安然愉快；医生必须替患者着想，尽量用便宜药代贵重药，重义轻利，清正廉洁。在对待同行时，要做到对医方不要保密不传，尊重同行，而不应互相嫉害。

孙思邈的医德思想充分体现了隋唐时期三教合一的社会风貌。他将"仁者爱人""自强不息"等儒家对"士"的要求引入医生的个人道德标准，提倡在具备仁爱之心的同时还要博极医源，精勤不倦，刻苦学习，使医术精湛。孙思邈把对医生的临床要求总结为"胆欲大而心欲小，智欲圆而行欲方"，这直接来源于《淮南子》："凡人之论，心欲小而志欲大，智欲圆而行欲方，能欲多而事欲鲜。"他为《千金方》书名所做的解释——"人命至重，贵于千金，一方济之，德逾于此"生动体现了道家"尊生""贵生"的思想，而要求医生在诊疗时先要"安神定志，无欲无求"更体现了"恬惔虚无"的道家理想，甚至杂入道家"阴阳报施"理论以强调医德的重要性。在《大医精诚》中，佛教的影子也无处不在，要求医生先立慈悲之心，再从"众生平等"出发，提出"贵贱贫富，长幼妍蚩，怨亲善友，华夷愚智，普同一等"，医生应对所有的病人都一视同仁，没有分别。又从"物情同患"立论，提出"杀生求生，去生更远"，拒绝以活物为药。

　　《旧唐书·本传》中记载孙思邈："京兆华原人也，七岁就学，日诵千余言，弱冠，善谈庄老及百家之说，兼好释典……周宣帝时，思邈以王室多故，乃隐居太白山……及太宗即位，召旨京师，嗟其容色甚少……将授以爵位，固辞不受。显庆四年，高宗召见，拜谏议大夫，又固辞不受。"可见，尽管兼通百家，但道家"知足寡欲，恬惔无为"的核心思想在孙思邈身上体现得淋漓尽致，成就其一代道医风范。孙思邈的医德思想也和他的医学思想一样，三家杂汇而以道家为主。《大医精诚》不仅是隋唐时期医德思想的代表作，也堪称整个中国传统医德思想史上的代表作，在一定程度上代表了隋唐医德发展的最高水平。"大医精诚"的观念对后世产生着广泛而深刻的影响，"精于医术，诚于医德"的"大医"被奉为医家典范。

　　宋元时期，儒家思想主导下的"理学"成为社会主流思潮，并对社会各个方面都产生了广泛而深远的影响。宋代对医学的极大重视和元代医学发展中表现出来的革新意识，促使医学取得了突出成就。与此同时，反映医德思想的言论和人物大大增加，进一步丰富了医德思想的内容。理学把"仁"提高到本体论层面，极大地彰显了"仁道"生命观，医德思想体系得到进一步完善。理学的"格物致知""知医为孝"和"不为良相则为良医"的观念促使儒医群体出现，不少医家主动以身作则，恪守儒者"救世济人"之志，践行儒家"仁爱"原则，追求自我实现，在医患关系中践行"成人成己"的原则，并将对道德的追求看成提高医术、研究医理与创新医学的动力，实现了医德与医术的相辅相成。

　　"医乃仁术"的说法到明代正式出现并逐渐成为医界共识。明清时期"仁心""仁术"的说法盛行，从"心"的层面理解"仁"成为医德思想共同的特点。这一时期，伴随社会的快速发展，医德方面出现不少问题，尤其是自明朝中期起，商品经济呈现出空前繁荣的局面，在医事活动中"贪利忘义"的现象增多，义利关系问题得到广泛关注。医家对如何解决医德方面"重利轻义"的问题展开了很多讨论。他们针砭时弊、扬善抑恶，为纠正不良医风起到了积极的作用。这其中，喻嘉言的医德言论可谓独树一帜。

（2）喻嘉言的医德思想：喻嘉言曾长期受佛门熏陶，对佛教戒律能够严格奉持。脱离僧团后，他以行医为业，治病救人，仍时时以佛门戒律自省。看到当时有些执医者玩忽职守，他很是不安，强调佛门修行得道有赖于戒律的约束，"治天下有帝王之律，治神仙有天上之律。至于释门，其律尤严，三藏教典，仪律居三之一。由五戒而五百戒，直造自性清净，无戒可言，而道成矣。"（《医门法律·申明仲景律书》）而医为人命所托，意义更为重大，应当在入门之时就奉行戒律，对行为举止有所制约，"医为人之司命，先奉大戒而入门，后乃尽破微细诸惑，始具活人手眼，而成为大医。何可妄作聪明，草菅人命哉？"（《医门法律·申明仲景律书》）所以医生一定要选取聪明善良之人，有仁恕博爱的道德，宣畅曲解的智慧，才能学好医术。而对于那些违背医德、执医不严谨的人，应当借鉴佛门规制，犯戒的僧人要脱离其他僧众独住，并且做三年杂役后，表现好经多名律僧保举才能重新归队。医德失范的人也应当令其脱离医界，深刻反省，改过自新，然后才可重新执业。

《医门法律》自序中喻嘉言结合佛教思想深刻论述了自己的医德观，人生承受疾病的痛苦远甚于水火、刀兵、禽兽、王法，而医生却多为浅薄、虚伪、圆滑之人，只能以粗劣的医术拿病人的性命做尝试，使人堕入黑暗无边的地狱。如来佛祖在累世的修行中曾为大医王，以医术普度众生；张仲景作《伤寒杂病论》确立辨证论治法则，功劳如同医中菩萨。他本人也出于佛门恻隐之心，效仿前贤，以医度人：

医之为道大矣，医之为任重矣。中上之医，千里百年，目未易觏；最上之医，天下古今，指未易屈。世之言医者何伙耶？恃聪明者，师心傲物，择焉不精，虽曰屡中，其失亦屡多。守门庭者，画焉不入，自窒死机，纵未败事，已咎在误时。工邪僻者，心粗识劣，鸷险绝根，偶堕其术，已惨同婴刃。病者苦医之聚会盈庭，具曰予圣。浅者售；伪者售；圆滑者售；而以其身命为尝试。医者苦病之毫厘千里，动雁颠踬。方难凭；脉难凭；师传难凭；而以人之身命为尝试。所以人之有生，水火、刀兵、禽兽、王法所伤残，不若疾厄之广；人之有死，天魔、外道、饿鬼、畜类之苦趣，不若地狱之惨。医以心之不明，术之不明，习为格套，牢笼病者。遂至举世共成一大格套，遮天蔽日，造出地狱，遍满铁围山界，其因其果，彰彰如也。经以无明为地狱种子，重重黑暗，无繇脱度，岂不哀哉？昌也闭目茫然，惟见其暗，然见暗不可谓非明也。野岸渔灯，荒村萤照，一隙微明，举以点缀医门千年黯汶，拟定法律，为率由坦道，聊以行其佛事耳。然微明而洗发黄岐仲景之大明，明眼得此，闭门造车，出门合辙，自能立于无过。即浅见寡闻，苟知因果不昧，敬慎存心，日引月伸，以此照其胆，破其昏，而渐充其识。本地风光，参前倚衡，亦何愚而不朗澈也耶？先圣张仲景生当汉末，著《伤寒杂病论》，维时佛法初传中土，无一华五叶之盛，而性光所摄，早与三世圣神、诸佛诸祖把手同行，真医门之药王菩萨、药上菩萨也。第其福缘不及我佛如来亿万分之一分，阅百年再世，寝失其传。后人莫繇仰溯渊源，然且竞相彼揣此摩，各呈识大识小之量，亦性光所摄无穷极之一斑矣。我佛如来累劫中为大医王，因病立方，随机施药，普度众生。最后一生重补其充足圆满之性量八万四千法门，门门朗澈底里，诸有情微逗隙光者，咸得随机一门深入，成其佛道。与过去未来现下尽虚空法界无量亿诸佛诸菩萨光光相荡，于诸佛诸菩萨本愿本行，经咒偈言，屡劫宣扬不尽者，光中莫不彰示微妙，具足灭度。后阿难尊者证其无学，与我佛如来知见无二无别，乃得结集三藏十二部经典，永作人天眼目，济度津梁。夫诸佛菩萨真实了义，从如来金口所宣，如来口宣，又从阿难手集。昌苟性地光明，流之笔墨，足以昭示学人。胡不自澈须眉，脏腑中阴，优游几席，充满天赫地耀古辉今之量。直与黄岐仲景两光摄合，宣扬妙义，顷刻无欠无余，乃日弄向导，向棘栗蓬中葛藤窠里，与昔贤校短论长，为五十步百步之走，路头差别，莫此为甚。发刻之稿凡十易，已刻之板凡四更，唯恐以凡人知见，杂糅知见，败絮补葺美锦，然终不能免也。甚于风、寒、暑、湿、燥、火六气及杂证多门，殚一生力补之，不能尽补；即殚千生力补之，不能尽补，从可推也。途穷思返，斩绝意识，直截阪禅，通身汗下，险矣！险矣！尚敢漫言殊途同归也哉？此重公案，俟可补乃补之耳。

喻嘉言的医德思想中带有明显的佛教色彩。首先他把当时医界中存在的各种流弊，一一指明：自恃聪明的人，不能虚心尊师学习，虽然治疗常常有效，但过失也很多；出身世医的人，又往往故步自封，纵然没有大的过错，也难得发展；心术不正的人，容易走歪门邪道，心智也往往不够，这样的人偶然学了医，便会成为刽子手。对于病人来说，最大的烦恼是医生众多都自吹自擂，让人辨不清真假。往往是那些浅薄的、伪善的、圆滑的人得到认可，而拿病人性命做尝试。对于医生来说，最大的苦恼是病情复杂易变而难辨，真到临床用方的时候，方书所述、脉象所现以及师传学问都难以凭借，也只好以病人的性命作为尝试。喻氏把这样的医疗状况形容为人间地狱，以无明为地狱种子，重重黑暗，无法脱度。地狱是佛教中恶人灵魂受磨难的地方。佛教教义有所谓"神不灭"的观念，认为人死后，灵魂还在，根据其生前的业果，分别在天、人、阿修罗、畜生、饿鬼、地狱等六道中轮回不已。其中最坏的去处就是地狱。关于地狱的具体情形，佛教的说法很多，据《长阿含经》有八大地狱，其中，第八无间地狱最可怕，就是令人心惊肉跳的"阿鼻地狱"。喻氏认为医生由于医术不精、心术不正给病人带来的痛苦无异于地狱，而造成这种情形的根本原因在于无明，无明泛指无智、愚昧，也是佛教用语，梵文 Avidya 的意译，亦名"痴"，或称"愚痴"，有时与"惑"通用，称为"愚惑"，是"十二因缘"之一，"三毒"之一，"根本烦恼"之一。

唯一解决的办法是向佛祖和菩萨学习。如来佛祖在累世修行中曾为大医王，为人立方治病，普度众生，而医圣张仲景也为医中菩萨，为后世确立辨治大法，功德无量。喻嘉言以他们为榜样，为医门立法律，以求度人。正因为怀抱着这样的信念，喻嘉言对医德的要求比其他医家更为深刻，甚至到了"无我"的境界。在《寓意草·序》中有一段很精彩的自述：

昌于此道无他长，但自少至老，耳目所及之病，无不静气微心，呼吸与会，始化我身为病身，负影只立，而呻吟愁毒，恍惚而来，既化我心为病心，苟见其生，实欲其可，而头骨脑髓，捐之不惜，倘病多委折，治少精详，早已内烟，他病未瘥，我身先瘁。

这种把自己和病人融为一体，可以为他人牺牲自己一切的高贵品质，是喻氏佛教观念的生动体现。诸如此类的描述在《寓意草》中屡见不鲜。如"辨徐国祯伤寒疑难急证治验"中病人徐国祯患伤寒六七天，症状初看是一派热象，身热目赤，烦躁异常，开门开窗，身卧地上，甚至更求入井。一个医生认为这是实热证，应该赶紧用承气汤泄下。但喻嘉言通过细致诊察发现，病人并不想喝水，而且脉象虽洪大但重按无力，认定这是真寒假热证，当用人参、附子、干姜，为打消病人疑虑，主动提出："吾在此久坐，如有差误，吾任其咎。""辨黄长人伤寒疑难危证治验并详诲门人"中黄长人犯房劳病伤寒，一个医生认为是阴厥要用姜桂热药，而喻嘉言认为是阳证要用调胃承气汤，争执不下的时候，喻氏说："此一病，药入口中，出生入死，关系重大，吾与丈各立担承，倘至用药差误，责有所归。"并告诉同行要立担保是因为"吾有明眼在此，不忍见人活活就毙"。"辨黄咫旭乃室腑气危症宜用缓治法果验"中，病人已经被其他医家断为不治之证，但喻氏仍然小心谨慎，用缓法慢慢调治，当药中用人参引起家属不理解的时候，他不惜立下约定："治此不愈，愿以三十金为罚，如愈一文不取。"并全神照应，亲自调药。但病人痊愈后，其家人仍然对喻氏多有讥谤，而他并不以为意。

从这些医案中，可以看出喻氏为了病人披肝沥胆，一片赤诚。他不避嫌疑，不畏诽谤，不辞辛劳，言辞铿锵，感人肺腑。对欺骗钱财、危言耸听、哗众取宠的同行深恶痛绝。在"问病式"中他阐释了仁术的含义："医，仁术也，仁人君子，必笃于情。笃于情，则视人犹己，问其所苦，自无不到之处。"这种视人犹己、舍己为人的思想正是大乘佛教菩萨道的精义所在。菩萨是梵语 bodhi-sattva（菩提萨埵）的简称，意思是大士，即是指发大心愿的人。菩萨是立誓"以智上求佛道，以悲下化众生。不为自己求安乐，但愿众生得离苦"的救世慈悲者。菩萨的主要职责是协助佛一起教化众生，传播佛法，普度众生。菩萨都是立下宏愿，为了解救众生的苦难，以自我奉献的精神而留住人间，并且以种种不同的化身来到民众中间，随时随地解救危难，所以菩萨大慈大悲的精神，植于民心，使人倍感亲切可敬。

喻嘉言出佛门后以医济世，凭着为病人头骨脑髓捐之不惜的忘我精神和化我心为病心、不忍见人活活就毙的菩萨心肠成为清初一代大医。

二、龚廷贤的仙道思想

龚廷贤（1522—1619），字子才，明代江西金溪人，出身世医家庭，本人为太医院吏目，有"医林状元"之称，被列为江西古代十大名医之首，也是旴江医学的代表人物。一生著述颇多，先后著有《神杏仙方》4卷、《万病回春》8卷、《寿世保元》10卷、《云林神彀》4卷、《济世全书》8卷、《小儿推拿秘旨》3卷、《鲁府禁方》4卷、《本草炮制药性赋定衡》13卷、《医学准绳》《眼方外科神验全书》6卷、《秘授眼科百效全书》《痘疹辩疑全录》等书，并继续编完其父龚信的《古今医鉴》。其中《小儿推拿秘旨》是中国医学史上最早的一部儿科推拿专著。《万病回春》和《寿世保元》两书流传最广，17世纪中叶，其弟子戴曼公将《万病回春》携入日本，成为日本汉方医学后世派经典。美国国会图书馆还藏有《云林神彀》全书。

（一）龚廷贤生平医事

1. 龚氏名医家族

龚廷贤父亲龚信，字瑞芝，号西园，曾任太医院医官，著有《古今医鉴》16卷，经廷贤整理刻行于世。廷贤兄弟、儿子、侄子均为医官，后以治疗痨瘵闻名的明末医官龚居中也是其族人。

龚氏家乡为金溪霞漱龚家，即今天江西省金溪县合市乡龚家村。为纪念龚氏一门三代医官，该村现在还保存着官帽牌坊和官帽井，被四邻村民称为"官帽村"。官帽井在村东头，被人工雕琢成官帽形状，现已废弃不用。官帽牌坊为古时进村的总大门，牌坊状，上刻有"渤海流芳"四个大字，字迹清晰，牌坊顶上正中雕有一个明代式样官帽。关于"渤海流芳"四字的来历当地有两种说法：一说因古代名医扁鹊为渤海人，"渤海"即指代扁鹊，"渤海流芳"意为赞颂龚氏一门医术高明堪比扁鹊。另一说龚氏一姓据旧谱记载，始于公元前17世纪初，由成汤经历13代后，由子氏传至胥馀，当时居住朝鲜，又经过14代，传至阮徵、阮诚，阮元三弟兄。公元前11世纪，阮元出使周朝被分封于龚丘，从此改姓龚，为龚氏始祖。阮元传龚坚，坚公为晋朝大夫。又经历9代传至龚选公和龚遂公两兄弟。龚遂为西汉南平阳（今山东邹县）人，宣帝（前73）时为渤海令，并加封为都尉史。因为政有道深得民心，当地百姓送"渤海流芳"四字以彰其政绩。后人世代以牌匾保留四字以纪念祖先。

2. 以儒入医

龚信医术高超，被选至太医院任医官，但古时医生社会地位低下，他还是希望廷贤兄弟能够读书博取功名。因此龚氏早年习儒，年少时常怀仁爱之心，有出仕济世之志，但数年科举不利，最终未能得偿所愿，只得以"良医济世，功同良相"自勉，在饱读诗书后从父学医。他天资聪颖，3年之后便完全继承了家学，但却并不满足，仍然苦心钻研。他一方面熟读百家医书，从早期的岐伯黄帝、仓公扁鹊，到金元四大家刘、张、朱、李，所有的医书都认真阅读揣摩；另一方面，四处游历，寻访民间秘方、验方，足迹遍及两畿及燕、赵、梁、豫。他的医术日益精湛，内、妇、儿、外、五官诸疾无不得心应手，深受京城官宦士绅的推崇。

他临床诊治尊古而不拘泥，深明五脏症结之源，诊病视药能断人生死。万历十四年（1586），他在河南黄河流域各处行医。这时开封一带流行"大头瘟"，感染的病人很多，症状为头疼身痛，憎寒壮热，头面颈项赤肿，咽喉肿痛，甚至神智昏迷。当时很多医生只知按照古法用普济消毒饮、通圣消毒散等以清热解毒、疏风散邪，结果无效。龚廷贤通过细致诊察，根据病情，独具匠心，开出由大剂量大黄和牙皂两味药组成的二圣救苦丸，效果出乎意料，很多垂危病人转危为安，传为佳话。龚廷贤一时名噪中原，被尚书推荐进太医院为吏目。

万历二十一年（1593），鲁王张妃患鼓胀病，腹大如鼓，左肋积块刺痛，坐卧不宁。经太医多方治疗，均不见效，生命垂危。鲁王召龚廷贤诊治，经诊脉开方，对症下药，终获痊愈。鲁王大喜，称之为国手，以千金酬谢，龚廷贤不受，乃命刻其所著《禁方》（即《鲁府禁方》）一书，又画其像以礼待之，特赐双龙"医林状元"匾额一块。

3. 以道自居

龚氏由儒入医，学养深厚，长期以来被视为旴江儒医代表，相关研究多见报道。但细读《万病回春》《寿世保元》《济世全书》《鲁府禁方》《种杏仙方》等著作，不难发现，龚氏从医理医德的阐发到临床药方的使用制备以及气功修炼、符咒使用等无不渗透着浓郁的仙道思想。

廷贤本人自号云林山人，别号悟真子。古人自号，往往是对自我的写照与期许。山人，原为掌管山林的官职，后指隐居山林的士人，或掌握一门方术的人，往往指仙家、道士之流。北周庾信《道士步虚词》诗之五："移黎付苑吏，种杏乞山人。"龚氏自称山人，又撰《种杏仙方》4卷收录简便验方以济世活人。《种杏仙方》开篇诗云：

仙方几卷迈青囊，万园从今杏吐香。

一粒有功回造化，百年无病到膏肓。

每将金匮藏真诀，直把灵台扩化光。

虽积阴功满天下，愿期圣主寿无疆。

其诗中"仙方""造化""灵台""阴功"等词都是道家的常用语汇。

此外"真"，在道家常指"得道"或"成仙"。《说文解字·匕部》："真，仙人变形而登天也。"段玉裁注云："此真之本义也。""真人"即得道成仙之人。《素问·上古天真论》："上古之人有真人者，提挈天地，把握阴阳，呼吸精气，独立守神，肌肉若一，故能寿敝天地，无有终时，此其道生。"《庄子·天下》："关尹、老聃乎，古之博大真人哉！"《北岳真君叙圣兼修庙记》："抱素遗骸，亡精补真，阴气殚而阳气完，始归跟复命钦，超出乎仙品，可谓乎真人。"在道家典籍中，"真"也为内炼名词，指修炼内丹的最终结果。如："一霎火焰飞，真人自出现。"薛道光注："真人者，金丹也。""真"即道家修炼的最高境界，龚氏自号"悟真子"直接说明了他深谙道家修炼之法，其人得97岁高寿，也是最好的印证。

北宋张伯端（紫阳真人）在熙宁八年（1075）作《悟真篇》，以诗、词、曲等体裁阐述内丹理论，成为继汉代魏伯阳《周易参同契》之后又一本重要的丹经著作。《悟真篇》总结了北宋以来的内丹方术，继承了钟离权、吕洞宾的性命双修学说，并且对陈抟《无极图》中"炼精化气""炼气化神""炼神还虚"等思想做了进一步发挥，被后世奉为为丹经之祖。龚廷贤对《悟真篇》十分推崇，代表著作中阐述养生思想内容多有引用，自号"悟真子"也有可能表达此意。

内丹为道教重要的炼养方术。据胡孚琛先生《丹道法诀十二讲》第二讲考证，内丹学的重要著作《金丹真传》所载传自异人"安师父"，而此人即为内丹家安思道。本书作者孙教鸾、孙汝忠父子与龚廷贤同为安思道弟子，龚廷贤也深谙传承极少的龙虎丹法，其著作《寿世保元》《种杏仙方》《万病回春》等与《金丹真传》一样为张三丰一脉真传的龙虎丹法传本。

因此，龚廷贤虽早年由儒入医，但在游历行医的过程中，得入道门，并传承道家丹法，得享高年，本人也以道人自居。

（二）仙道观对医学思想的影响

从龚廷贤代表著作来看，其医学思想有着浓郁的道家意味。《济世全书》以"乾""坎""艮""震""巽""离""坤""兑"八卦命名。而《鲁府禁方》则分为"福""寿""康""宁"四集，明嘉靖年间，此四字亦被刻于道教名山武当山南岩石壁上，向世人展现道家健康长生的追求。《万病回春》"云林暇笔"中更是明确提出："医道，古称仙道也。原为活人，今世之医，多不知此义……告我同志者，当以太上好生之德，慎勿论贫富，均是活人，是亦阴功也。"龚廷贤的方书中，大量辑录道家仙方，常常配合功法、符咒等道家法术。

1. 劝善度人

劝善书，又称善书，是盛行于明清时期的小册子，专门宣传伦理道德，劝人"诸恶莫作，众善奉行"。这类书形式通俗易懂，有劝善文、劝善歌、劝善图等，儒、释、道三家都有，而道教劝善书出现时间较早，影响较大。道教的《太上感应篇》《文昌帝君阴骘文》和《关圣帝君觉世真经》被誉为"善书三圣经"，其中《太上感应篇》被誉为"善书之祖"。

龚廷贤著作中多见道教劝善内容，主要是奉劝世人多行善积德，安分守己，这些内容与《太上感应篇》可谓异曲同工。在《古今医鉴》卷十六末，龚氏设"劝善良方"篇，用 24 味常用药以谐音的形式规范各种社会行为，起名为"千金不易丹"，读来饶有趣味：

为父要栀子，为子要香附。为母要莲子，为子要知母。为兄要地榆，为弟要抚芎。为臣要钟乳，为官要荆芥。夫妻要合欢，媳妇要慈姑。朋友莫阿胶，妯娌莫辛夷。为人要君子，待人要枳实。存心要厚朴，贻谋要远志。乡邻要李仁，贫穷要甘遂。为富莫狼毒，临财莫枸杞。义理要决明，读书要官桂。作事要苁蓉，遇事要蜀葵。

这些歌谣通俗易懂，朗朗上口，便于传唱。在《种杏仙方》卷四龚氏再设《续劝善良规四十歌》，分别录有"十劝歌""十戒歌""十莫歌""十要歌"四个部分，将劝善从家庭伦理扩展到社会阶层的各个方面：

十劝歌

一劝为官者，第一要循良，廉能治百姓，忠盖报君王。

二劝为民者，先要纳差粮，各人遵法度，免得受刑伤。

三劝为父者，教子以义方，穷则守家业，达则登庙廊。

四劝为母者，母心本慈祥，大小无厚薄，合室自安康。

五劝为夫者，家须自己当，妇言莫听信，男子要纳常。

六劝为妇者，贤孝事姑嫜，莫把是非谤，谨守在闺房。

七劝为兄者，友弟义何长，莫因毫末利，手足各参商。

八劝为弟者，敬兄忠实肠，凡事须体谅，慎勿逞强梁。

九劝为子者，孝须奉高堂，竭力佚甘旨，承欢戏彩裳。

十劝为内者，妯娌莫相戕，大家要和睦，永世不相张。

十戒歌

一戒为士者，当乘驷马车，必须通万卷，还要惜三余。

二戒为农者，耕种莫违时，不辞辛苦力，疗得肚中饥。

三戒为工者，伎艺要精奇，宁将勤补拙，莫把懒添愚。

四戒为商者，为利各分离，切将花酒戒，莫负倚同思。

五戒为亲着，往来礼莫遗，未可交财利，因而亲也疏。

六戒为邻者，相敬莫参差，一时有患难，彼此要扶持。

七戒为友者，信义是良期，石交尤可近，面结莫相随。

八戒为奴者，勤劳莫怨咨，不负主人意，何愁食与衣。

九戒为富者，贵在能设施，不然守财虏，未知留与谁。

十戒为贫者，休嫌陋巷居，甘贫无谄媚，做个好男儿。

十莫歌

一莫学奸诈，暗箭谁提防，无辜被毒害，监察有穹苍。

二莫去偷盗，犯之必有赃，轻军重死罪，律条难隐藏。

三莫去赌博，为此破家囊，饥寒妻子怨，赢得泪成行。

四莫纵饮酒，醉后发癫狂，损身丧德行，惹祸起萧蔷。

五莫嗜色欲，欲乃杀身枪，虽然不见血，暗叫性命亡。

六莫贪财利，人心无尽量，穷通各有分，不用苦奔忙。

七莫挣闲气，到官何怕强，不如含忍好，省的卖田庄。

八莫学懒惰，一惰百事荒，为人不努力，毕竟受凄凉。

九莫学悭客，慷慨有何妨，浮生风里烛，富贵雪中汤。

十莫要积恶，积恶有余殃，劝人当积善，积善有余庆。

十要歌

一要重身命，贵莫贵于斯，此身一轻弃，何用万金资。

二要存好心，心田要坦夷，若还有欺罔，天谴罪难辞。

三要做好人，好人最难为，轻财还重义，有道更无私。

四要积阴骘，念念在于兹，广行方便事，自有天上知。

五要守本分，莫去占便宜，难割他人肉，补得自身衰。

六要循天理，公平无所欺，莫使两斗秤，暗里把人亏。

七要能忍耐，忍得是良师，不忍小成大，过后悔时迟。

八要为勤俭，奢侈岂是规，勤乃起家本，俭乃镇家基。

九要惜守阴，寸阴金不移，若教虚度过，老去徒伤悲。

十要有德量，宠辱不警疑，崒律如丘岳，汪洋若宠陂。

龚氏提出人若要"培养身心"以成为"太平考终之人"，必须安于自己的社会角色及家庭角色，为人处事遵照一定的行为规范，不妄思，不妄想，这样才能心神安定，气血和平。在社会角色方面，龚氏先将人分为官与民两类，认为"为官者，第一要循良，廉能治百姓，忠盖报君王"。在封建社会里，君王是天下的所有者，而各级官员是为君王服务，替君王统治百姓。龚氏认为为官要廉洁自律，才算得上对君王的效忠。而另一方面，"为民者，先要纳差粮，各人尊法度，免得受刑伤"。做百姓的也要安分守法，履行义务。在"十戒歌"中，龚氏又从人们所处的社会阶层，分士、农、工、商四方面，进一步提出各种行为规范。接下来，龚氏又从社会关系方面，分亲、邻、友等对人们做进一步的要求，劝告亲戚之间要多来往，邻里之间要多扶持，朋友之间要讲信义。在家庭角色方面，龚氏详细对父、母、夫、妇、兄、弟、子、内（妯娌）等各种角色做出行为的规范，认为为人父者要教子有方，为人母者要处事公平，为人夫者要当家做主，为人妇者要贤孝谨慎，为人兄者要友弟，为人弟者要敬兄，为人子者要孝奉，为妯娌者要和睦。立足百姓为人处事，在家庭、社会角色以及自身修养等方面提出要求和建议，使人们达到心气平和、身体调泰之境界。

另外，《鲁府禁方》中又有"人有百病""医有百药""延年二十箴""劝世百箴"诸篇。

人有百病

喜怒偏执是一病，忘义取利是一病，好色坏德是一病，专心系爱是一病，憎欲无理是一病，纵贪蔽过是一病，毁人自誉是一病，擅变自可是一病，轻口喜言是一病，快意逐非是一病，以智轻人是一病，乘权纵横是一病，非人自是是一病，侮易孤寡是一病，以力胜人是一病，威势自憎是一病，语欲胜人是一病，债不念偿是一病，曲人自直是一病，以直伤人是一病，与恶人交是一病，喜怒自伐是一病，愚人自贤是一病，以功自矜是一病，诽议名贤是一病，以劳自怨是一病，以虚为实是一病，喜说人过是一病，以富骄人是一病，以贱讪贵是一病，谗人求媚是一病，以德自显是一病，以贵轻人是一病，以贫妒富是一病，败人成功是一病，以私乱公是一病，好自掩饰是一病，危人自安是一病，阴阳嫉妒是一病，激励旁悖是一病，多憎少爱是一病，坚执争斗是一病，推负着人是一病，文具钩锡是一病，持人长短是一病，假人自信是一病，施人望执是一病，无施责人是一病，与人追悔是一病，好自怨憎是一病，好杀虫畜是一病，蛊道厌人是一病，毁誉高才是一病，憎人胜己是一病，毒药耽饮是一病，心不平等是一病，以贤喷嗃是一病，追念旧恶是一病，不受谏谕是一病，内疏外亲是一病，投书败人是一病，笑愚痴人是一病，烦苛轻躁是一病，摘植无理是一病，好自作正是一病，多疑少信是一病，笑颠狂人是一病，蹲踞无理是一病，丑言恶语是一病，轻慢老少是一病，恶态丑对是一病，了戾自周是一病，好喜嗜笑是一病，当权任性是一病，诡谲谀谄是一病，嗜得怀诈是一病，两舌无信是一病，乘酒凶横是一病，骂詈风雨是一病，恶言好杀是一病，教人堕胎是一病，干预人事是一病，钻穴窥人是一病，不借怀怨是一病，负债逃走是一病，背向异词是一病，喜抵得戾是一病，调戏必固是一病，故迷误人是一病，探巢破卵是一病，惊胎损形是一病，水火溅伤是一病，笑盲聋哑是一病，乱人嫁娶是一病，教人捶摛是一病，教人作恶是一病，含祸离爱是一病，唱祸道非是一病，见货欲得是一病，强夺人物是一病。上为百病也。人能一念除此百病，日逐检点，一病不作，决无灾害痛苦，烦恼凶危。不惟自己保命延年，子孙百世永受其福矣。

医有百药

思无邪僻是一药，行宽心和是一药，动静有礼是一药，起居有度是一药，近德远色是一药，清心寡欲是一药，推分引义是一药，不取非分是一药，虽憎犹爱是一药，心无嫉妒是一药，教化愚顽是一药，谏正邪乱是一药，戒敕恶仆是一药，开导迷误是一药，扶接老幼是一药，心无狡诈是一药，拔祸济难是一药，常行方便是一药，怜孤惜寡是一药，矜贫救厄是一药，位高下士是一药，语言谦逊是一药，不负宿债是一药，愍慰笃信是一药，敬爱卑微是一药，语言端悫是一药，推直引曲是一药，不争是非是一药，逢侵不鄙是一药，受辱不忍是一药，扬善隐恶是一药，推好取丑是一药，与多取少是一药，称叹贤良是一药，见贤内省是一药，不自夸彰是一药，推功引善是一药，不自伐善是一药，不掩人功是一药，劳苦不恨是一药，怀诚抱信是一药，覆蔽阴恶是一药，崇尚胜己是一药，安贫自乐是一药，不自尊大是一药，好成人功是一药，不好阴谋是一药，得失不形是一药，积德树恩是一药，生不骂詈是一药，不评论人是一药，甜言美语是一药，灾病自咎是一药，恶不归人是一药，施不望报是一药，不杀生命是一药，心平气和是一药，不忌人美是一药，心静意定是一药，不念旧恶是一药，匡邪弼恶是一药，听教伏善是一药，忿怒能制是一药，不干求人是一药，无思无虑是一药，尊奉高年是一药，对人恭肃是一药，内修孝悌是一药，恬静守分是一药，和悦妻孥是一药，以食饮人是一药，助修善士是一药，乐天知命是一药，远嫌避疑是一药，宽舒大量是一药，敬信经典是一药，息心抱道是一药，为善不倦是一药，济度贫穷是一药，舍药救疾是一药，信礼神佛是一药，知机知足是一药，清闲无欲是一药，仁慈谦让是一药，好生恶杀是一药，不宝厚藏是一药，不犯禁忌是一药，节俭守中是一药，谦己下人是一药，随事不慢是一药，喜谈人德是一药，不造妄语是一药，贵能授人是一药，富能救人是一药，不尚争斗是一药，不淫妓青是一药，不生奸盗是一药，不怀咒厌是一药，不乐词讼是一药，扶老挈幼是一药。古之圣人，其为善也，无小而不崇；其于恶也，无微而不改。改恶崇善，是药饵也。录所谓百药以治之。

龚氏"百病百药"篇很显然脱胎于道教《太上老君说百病崇百药经》这篇劝善文，均是从为人处世出发，达到劝度世人之效。龚氏的劝世歌诀内容及主旨与道教劝善文同出一辙，生动体现了善恶福祸的生命伦理观、孝敬友爱的家庭伦理观、诚信仁爱的社会伦理观和慈心关爱的生态伦理观，重视人的道德修养对于生命长存的重要性，倡导形成长幼有序的社会大环境，教育大众以仁爱慈善之心做人处事，怀着对生命的敬重与热爱，珍惜和善待天地万物。

2. 辑录仙方

综观龚廷贤流传的方药著作中，有诸多药方，往往冠以"神仙"或"某仙传方"。《万病回春》中，即有20余处。《寿世保元》载"仙传黑虎丹""仙传珊瑚紫金膏""鲁府遇仙传种子药酒方""神仙化僻膏"等。有的还写明具体某仙所传，如《万病回春》载"吕洞宾仙传芦吸散""吕洞宾仙传化毒汤"；《济世全书》载张三丰传"神仙万亿丹""许真君如意丹""太上老君丹"；《寿世保元》载"益府秘传太乙真人熏脐法"，《古今医鉴》载"吕纯阳降笔传治翻胃方"等。有些药制作程序十分讲究，如《济世全书》载"神仙太乙紫金丹"的炮制，寻得药材之后：

上制法，宜端午、七夕、重阳，或月德黄道上吉日。修合量药多寡，预期数日前，主人及医生俱斋戒沐浴，易瀚濯，及新洁衣巾履袜，于僻净室焚香，各用新洁器盛，纸盖。至期夙兴，主人率医生，焚火陈设药品，拜祷天地毕……要在斋心至诚，极其洁净，如法修制，毋令丧服体气、不具足人、妇人、鸡犬见之……

又如"神仙万亿丹"的制作：

上方于寒食日，用好酒和白面为饼，飞罗干白面于内，蒸熟，去包皮，将内白面收贮。至五月端午午日午时，焚香于净室中制之，忌妇人、鸡、犬见之。

其复杂程度，对于炮制条件的苛刻，堪比炼丹。

在龚氏诸多方药中，"救荒辟谷"类与仙道联系紧密。辟谷，即断绝谷食，本是先秦神仙家的一种炼养方术，后被道教继承发展。《济世全书》中"救荒"篇载"驻世金丹"，旁有小注："一名长生丸，方外异人传。"按照要求制丹后，服用时有的还需配合咒语：

服时，面东持药，念咒一遍吹在药上，如此七遍毕，以乳香汤送下。咒曰：天清地宁至神至灵，三皇助我六甲护形，去除百病使我长生，清清静静心为甲庚，左招南斗右招七星，吾令立化与天齐生。吾奉太上老君，急急如律令。

龚廷贤在《万病回春·卷四·补益门》中于"红铅制法"后列有"三元丹"和"神仙小圣药"，与道门丹剂颇为类似，即在配方中和服用时都加入了人乳、鸡蛋、紫河车等血肉有情之品，以期"以人补人"。

三元丹，治诸虚百损，补气生精，安魂定魄，益寿延年。红铅、娇乳各一两辰砂、乳香各一钱，秋石一钱，用便盆或新砖自生者方可。上俱为细末，用鸡子一个，磕一孔将青黄倾出，用纸展浮装前药入内，纸糊严密，放群蛋内，与鸡抱之三七取出，乳和为丸如梧桐子大，每服三丸，五更时人乳送下，稍有汗出，不可见风。

神仙小圣药，红铅半盏，真女首经更佳，二三次出者次之，其色红黄为上，纯红者为中，紫黑者不用，朱砂五钱，用辰州豆片者佳，有精神为最。

3. 内丹功法

静功是道家修炼的重要手段，龚廷贤著作中包含的此类内容颇多。

（1）太上玉轴六字气诀：将呼吸吐纳用于养生治病最早见于道教经典《庄子》，其"刻意篇"有云："吹嘘呼吸，吐故纳新，熊经鸟伸，为寿而已矣。"六字气诀是行气吐纳法的一种，最早记载于南朝著名道士陶弘景的《养性延命录》，其中的"服气疗病篇"谓：

凡行气，以鼻内气，以口吐气，微而引之，名曰长息。纳气有一，吐气有六。纳气一者，谓吸也，吐气六者，谓吹、呼、唏、呵、嘘、呬，皆出气也。凡人之息，一呼一吸，元有此数。欲为长息吐气之法，时寒可吹，时温可呼。委曲治病，吹以去风，呼以去热，唏以去烦，呵以下气，嘘以散滞，以解极。凡人极者，则多嘘。道家行气，率不欲嘘，嘘者，长息之心也。

并建立起六字气诀的不同功用及与脏腑的对应：

心脏病者，体有冷热，呼吹二气出之；肺脏病者，胸背胀满，嘘气出之；脾脏病者，体上游风习习，身痒疼闷，唏气出之；肝脏病者，眼疼，愁忧不乐，呵气出之。以上十二种调气法，根据常以鼻引气，口中吐气，当令气声逐字吹、呼、嘘、呵、唏、吐之。若患者根据此法，皆须恭敬用心为之，无有不瘥，愈病长生要术。

后唐代道医孙思邈《备急千金要方·养性》又增加"肾呬"，并主张进行前宜先做导引。其后唐代道士胡愔对六字气诀脏腑配属做了全新调整，《黄庭内景五脏六腑补泻图》中将原先的"肺嘘、肝呵、肾呬、脾嘻、心呼吹"调整为"肝嘘、心呵、脾呼、肺呬、肾吹、胆嘻"模式，得到了后世的普遍遵循。龚廷贤在《寿世保元·卷四·补益》中保留了经胡愔调整过的六字气诀，详细记载练功方法及效用：

　　不炼金丹，且吞玉液，呼出脏腑之毒，吸采天地之清。太上玉轴六字气诀，道藏有《玉轴经》，言五脏六腑之气，因五味熏灼不和，又六欲七情，积久生疾，内伤脏腑，外攻九窍，以致百骸受病，轻则痼癖，甚则盲废，又重则伤亡。故太上悯之，以六字气诀，治五脏六腑之病。其法，以呼字而自泻去脏腑之毒气，以吸字而自采天地之清气以补之，当日小验，旬日大验，年后万病不生，延年益寿，卫生之宝，非人勿传。呼有六，曰呵、呼、呬、嘘、嘻、吹也，吸则一而已。呼有六者，以呵字治心气，以呼字治脾，以呬字治肺气，以嘘字治肝气，以嘻字治胆气，以吹字治肾气，此六字气诀，分主五脏六腑也。凡天地之气，自子至巳为六阳时，自午至亥为六阴时。如阳时，则对东方，勿尽闭窗户，然忌风入，乃解带正坐，叩齿三十六以定神。先搅口中浊津，漱炼二三百下，候口中成清水，即低头向左而咽之，以意送下。候汩汩至腹间，低头开口，先念呵字，以吐心中毒气。念时耳不得闻呵字声，闻即气粗，乃损心气也。念毕，仰头闭口，以鼻徐徐吸天地之清气，以补心气，吸时耳亦不得闻吸气，闻即气粗，亦损心气也。但呵时令短，吸时令长，即吐少纳多。吸讫，即低头念呵字，耳复不得闻呵字声。呵讫，又仰头以鼻徐徐吸清气以补心，亦不得闻吸声。如此吸者六次，即心之毒气渐散，又将天地之清气补之，心之元气，亦渐复矣。再又依此式念呼字，耳亦不得闻呼声，如此呼者六次，所以散脾毒，而补脾元也。次又念呬字，以泻肺毒，以吸而补肺元，亦须六次。次念嘘字，以泻肝毒，以吸而补肝元。嘻以泻胆毒，吸以补胆元。吹以泻肾毒，吸以补肾元。如此者并各六次，是谓小周。小周者，六六三十六也，三十六而六气遍，脏腑之毒气渐消，病根渐除，神气渐完矣。次看是何脏腑受病，如眼病，即又念嘘嘻二字各十八遍，仍每次以吸补之，总之三十六讫，是为中周。中周者，第二次三十六，通为七十二也。次又再依前呵、呼、呬、嘘、嘻、吹六字法，各为六次，并须呼以泻之，吸以补之，愈当精虔，不可怠废，此第三次三十六也，是为大周。即总之为一百单八次，是谓百八诀也。午时属阴时，有病即对南方为之，南方属火，所以却阴毒也。然又不若子后巳前面东之为阳时也，如早起床上面东，将六字各为六次，是为小周，亦可治眼病也。凡眼中诸症，惟此诀能去之，他病亦然……如病重者，每字作五十次，凡三百，而六腑周矣，乃漱炼、咽液、叩齿如初。如此者三，即通为九百次，无病不愈。秘之秘之，勿与人传。

孙真人云：天阴雾恶风猛寒，勿取气也，但闭之。

龚廷贤对此六气真诀的介绍十分详尽，并指出此法为"太上慈旨也，略见于《玉轴真经》而详得之师授也"。《玉轴真经》全名《上清黄庭五脏六腑真人玉轴经》，1卷，作者不可考。原文出自《正统道藏》正一部，后北宋张君房《云笈七签》卷十四收入部分内容。可见龚氏对道教功法的习炼十分纯熟，并有所师承。

（2）呼吸静功妙诀：呼吸静功妙诀也是道家养生功法之一，最早见于敦煌卷子3810号。整个卷子属道家内容，包括：①湘祖白鹤紫芝遁法；②踏魁罡步斗法；③太上金锁连环隐遁真诀；④足底生云法；⑤呼吸静功妙诀；⑥神仙粥。

此功法以气、息、心、肾为关键，提出"人生以气为本，以息为元，以心为根，以肾为蒂"，并认为"天地化工流行亦不出呼吸二字，人呼吸常在于心肾之间，则血气自顺，元气自固，七情不炽，百病不治自消矣"。卷子中以行书写录了该功法的理论基础、练习步骤、注意事项等，并附"神仙粥"方。

《寿世保元·卷四·补益》完整收录了此功法：

人生以气为本，以息为元，以心为根，以肾为蒂。天地相去八万四千里，人心肾相去八寸四分。此肾是内肾，脐下一寸三分是也，中有一脉，以通元息之浮沉，息总百脉，一呼则百脉皆开，一吸则百脉皆合。天地化工流行，亦不出呼吸二字。人呼吸，常在心肾之间，则血气自顺，元气自固，七情不炽，百骸之病自消矣。每子午卯酉时，于静室中，厚褥铺于榻上，盘脚大坐，瞑目不视，以绵塞耳，心绝念虑，以意随呼吸一往一来，上下于心肾之间，勿急勿徐，任其自然。坐一炷香后，觉得口鼻之气不粗，渐渐和柔，又一炷香后，觉得口鼻之气似无出入，然后缓缓伸脚开目，去耳塞，下榻行数步，又偃卧榻上，少睡片时，起来啜淡粥半碗，不可作劳恼怒，以损静功。每日能专心依法行之，两月之后，自见功效。

此篇文献只有短短270字，但把静坐的时间、地点、姿势、方法、步骤，以及练功前的精神意识、收功后的放松调理，都交代得清清楚楚，而且从元气入手解释其机理，宏观到天地气化之流行，精微至口鼻气息之粗细，言简意赅又内涵丰富。练功时间选择子午卯酉四个时辰，恰是人体阴阳气血变化的时机，行此静功长期锻炼，从"心绝念虑"而守其神，神气相合，使口鼻呼吸进入"似无出入"之胎息状态，从而达到祛病延年的目的。胎息是道家功法一类，道家经典《胎息经》云："气入身来为之生，神去离形谓之死。知神气可以长生，固守虚无，以养神气。神行则气行，神住则气住。若欲长生，神气相注。心不动念，无来无去，不出不入，自然常住。勤而行之，是真道路。"这段论述详细说明了胎息长生之理，也可为呼吸静功的释义。

练功后的将养，不仅讲究缓形散步，更配合进食淡粥，并附神仙粥方，以助功力。龚氏在"劳瘵"篇的补遗中收录了神仙粥的做法，并补充说明此粥除壮元阳外还可治"男子劳伤，而得瘵疾，渐见疲瘦，并传尸劳瘵"。

山药蒸熟，去皮一斤；鸡头实半斤，煮熟去谷。捣为末。入粳米半升，慢火煮成粥。空心食之。或入韭子末二三两在内尤妙。食后，用好热酒饮一二杯更妙。此粥善补虚劳，益气强志，壮元阳，止泄精。神妙。

神仙粥的主要成分山药，其味甘平，入脾、肺、肾经，《神农本草经》列为上品，言其能"补虚羸，除寒热邪气，补中益气力，长肌肉，久服耳目聪明，轻身不饥延年"。李时珍《本草纲目》云："山药益肾气，健脾胃，止泄痢，化痰涎，润皮毛。"《景岳全书·本草正》中说："山药，能健脾补虚，滋肾固精，治诸虚百损疗五劳七伤。"鸡头实，又名芡实，《神农本草经》中亦列为上品，说它"味甘平，主治湿痹，腰脊膝痛，补中除暴疾，益精气，强志，令耳目聪明，久服轻身不饥，耐老神仙"。《本草求真》认为其"功与山药相彼，然山药之阴，本有过于芡实，而芡实之涩，更有甚于山药，且山药兼补肺阴，而芡实则止于脾肾而不及于肺"。粳米也有极好的健补脾胃、滋养"后天"的作用。《本草经疏》誉粳米为"五谷之长，人相须赖以为命者也。血脉精髓因之以充溢，周身筋骨肌肉皮肤，因之而强健"。清·王士雄《随息居饮食谱》云："粳米甘平，宜煮粥食。粥饭为世间第一补人之物。贫人患虚证，以浓米汤代参汤，每收奇效。米粥油大能补液填精，有裨蔽老。"《医药六书·药性总义》称赞："粳米粥为资生化育神丹。"韭子，味辛甘，性温无毒，入肝肾经，壮阳固精，治阳痿梦遗。《备急千金要方》云："治梦泄，韭子二升，稻米三升，点粥服。"

以薯预、鸡头实、韭子配合粳米慢火煮成的神仙粥，不仅营养丰富，健体补虚，且能治诸多疾病，实为药粥佳肴，后世医家延续此意，创制以山药为主的养生粥以疗疾养生。近代名医张锡纯作《医学衷中参西录》，在食疗方面，以"山药粥"为基本方，创制了珠玉二宝粥、三宝粥、薯预半夏粥、薯预鸡子黄粥等无米药粥方，用于临床治疗不同的疾病，收到理想的效果。

（3）神仙接命秘诀：《寿世保元·卷十》《鲁府禁方》中"寿"集"补益"条中，载有"神仙接命秘诀"。

一阴一阳，道之体也；二弦之气，道之用也。二家之气，交感于神室之中而成丹也。万卷丹经俱言三家相会，尽矣。三五合一之妙，概世学仙者，皆不知下手之处。神室、黄道、中央、戊己之门比喻中五即戊也。真龙、真虎、真铅、真汞金木水火此四象，皆喻阴阳玄牝二物也；炼己筑基，得药，温养，沐浴，脱胎，神化尽在此二物运用与己一毫不相干即与天地运行日月无二也。悟真云：先把乾坤为鼎器，次将乌兔药来烹。临驱二物归黄道，争得金丹不解生。此一诗言尽三家矣。千言万语俱讲三姓会合，虽语句不同，其理则一而已矣。但周天度数，分在六十四封之内，以为荃蹄。朝进阳火，暮退阴符，其数内暗合天机也。

其后并有特指明为仙师亲授的口诀，其诀为：

一三二五与三七，四九行来五十一，六十三兮七十五，八十七兮九返七，若人知此阴阳数，便是神仙上天梯。

在口诀后附有河图数、先天度数、暮退阴符、朝进阳火及行持方法等诸节内容。其行持方法云：

塞兑垂帘默默窥，待先天氶至，十六起至四止，就换于左起，三至十七止，即换炉用鼎。在右，自二、四、六、八、十吹嘘，不用上药。右边数尽，即换于左，从一、三、五、七、九、十一行尽功夫，吐水而睡。其药周身无处不到，自然而然也，即淋浴也……自此得药之后，却行温养火候之功，十月共六百封，终身外有身矣。却行演神仙出壳之功，一日十饭不觉饱，百日不食不觉饥，尽矣……此二节工夫，待人道周全方可行之。凡行之时，先令病人仰面平枕……然后令童女照前数吹之。吹法为：先取红铅……临用时以童便化开，滴入橐籥小头口边，入鼻内，将大头令童女噙，使力吹之如上法。病人候吹气，即吸入童女气……久久行之，能接补天年……

具体行持之法中所谓吹法，即"神仙接命秘诀"前之"疗病橐籥图"中的双鼻孔进气之法，即将橐籥插入病人鼻孔中，由童女吹之，而病者吸之，如病人为女性则用童男吹之。所谓进阳火退阴符，陈撄宁解释为指坐功时体内的气"自尾间升上泥丸，乃在背脊一路，名为进阳火；自泥丸降下气海，乃在胸前一路，名为退阴符。以升为进，以降为退。又凡后升之时，身中自觉热气蒸腾，乃至前降之时，则热气渐归冷静。以此热气盛为进阳火，热气平为退阴符。"（陈撄宁．陈撄宁仙学文选）同为旴江医家的万全在《养生四要·慎动第二》中也说："阴阳者，动静之谓。时行则行，进阳火也；时止则止，退阴符也。"

神仙接命秘诀是龚廷贤所传承道家彼家阴阳丹法中的龙虎丹法，强调"三家相见"，对此道门内也有所争议。所谓"三家相见之龙虎丹法"，根据其主张者所言，就是龙（乾鼎）、虎（坤鼎）、丹士三家（三个人）相见却并不涉及体交的方法。该法传承甚为隐秘，知之者多详之者少。龚廷贤与道家内丹重要著作《金丹真传》的作者孙汝忠的父师孙教鸾同为安思道门人，因此他在著作中所记载的神仙接命秘诀被视为承袭张三丰，继《金丹真传》"男不宽衣，女不解带，敬如神明，爱如父母"后讲述三家相见之法的重要文献。

近人张义尚先生在20世纪六七十年代所撰《仙道漫谈》一书中认为此道乃"伯阳、纯阳、紫阳、三丰等之真正人元丹法"，曾言："龙虎丹法，从头到尾龙虎并用，火药俱全（龙为火，虎乃药），此是南宗正传。举凡筑基得药，至炼己还丹，功法虽步步不同，但始终皆由身外之龙虎运用，修丹者只坐享其成而已。古称金鼎火符之道，以及百二十岁皆可还丹，乃是专指此而言……龙为火，为童男；虎为药，为童女。此乃丹家事实，以往书中从无人敢明言者。凡知此者，是为已开阴阳之门，必是曾遇道家明人指示者。依此而读正宗丹书，方有入门人。"又称："可惜欲修此道，法财侣地缺一不可，千千万万学道人中，又难得有一真知者，何况纵得真法，因缘不偶，亦只好望洋兴叹，抱道而终。"

龚氏的秘诀尽管公布了仙师秘授口诀，但并没有讲解行法的详细过程。另一位佛家密宗的修持者陈健民先生在其著《曲肱斋全集》第二册"从道家的功夫谈到密法的殊胜"一文"龙虎丹法——三家相见"一节中披露了一种具体方法："道家所谓的龙虎丹法，就是一龙（男）一虎（女）与修行者，是为三家……三家丹法本来是最秘密的，《参同契》所说的正是该法，不过不是明说，非一般人所能知，惟有东猜西猜。其实，就是一男一女与丹道修行者，是为三家。所说的相见，实不相见，只能私通消息。其法乃三人均隔墙壁，修行者用木箱笼罩自己；女在墙壁之外，行者之前；男亦隔壁，在行者之后。龙用琴凳，虎用剑凳，上通以篱，用龙口气，通虎口气；下通以篱，用虎之气，通行者之身。彼此不相见，通的是龙虎二者纯阳之气，以补行者之智慧。"（陈健民. 曲肱斋全集：第二册. 北京：中国社会科学出版社，2002：280-281）

无论是《真丹真传》的歌赋，龚廷贤的秘诀，还是近人的解说，"三家相见"之法总给人过于玄虚的印象，所以道门中也有人认为乃无稽之谈。有名为蒲团子的作者在《武当》发表文章《对"龙虎三家"之说的一点看法》，认为，所谓的"龙虎三家"之说没有理论论据，应该是江湖方士之流的一种旁门左道，是在明末理学的思潮之下，由文人演绎，从房中术变革而来。

4. 符咒治病

符箓和咒语广泛应用于道教治病驱魔、科仪斋醮、炼养修持中。江西旴江净明道祖师许逊以其神方、符咒治疗大疫。"五斗米道""太平道"创立初期，以医传教，也采用"符水""咒说""祝文"等方式治病。在龚廷贤的方书中，亦不乏符咒治病内容。

（1）鱼鲠，蛊毒：符咒治疗鱼鲠，民间流传广泛。龚氏诸多方书中，"鱼鲠"一篇总有符咒治法，且方法多样。《鲁府禁方》："载骨鲠，治鱼刺方，咒鲠：吾从西来，铁背夜入，入吾喉中，化为碎粉。谨请南斗六星，北斗七星，急急如律令（掐剑诀，一气七遍）。"《济世全书》载骨鲠："咒水治鲠法：以净器盛新汲水一盏，捧之面东默念云：谨请太上东流顺水，急急如南方火帝律令，敕。一气念七遍，即吹一口气入水中，如此七次以水，患人饮之立下。”《古今医鉴》《寿世保元》均载用符水法治诸骨鲠。

《济世全书》载解蛊毒咒：“凡入蛊毒人家，才入，先默念三遍或七遍。父为蚿蝤虫，母为罗蛇女，眷属七千人，吾尽识得汝。”

（2）疟疾，瘟疫：疟疾，“一符咒治疟。于临疟日早五更，鸡犬不闻之际，令病人朝东方立，将朱砂画符于病人背上，念咒云：‘天火烧太阳，地火烧五方，雷火势常法，烧死诸不详，急急如律令。’就是久疟，不过二次即止”。

《种杏仙方》瘟疫，“一方治瘟疫邪气百病。用枣一枚，咒华表柱，念七遍。望天罡取气一口，吹于枣上，令病人嚼吃，汤水任下。此三字，鬼之祖名也。”

邪祟，多用符咒之法。《种杏仙方》邪祟条：“一方，治远行所在有邪魅。但至宿所，望空书九龙符，则压诸邪魅，精怪不敢动。

“一方，治百邪法。常以鸡鸣时，心念四海神明三七遍，可避诸邪恶鬼，令人不病瘟疫。如入病人室，心念三遍尤好。咒曰：东海神阿明，南海神祝融，西海神巨乘，北海神禺强。一方出行不及择选良辰，须定心齐足正身，作用先四纵，后五横，以右手大拇指画之，咒曰：吾今出行用兵，禹王卫道，蚩尤避兵，虎狼不得行。周游天下，还归故乡，挡吾者死，避吾者昌。吾奉九天玄女，急急如律令，敕。”

（3）产育：《鲁府禁方》产育催生方：“咒曰：九天玄女下界来，身穿罗衣脚撒鞋。扬子江河一点水，产妇吃了产门开。谨请南斗六星，北斗七星，吾奉太上老君，急急如律令，敕。默念七遍，吹在水内，产妇吃之即下。”

（4）服药，行针：“服时，面东持药，念咒一遍吹在药上，如此七遍毕，以乳香汤送下。咒曰：天清地宁至神至灵，三皇助我六甲护形，去除百病使我长生，清清静静心为甲庚，左招南斗右招七星，吾令立化与天齐生。吾奉太上老君，急急如律令。”《鲁府禁方·卷五》一论雷火针法：“咒曰：天火地火，三昧真火，针天天开，针地地裂，针鬼鬼灭，针人人得长生，百病消除，万病消灭。摄过。上法可遇患人应痛处针之，用纸三层或五层，量病加减，衬纸于痛处穴上，将桃针向灯火点着，随后念咒三遍，针疾立愈。其针用五月五日东引桃枝，削去皮，两头如锤子样，长五六寸，用尖。”

江西是中国道教的发源地和兴盛地，盱江流域自古仙道活动频繁。汉昭帝（前86—前75）时，即有仙人浮丘公及弟子王、郭二仙在南城丹霞山（后称麻姑山）修道；西汉末年南昌尉梅福弃官修真，于西山梅岭得道；三国东吴时葛玄在樟树阁皂山开创灵宝派阁皂宗，并在此得道；晋代许逊在南昌率教团传扬净明忠孝之道，相传举家飞升；唐代高道施肩吾隐居南昌西山，著书论述内丹之法；北宋末年南丰道人王文卿创立神霄派，结合内丹与符箓，影响深远；南宋末年临川道士雷思齐，精《易》《老》之学，著书数十卷传世；明末清初，南昌伍守阳、柳华阳专习全真龙门功法，参照禅学，最终得道。二人著作四部合编为《伍柳仙宗》，传播广泛。

盱江医家身处浓厚的仙道文化氛围，难免深受影响。龚廷贤将行医视为活人、积阴功的"仙道"；本人以"山人""悟真子"为号，以道者自居；作劝世歌诀，生动体现了道教善恶福祸的生命伦理观；用道家理论阐释宇宙天地、认识人与自然；援道入医，大量辑录道家仙方，将道家内丹功法用于防病治病；怀着对生命的珍惜和善待，在难产等疑难病证中使用道教符咒。以上种种都深刻体现了龚氏重生贵生的道医风范。盱江流域同时也是儒风鼎盛之所，龚氏著作中儒、道思想的杂糅，也生动反映了盱江医学与地方传统文化的紧密结合。

三、龚居中与道术养生

龚居中，字应圆，号寿世主人，又号如虚子，江西金溪人，为龚廷贤同族后人，盱江代表医家，列入江西古代十大名医之一。其生年不详，《中国人物词典》中明确指出龚居中卒于清顺治三年（1646）。明代肖京《轩岐救正论》记载："万历年间，江右世医龚应圆，一代良工也。"所以龚居中应当为明末清初人，生活于明万历至清顺治年间，曾任明代晚期太医院医官。

龚氏毕生勤奋好学，精通医理，临床经验极为丰富，对内、外、儿各科都有所长，而且通晓针灸、气功等却病养生之术。他一生著述甚多，不亚于龚廷贤。据今人考证有《痰火点雪》《女科百效全书》《新刊太医院校正小儿痘疹医镜》《（新刻）幼科百效全书》《外科活人定本》《外科百效全书》《福寿丹书》《养生两种》《经验百效内科全书》《经验良方寿世仙丹》等10种。其中以《痰火点雪》（又名《红炉点雪》）最为著名，是劳瘵辨治专书，奠定龚氏的医学地位。《福寿丹书》为养生专著，集中反映了作者的道家思想。此外，《女科百效全书》《经验良方寿世仙丹》等书中记载有生男生女、转女为男之法、月空方位例、逐月安产藏衣忌向方位、推妊妇行年法、体玄子借地法、禁草法、禁水法以及各类仙方等也颇有道家意味。

龚氏还增补过几种书籍，其中黄一凤（字时鸣，江西峡江人，明万历丙戌进士）的有两种，即《重订相宅造福全书》和《相吉八宅周书》，后者现存于北京大学图书馆；又有《保赤全书》2卷，明管橓撰，龚居中补，现亦存于北京大学图书馆。另有《养生两种》1卷，成书于明天启四年（1624），系《万寿仙书》和《易筋经》之全抄本，现存抄本，藏于中国中医研究院图书馆。

《轩岐救正论》中肖京称龚居中为"一代儒医"，但考察其生平事迹及代表著作，和龚廷贤一样，可见一派道医风范。

（一）以道交游

1. 个人经历

龚居中以道人自居，好友通判敖祜在天启甲子年（1624）给《福寿丹书》作的序言中将其字"应圆"解释为"执圆中以应无穷"。这句话出自《庄子·齐物论》："彼是莫得其偶，谓之道枢。枢始得其环中，以应无穷。"意思是抓住了大道的枢纽也就抓住了事物的要害，从而顺应事物无穷无尽的变化。龚居中自号"如虚子"也是庄子"物我如一"观念的体现。在《福寿丹书》桂绍龙序中记载："应圆初习举子业，能属文，髫年善病，因弃而学医。"龚居中在《幼科百效全书》自序中说："余家庭授受疗男妇之法，奇正不一，独小儿推拿，尤得其传。"可见龚居中幼年本以读书科举为业，但因体弱多病，力不从心，因而弃学从医，其家族为世医，尤其擅长小儿推拿。

在《幼科百效全书》中有"儒医龚居中""儒医龚应圆"字样，可见龚居中由儒入医的痕迹。但《福寿丹书》桂绍龙序中这样描述："书林里有一人颇奇，似儒流，亦似散人，似大医王，又似玄宗主，包涵无垠，莫可名状。"《福寿丹书》龚廷献序言中说："家应圆业儒攻医，于《参同》《悟真》诸奥义，妙有契授，桂骧云方伯尝折节之。"

敖祜是江西高安龙城人，曾任河南开封府通判。龚廷献为龚氏族人，崇祯年间任御史。崇祯七年，京师闹饥荒，龚廷献曾绘制《饥民图》上报皇帝以求救助。桂绍龙，字允虞，是龚居中的金溪同乡，万历三十五年（1607）进士，为礼部郎中时因力抗高官而声震朝廷，后官至福建左布政使。这几位与龚居中或为密友或为亲族，来往密切，非常了解。因此序言当中对他的描述与评价，可信度很高。从这些描述中可见，龚居中初业儒后由儒入医，在行医过程中又深参道家精义，援道入医。

2. 结交群贤

《福寿丹书》桂绍龙序中言龚居中："梓里不以名著，时托迹漫游于秣陵、维扬间，与诸公相订正。动以岁月计，多方踪迹，终不可得。"秣陵为南京的别称，1402年明成祖朱棣在南京登基称帝后将都城迁往北京，而南京也是都城之一，有一整套的政府组织，所以龚居中为太医院医官时可能主要任职于南京。维扬即今天扬州，距离南京不远，也是龚居中主要活动之所。

龚居中在"托迹漫游"时，结交了喻龙德、刘孔敦等好友，都为道门中人。

喻龙德，字明时，别号实实子，号达用生，道号书隐先生，又自称古人、天下人等，生卒年月不详。大约生活于明万历、天启年间，江西南州（又称豫章，今南昌一带地区）人。喻龙德仕途不得志，退而归隐著述。在龚居中的大力帮助下，刊行了《喻子十三种秘书兵衡》。喻龙德也为龚氏的《福寿丹书》进行校勘修订，《福寿丹书·安养篇》卷首有这样的记载："豫章云林如虚子龚居中纂著，南州友人实实子喻龙德鉴定。"

刘孔敦（1604—？），字若朴，号指月道人，又号石室道人，是建阳书坊刘氏家族乔山堂的传人。建阳刘氏始祖为京兆万年（今陕西临潼）人刘翱（858—936），唐昭宗时为荣禄大夫，因躲避战乱，与两弟刘翔和刘幽渡江入闽，各择地而居。刘翱卜居麻沙，号西族北派；刘幽卜居建阳马伏，号西族南派；刘翔卜居崇安五夫，号东族。刘翱生四子晓、玮、哗、噪，分为元、亨、利、贞四房。宋代麻沙刘氏刻书者多为元、利二房中人，亨房传四世刘简迁居江西临川，贞房则原居麻沙渡头，宋末由元代著名刻书家刘君佐迁居崇化里书林。君佐由此被称为始入书林之始祖，元明两代刻书者多为贞房中人。刘氏刻书始于北宋，知名的刻书家之众，传世的刻本之多，刊刻的质量之高，完全可以和建阳余氏相媲美。

乔山堂创始人为刘少岗（乔山），其子刘大艮（龙田）成就最大，刘孔敦为刘大艮第三个儿子，直接参与刻书，是乔山堂第三代传人。乔山堂所刻图书内容以子部书为主，而以医书、类书、术数堪舆诸书占较大比例，其中医药类书籍有十七部之多，占三分之一。崇祯二年（1629）刘孔敦刻印了由黄一凤纂著，龚居中增补的手抄本《重订相宅造福全书》2卷，并参与校订。此外，刘氏还为龚居中增辑过几种书籍，如《外科补遗秘授经验奇方》《女科百效全书》《（太医院手授经验）百效内科全书》等。特别值得一提的是《女科百效全书》的增订工作，康熙六年（1667）刘氏拿到书稿时，龚居中已经过世，而刘氏也已年过花甲（64岁），但还是亲自为其增补，并很快于同年付梓，可见二人之间的深厚友情。

（二）援道入医

《福寿丹书》是直接体现龚居中道医思想的代表著作。本书明代天启四年初刊时名《福寿丹书》（一名《五福万寿丹书》），为6卷本。篇目有"安养篇""延龄篇""服食篇""采补篇""玄修篇""清乐篇"。后于崇祯三年（1630）修订时，删去了"玄修篇"和"清乐篇"，增补了"脏腑篇"，取名《万寿丹书》，5卷本。其内容包括：一福安养篇，主要阐述衣、食、住、行、宜忌与长寿的关系；二福延龄篇，载诸仙修炼图势及秘诀；三福服食篇，录有关抗老防衰、益寿延龄之食疗、食养方；四福采补篇，介绍房中养生至要；五福玄修篇，授气功、炼丹之术，乾坤交媾之法；六寿清乐篇，宣传清平之乐；脏腑篇，论述脏腑形态功能及虚实调护之方。此外，在《红炉点雪》和其他百效全书系列中亦多次引用道家修炼方术阐述临床祛疾养生之法。

1. 内养重丹田

道家修炼素来将丹田视为关键部位，认为丹田是男子精室、女子胞宫的所在处。晋代葛洪《抱朴子·内篇·地真》将丹田解释为三处：即上丹田在两眉间，中丹田在心下，下丹田在脐下。而龚居中在《痰火点血》中认为"丹田者，肾前脐后也"。在"却病秘诀"中，龚氏首先纠正一般人把脐下一寸三分的地方作为丹田的错误，感叹"夫修身之士，不识丹田所在，咸指脐下一寸三分为言，谬乎"！然后指出丹田的重要意义，认为丹田是躯体中的气聚之源，是人体之气升降出入的要地。丹田之气畅通无阻，就水火相济，身体健康，否则"根地否塞，则水火不能升降，心火炎炽，肾水枯竭，百病由此而生"。上至头晕眼花，下到腰疼疝凝痔结，严重些可致真阳不固，甚至夭折。由此在"却病延年一十六口诀"中介绍由丹田入手的内丹养生法，只要坚持不懈就会有显著效果，"衰者起，萎者愈。疲癃转康健之躯，枯槁回温润之色，顿觉增精补髓，养气助阳，眼目光明，疝痔消灭，身轻力健，百病咸除"。其中"梦失封金柜""形衰守玉关""凝抱固丹田"三句都跟丹田有关。如"梦失封金柜"的功法，是在每日临睡前，凝息定气，用左手搓揉脐部二七次，然后交替用右手重复做二七次，再同时用两手搓揉胁腹五七次，左右摇肩三两回，接着咽气纳于丹田，屈足侧卧，就可以避免欲火妄动而引起的精神疲惫，避免滑精、梦遗等现象。"形衰守玉关"指面容枯槁无华时，要时时刻刻意守丹田，即意守肾前脐后的位置。无论坐卧行走都要意守不散，固守不懈，如果再能运用周天之火，自然能滋生精气神，此时不但容颜能变年轻，身体也会轻健灵活。"凝抱固丹田"是定息抱住肚脐，不论子午时辰，不顾浮沉进退，10天之内，就可以产生真气，百日之后，能够清洗垢腻，而且不患饥渴，不被寒暑侵袭，驻颜还童。

道家内丹功法中呼吸方法也是重要内容，龚居中较为注重闭息。闭息升身指屏气调匀呼吸，使身体产生轻便向上升起的感觉，宋代文豪苏轼《养生诀上张安道》解释："闭息，最是道家要妙。先须闭目净虑，扫灭妄想，使心源湛然，诸念不起，自觉出入息调匀，即闭定口鼻。"龚居中的养生口诀多有闭息内容。但不同时辰或不同情境下的闭息，会产生不同的结果。在子午两个时辰练闭息功，可以助成肾中之火的生成。他认为火为水中之金，闭息烹炼，可以炼成内丹而使身体百脉通畅融合，五脏无滞，四肢健康。所谓起火得长安，即为此意。对于虚证，如虚风入脑或元气亏虚，闭息都能起到重要作用。如邪风入脑，虚火上攻头面导致头目昏旋、偏头痛，或中风不语、半身不遂时静坐闭息，以两手掩耳，反复摇头，存想元神，逆上入脑，就能驱逐邪风。如果病人元气虚弱、腠理不密易患风寒，在端坐闭息的同时，可以配合头部叩地。对食积气积，或气滞血瘀等积聚，也可练习闭息，并用腹部深呼吸，达到通畅肠胃、消除积食的效果。若气滞血瘀，则在按摩肿痛之时配合闭息，以左右手摩擦49次，很快能使经络通畅，气血流行。健康无病时候进行闭息，配合掩耳摇头更能添补髓海，达到长生久视的境界。

另外，在《福寿丹书·玄修篇》中集中论述了内丹的修炼理论，内容多引自《陈虚白规中指南》，并附以己见，主论道家内丹功法，详叙炼丹功法程序及内丹三要：第一条就是止念。从止念而达正念，有了正念才能"回光返照，使深御气，使气归神，神凝气结，乃成汞铅"。有了汞与铅基本物质的基础上再把握火候，在静修中慢慢结成灵丹。在修炼的过程中强调精气神的运用，并注意玄关、三丹田等位置的正确对待。

龚氏认为坎离交媾为小周天，乾坤交媾为大周天。在结丹并周天运行后便能形成胎元，形成胎元后接着修行，随着胎元的不断成长便会有不同的神妙变幻。如诗曰：

孩儿幼小未成人，须借爷娘养育恩，

九载三年人事尽，纵横三界不由亲。

2. 祛疾须导引

龚居中不但强调静养，还注意动练。在《福寿丹书·延龄篇》中转引各家导引功法近50种，图文并茂，详载各功法功效、习练法及配合服用之方药，如治腹痛乍寒乍热，端坐以两手抱脐下，待丹田温暖，行宫运气四十九口。附图为太清祖师尊真形，服药用导气汤。治久病黄肿，静坐以两手按膝，尽力磋摩存想，候气行遍身，复运气四十九口，则气通血融而病除。附图为李老君抚琴图，服药用枣矾丸。治肚腹虚饱，坐定用两手搬两肩，以目左视，运气十二口，再转目右视，呼吸同前。附图为徐神翁存气开关法，服药用保和丸。治瘫痪。立定，用右手指右，以目左视，运气二十四口。左脚前指左，右视，运气二十四口，右脚前。附图为铁拐仙指路诀，服药用顺气散。治绞肠痧、腹痛。侧坐，以两手抱膝齐胸，左右足各蹬搬九次，运气二十四口。附图为何仙姑久久登天势，服药用盐汤多灌，探吐之。这些功法多针对脾胃虚弱、腹满胀痛、元气虚衰、风寒痹痛等病证，调形调神调息并重，且配以相应方药，疗效卓著。

《福寿丹书》"安养篇"中还介绍了立式八段锦。其"戒忌"一节引"吕真人《安乐歌》"曰：

双关一度理三焦，左肝右肺如射雕，东脾西胃须单托，五劳七伤四顾摇，鳣鱼摆尾驱心病，手拔脚挺理肾腰，大小朝天安五脏，漱津咽纳指双挑。一时如此作三度，方才把火遍身烧，有人十二时中用，管取延年百病消。

八段锦为何人所创已不可考，但八段锦之名，最早出现在南宋江西人洪迈所著《夷坚志》中："政和七年，李似矩为起居郎……尝以夜半时起坐，嘘吸按摩，行所谓八段锦者。"这里提到的显然是坐式八段锦，而立式八段锦的动作雏形可以追溯到长沙马王堆汉墓出土的《导引图》。在《导引图》中有5幅图与现代流传的立式八段锦"左右开弓似射雕""背后七颠百病消""调理脾胃须单举""两手攀足固肾腰""两手托天理三焦"等动作颇为相似。到南朝梁时，陶弘景著《养性延命录》，"导引按摩第五"有6段动作与后世立式八段锦比较近似，但语言表述差别较大。北宋蒲虔贯著《保生要录》，"调肢体门"一篇有"小劳术"，其中9个动作中有5个动作类似立式八段锦，但这时仍无八段锦名称也没有独立成法。南宋曾慥著《道枢》，乃广集道教修炼方术精要的类书，其"众妙篇"记载了不少"导养之方"，大致包括了6个动作，且语言表述上已与后代定型的歌诀化语言较为接近，但多了"大小朝天""咽津补气"2个动作，少了"攒拳怒目增气力""背后七颠百病消"二式。

宋元之交陈元靓著《事林广记·修真旨要》，记载相传为唐朝吕洞宾所作"吕真人安乐歌"、传为五代陈抟所撰《房术玄机中萃纂要》，书后附录中载"吕公安乐歌"内容与"吕真人安乐歌"大同小异。这时立式八段锦主要动作雏形趋向于定型，并逐渐从其他导引式中独立出来，功法口诀渐趋歌诀化。龚居中书中沿袭道家一派保存了这一功法。此外还录入五禽戏、六字诀等练养方法。

3. 合房有术数

道教把房中术作为一种修炼方术，认为阴阳交合要"法天象地"，遵守阴阳之理，不仅要合房有度，还要行房有术，只有这样才能达到养生延年乃至升仙的目的。因此，道教房中家十分重视房室交合艺术。他们经过长期探索，总结积累了相当丰富的阴阳交合方法、形式和技巧。关于房室交合艺术，历代房中著作多有阐述，有过不同程度的探索。

在《福寿丹书·采补篇》中龚居中收录了大量男女双修、交战采炼的方法，并在篇末附有大量与采炼相对应的方药。龚氏的其他著作如《经验良方寿世仙丹》中，也可散见少量的房中内容。《外科活人定本》（1630）中也专缀"帏战"一篇。帏者，房帏也。帏战，暗喻男女之性事。书中列男性助阳添精助欲方16首，可补《福寿丹书》之遗。也因此，人们对龚居中产生了很大的误解。如《轩岐救正论》将龚氏列为"淫医"，并指责："著《福寿丹书》，教人采战之法，详列方论，诲淫败德，绝人长命，真岐黄之罪人也。"

房中术作为道教养生方法之一起源可能与上古时代的生殖崇拜有关。先民们把性和生殖看成是一种神圣、玄秘的现象，跟天地的四时变化，万物的生长收藏一样，与种族的繁衍强盛息息相关。春秋战国时期，以容成为代表的房中派成为先秦三大养生派别之一。汉代房中术已趋成熟，如马王堆汉墓出土的帛书、竹书，与医药养生有关的著作有14种，属房中书或与房中有关的占7种。《汉书·艺文志·方伎略》将房中与医经、经方和神仙并列为四，明确指出："房中者，情性之极，至道之际。"并记载了房中专著8种186卷。在东汉天师道中，房中术具有重要的地位。《神仙传》就曾指出张道陵惯用房中术给人治病，"其治病事，皆取玄素，但改易其大较，轻其道尾，而大途犹同归也"。这里所说的"玄素"即《玄女经》《素女经》，都是有关房中术的经典著作。

从一开始房中术就被视为一种长生术，如《十问》云："虚者可使充盈，壮者可使久荣，老者可使长生。"三国时房中术大行，从天师道的"男女合气"，到左慈、甘始、东郭延年、封君达等房中术大师能行"容成御妇人术"，被曹操招在身边，"问其术而行之"。两晋南北朝葛洪、陶弘景、褚澄等人均有专著，并开始了分流，一向气功、导引、长生之类的神仙术靠拢，一向优生优育、性医学、性治疗学方面发展。隋唐之际，著述亦多，如孙思邈《千金要方》有"房中补益篇"，王焘《外台秘要》有《素女经》所附经方。日人丹波康赖于公元982年所撰的《医心方·房内》收集了唐以前房中方书达20余种。宋元以降，理学盛行，史书不再著录房中方伎，促使其更进一步分流，一方面附着于医学书籍，在求嗣、抗衰老、性医学各方面莫不受到房中理论的影响指导，如陈自明的《妇人大全良方》，朱丹溪的《格致余论》（内有"饮食色欲箴""色欲箴""房中补益"等篇），李鹏飞的《三天延寿参赞书》，万密斋的《养生四要》，徐春甫的《古今医统》，高濂的《遵生八笺》，岳甫嘉的《妙一斋医学正印种子编》，张介宾的《景岳全书·子嗣类》等。另一方面与宗教合流，大肆流行，如张三丰、陆西星、吕洞宾等道教的男女双修术，喇嘛教的"欢喜天""演揲儿法"等均是其流变。明代虽然表面上仍袭用理学，但由于商品经济萌芽、皇室奢靡淫乱等因素，淫风大炽，春药、房中方术盛行，如大名鼎鼎的红铅、秋石，均被认为是"接命神丹""名曰长生，不过供秘戏耳"（《野获编》）。在这一大背景下，出现了集大成的房中专著——《摄生总要》，囊括了当时双修、内丹、种子、春药各类内容，留下了一份较为完备的研究资料。

葛洪认为房中术"高可以治小疾，次可以免虚耗而已"，而对那些可以"致神仙，并可以移灾解罪，转祸为福，居官高迁，商贾倍利"的说法，嗤之以鼻，认为："此皆巫书妖妄过差之言，由敷好事增加润色，至令失实。或亦奸伪造作虚妄，以欺诳世人，隐藏端绪，以求奉事，招集弟子，以规世利耳。"孙思邈在写作这一部分时，开宗明义点明了自己的写作目的："此方之作也，非欲务放淫佚苟求快意，务存即欲以广养生也，非敬欲强身行女色以纵情，意在补益以遣疾也。此房中之微旨也。"

其实龚居中在《清乐篇》中特设"色戒箴"一篇就表明了自己的态度：

若耶溪女，千古姝色，上有达人，名之尤物。今人相方，避谢千里，佳丽既征，云何则惑。一味痴淫，不辨菽麦，汁泄数枯，脂干灯灭。饮剧尊空，汲频水竭，物理如斯，匪云妄说。常见瘵人，纤腰一捻，譬彼杜鹃，所吐皆血。喘若吴牛，枯如涸彻，直至髓干，一缕斯绝。此辈阎罗，何曾拘摄，粉骷髅者，无乃勾牒。打算及兹，毛寒心冽，补漏收缰，惧有弗获。胆若弥天，请蹈覆辙，否则淫根，东流急撤。匪直全躯，兼以蓄德，厥有人伦，诗称琴瑟。反目固乖，嘻嘻岂得，举案近迁，画眉可辍。汉之长卿，才宁不杰，购一淫嬬，消渴斯裂。予也躯命，岂供人悦，若不回顾，百分痴拙。梦觉酒阑，大笑口裂，自抚肝肠，一寸一铁。枯木寒岩，孤云积雪，作如是观，庶人了彻。究竟坚固，以保明哲。

如果抛开淫秽和糟粕的内容，房中术在保持和谐性生活和性科学方面确实具有许多可以借鉴的宝贵经验。房中术所提倡的节欲有度、房事禁忌、性爱艺术等性理论，就是在现代依然是指导性生活行为的科学原则。而且房中术所记载的诸多关于性功能障碍的治疗方法和优生保胎术对于现代性医学的临床借鉴不无裨益。近年来，随着对古代性医学文献整理研究的不断深入，男科学界对传统文献的发掘亦取得了长足的进步。

4.辟谷方药

《福寿丹书》"服食篇"中收录了102首养生补益方剂，绝大部分为辟谷方药，如辟谷四仙丹、辟谷茯苓饼、辟谷保命丹、救荒代粮丸等。在"服食篇引"中龚氏态度鲜明地表达了辟谷应当谨慎对待，要依法渐行的观点：

昔人欲以服食为仙，即有之，犹可遇而不可为也。即可为，而第可于深山穷谷，要荒殊绝之地，始于不得已终于异获者以为之，而不可以居常日用尝试遽为之也。夫不有日用之道，即有日用之为；不离饮食之常，而穷至道之妙，盗天地之萃精发妙，以卫吾之志，去吾之患，长吾之年，如今昔高人所论者哉。郗伦有言：欲服食当寻情理所宜，审冷暖之适，不可见彼得力，我便服之。初御草木，次石流，谓粗精相代，阶粗以至精者也。夫人从少至长，体习五谷，卒不可一朝顿遗之。凡服药物为益，迟微则无充饥之验，然积年不已，方能骨髓填实，五谷自断。今人望朝夕之效，求目下之应，腑脏未充，便以绝粒谷气，始除药未有用；又将御女形神与俗无别，以此致弊，胡不怪哉？故服饵皆有次第，不知其术者，非止有损，卒不得力。其大法必先去三虫，三虫既去，次服草药，好得药力，次服木药，好得务讫，次服石药，依此次第，乃得遂其药性，庶事安稳，可以延龄矣。

辟谷，又称绝谷、却粒、断谷、却谷、绝粒等，是一种历史悠久的养生术，早在秦汉时期，就已经为人所常用。西汉末年《大戴礼记·易本命》中记载："食肉者勇敢而悍，食谷者智慧而巧，食气者神明而寿，不食者不死而神。"《淮南子》中也记述春秋时期鲁国有人不食五谷之粮，仅喝溪水充饥，70多岁仍保持着童颜。马王堆汉墓出土的帛书中亦有却谷食气篇，专门探讨服气辟谷。东汉末年，道教创立，继承并发展了这种养生术。

道教认为人体中有三虫，亦名三尸、三彭。上尸名彭倨，好宝物；中尸名彭质，好五味；下尸名彭矫，好色欲。上尸居脑宫，中尸居明堂，下尸居腹胃。三尸是欲望产生的根源，是毒害人体的邪魔。三尸在人体中是靠谷气生存的，如果人不食五谷，断其谷气，那么三尸在人体中就不能生存了，人体内也就灭除了邪魔。所以，要益寿长生，就必须辟谷。《云笈七签·卷八十三庚中部·中山玉匮经服气消三虫诀》对此有精辟的论述：

既食百谷则邪魔生、三虫聚，贯穿五脏，环凿六腑，使丹田不华实，津液不流注，血脉不通行，精髓不凝住，胎魂不守宫，阴魂不闭户，令人耽五味，长贪欲，形老神衰，皮皱发落。若不却粒绝味，禁嗜戒色，则尸虫全而生身必死。若灭三虫、弭尸鬼、安魂魄、养精髓、固形神、保天地者，非气术而不可以倚也。

人食五谷会积结污秽，养育三虫，所以最好规避，曰辟谷，以此延年益寿。道教经典不乏辟谷成仙的记载。《抱朴子·内篇》："欲得长生，肠中当清；欲得不死，肠中无滓。"《云笈七签·卷五》载孙游岳"茹术却粒，服谷仙丸六十七年，颜彩轻润，精爽秀洁"。《南史·隐逸传》载南岳道士邓郁断谷三十余载，唯以涧水服云母屑，日夜诵大洞经。陶弘景善辟谷导引之法，"自隐处四十许年，年逾八十而有壮容"。《宋史·隐逸传》有宋初道士陈抟居武当山九室岩，服气辟谷历二十余年，但日饮酒数杯。如此等等，说明辟谷术在道教内外都备受推崇。

随着道教重人贵生为核心的教义的逐步创立，很多通过辟谷实现治病救人或是超然体验的经验成为人们接受辟谷的动力。民间辟谷现象日渐增多，也引起许多不良后果，随意教人辟谷甚至成为不法之徒敛财的手段。龚居中首先强调辟谷不能在日常生活中随意尝试。人的生命有赖五谷滋养，正如《素问》所说"谷不入半日则气衰，一日则气少"。普通人的日常生活劳动需要消耗体力精神，而饮食五谷是获得能量的来源。并且，人从小至长，常年依赖饮食，身体已经达到一个平衡，如果突然断食，极易引起消化系统功能紊乱，导致疾病产生。龚居中再三叮嘱"人从少至长，体习五谷，不可一朝而顿遗之"。

其次，龚居中强调道教辟谷并非简单不进饮食，而是有两种情况：一种是练功行气至胎息境界，自然发生的辟谷现象，即所谓"炁满不思食"；另外一种是一套循序渐进的方法，需结合药食、方术、养生方等，以练气、静坐为基础，调和身体内部脏腑及百脉。先去三虫，再依次服草药、木药、石药。一定要按法修行，不可见别人辟谷得益，便盲目效仿。最后龚居中也告诫世人，辟谷是长期的修炼过程，不能指望一朝一夕就见效。

"服食篇"中收录的辟谷方以豆类、松脂、松叶、茯苓、云母、天冬、白术、黄精、枸杞子、泽泻、白蜜、羊脂、桂心、松节、干地黄、续断、钟乳、人参、甘松等甘温药为主，以厚肠固胃，提供必要的营养，滋养五脏，化生精血，同时又可避免饥饿感。药物以归脾经的最多，归肾、肺经次之，通过补先天之肾精，调后天之脾气，使精充气足，补益延年。主要剂型为丸剂和散剂，其次还有汤剂、膏剂等。在服法上有酒服、汤服、水服和粥汁服。同时也提出一些服药禁忌，如"不复服谷及他果菜也""禁一切肉咸菜鱼酱盐"等。

（李丛）

第二章 ｜ 盱江医学的发展历程

XUJIANG

旴江医学作为我国地方医学的重要流派之一，源远流长，自秦汉时期开始萌芽，到隋唐时期初具雏形，两宋时期兴起，明清时期走向繁荣，近代虽遭遇种种挫折，但在逆境中依然倔强地生存着。

第一节　秦汉时期——旴江医学的萌芽

据传早在先秦时期，旴江流域的洪州（今南昌）就是隐居修真的绝佳去处，至今这里还流传着伶伦、弄玉、姬子乔采药炼丹的神奇传说。伶伦为黄帝乐官，据传奉黄帝圣旨到洪州洪崖山修真，采药炼丹，为民治病，被后世尊为洪崖先生，南昌市湾里区梅岭脚下至今尚存洪崖洞、洪崖丹井、洪崖石刻等遗迹。弄玉为春秋时期秦穆公之公主，据传她曾与史官萧史隐居洪州西山，采药炼丹，祛病延年。姬子乔为周灵王太子，据传他曾得仙翁指点，到洪州青云谱炼丹 30 余年。

秦汉时期，随着方仙道和黄老道的兴起和流传，受服药不死、摄养长生神仙思想的影响，寻找名山大川炼丹修行成为方士们的不懈追求，旴江流域的绿水青山为他们提供了理想场所。2000 多年后，旴江流域依然流传着一些秦汉时期方士们修行炼丹的故事，秦时有华子期、麻姑女，西汉时期有浮丘公及其王、郭二弟子先后隐居南城麻姑山，炼丹修行，时至今日，麻姑山尚存华子期藏书石室遗迹、麻姑修行"丹霞洞"遗迹以及"浮丘公丹井"等古迹，让人对旴江流域早期医药学知识的积累产生无限遐想。

东汉后期，道教诞生，道士们承继秦汉方仙道的传统，追求长生不老，传教过程中又以治病救人作为弘道的重要手段。江西是早期道教的重要发源地，因而，也成为道士们传教、炼丹、行医的重要场所，旴江流域的阁皂山、麻姑山、西山是道士们经常光顾的场所。他们的传教与行医活动，为旴江流域的先民留下了一些医学和药学知识，昭示着旴江医学的萌芽。

一、张陵传道及其对疾病的初步认识

东汉后期，朝政废弛，战乱四起，灾害频繁，百姓流离失所，饿殍遍野，疾病大为流行。范晔的《后汉书》卷七至卷九留下了以下记录：

桓帝元嘉元年（151）春正月，京师疾疫，使光禄大夫将医药案行。二月，九江、庐江大疫。

桓帝延熹四年（161）春正月，大疫。

桓帝延熹九年（166）春正月己酉，诏曰："比岁不登，民多饥穷，又有水旱疾疫之困。"

灵帝建宁四年（171）三月，大疫，使中谒者巡行致医药。

灵帝熹平二年（173）春正月，大疫，使使者巡行致医药。

灵帝光和二年（179）春，大疫，使常侍、中谒者巡行致医药。

灵帝光和五年（182）二月，大疫。

灵帝中平二年（185）春正月，大疫。

献帝建安二十二年（217），大疫。

《后汉书》记录东汉最后3位皇帝——桓帝、灵帝、献帝时期的"大疫"，即疾病大为流行的情况，共有9次，其中桓帝时期有3次，灵帝时期5次，献帝时期1次。此3位皇帝的在位时间为146—220年，70多年的时间内发生了9次"大疫"，而从以上记录看，似乎桓帝、灵帝时期疾病流行的情况比献帝时期严重，且疾病流行的年份集中在161—185年间。不过，台湾学者林富士认为，《后汉书》的记录并不能证明献帝时期的疫灾情况比桓帝、灵帝时期轻，而可能是范晔及诸家《后汉书》（以今存内容看）对于献帝时期疫灾记载的疏漏。据他的考证，汉献帝永汉元年至建安十二年（189—207）间，南阳、武陵、会稽、余姚、交州等地，曾有区域性的疾疫之灾；建安十三年（208），赤壁、南郡、合肥等地曾有过疾病大流行；建安十四年至建安二十一年（209—216），孙吴境内，曹魏境内的大阳、合肥、邺城，都曾有疾疫流行；建安二十二年（217）大疫波及的地理范围虽不好考证，但涉及的人员极广，除一般百姓和士卒外，尚有多位名人及将领罹难；建安二十三年至延康元年（218—220），疾疫仍肆虐中国。

"建安七子"之一的曹植在《说疫气》中曾描述过汉献帝建安二十二年疫病流行的惨状："疠气流行，家家有僵尸之痛，室室有嚎泣之哀，或阖门而殪，或覆族而丧。"张仲景在《伤寒杂病论·序》中述及自己的从医原因时，更以数字的形式概述了献帝建安年间疾病流行造成民众死亡的严重程度："余宗族素多，向余二百，建安纪年以来，犹未十年，其死亡者三分之二，伤寒十居其七。感往昔之沦丧，伤横夭之莫救，乃勤求古训，博采众方……为《伤寒杂病论》。"张仲景家族本是一个有200余口的大家族，可自建安元年以后短短不到10年的时间，这个家族竟有2/3的人口死亡，而其中又有7/10的人死于伤寒。出于自救和救人的目的，张仲景立志习医，博览前代医书，写下了流传千古的《伤寒杂病论》，在研习医学的过程中，救人无数。当以张仲景、华佗为代表的汉末医家修习医书、治病救人之时，追求长生不老，以治疗疾病为手段的道教也借疾疫流行之机而兴起。

最初在民间崛起的是五斗米道、太平道等民间宗教团体。与江西医学相关的为五斗米道，相传其创始人为张陵。《三国志·张鲁传》云：

张鲁字公祺，沛国丰人也。祖父陵，客蜀，学道鹄鸣山中，造作道书以惑百姓，从受道者出五斗米，故世号米贼。陵死，子衡行其道。衡死，鲁复行之。

此段记录展示五斗米道的创教与传承的关系：沛国丰（今江苏丰县）人张陵客居蜀地时，在鹄鸣山一带创建五斗米道（官府称为米贼），张陵传道于其子张衡，张衡又传给了自己的儿子张鲁。这段记录展示了五斗米道的张陵—张衡—张鲁三代相传的承继关系。可是，裴松之在注此文时却引用了鱼豢《典略》的另一说法：

光和中，东方有张角，汉中有张修……角为太平道，修为五斗米道……修法略与角同……使病者家出五斗米以为常，故号曰"五斗米师"。

在裴松之看来，创建五斗米道的是汉中的张修。而《后汉书·灵帝纪》中也将五斗米道与张修联系起来：

灵帝中平元年秋七月，巴郡妖巫张修反，寇郡县。刘文纪曰："时巴郡巫人张修疗病，愈者雇以米五斗，号为'五斗米师'。"

史书记载中出现了五斗米道初创的两种说法，到底是谁创建了五斗米道？任继愈主编的《中国道教史》试图调和二者的矛盾，将张修确定为初创者，张鲁为后来的争夺教权者。其证据来自对《张鲁传》中另一段史料的解读：

"益州牧刘焉以鲁为督义司马，与别部司马张修将兵击汉中太守苏固，鲁遂袭修，杀之，夺其众。""鲁遂据汉中，以鬼道教民，自号师君。"

任继愈等据此认为，张鲁与张修二人受益州牧刘焉的派遣，合兵进击汉中太守苏固，张鲁趁机袭杀了张修，夺取了他的会众，占据汉中，自称师君。

不过，卿希泰主编的《中国道教史》却认为，五斗米道确为张陵初创，张修的五斗米道或为独立于张陵—张衡—张鲁祖孙的另一系民间道教势力，或为张陵一系在巴郡的大首领。孔令宏、韩松涛在《江西道教史》中对三张与张修的关系进行了考证，认为五斗米道确实为张陵初创，但张陵、张衡去世之时，张鲁尚幼，教权旁落到了张修手中，待张鲁成年后，又借机除掉张修，夺回了教权。笔者以为后两种说法更可靠，因此，赞同五斗米道为张陵所创。

关于张陵创教与传道的情况，《太平广记》所引葛洪《神仙传》云：

张道陵者，字辅汉，沛国丰人也。本太学书生，博通《五经》，晚乃叹曰："此无益于年命。"遂学长生之道。得黄帝九鼎丹法，欲合之，用药皆糜费钱帛。陵家素贫，欲治生，营田牧畜，非己所长，乃不就。闻蜀人多纯厚，易可教化，且多名山，乃与弟子入蜀，住鹤鸣山，著作道书二十四篇。乃精思炼志。忽有天人下，千乘万骑，金车羽盖，骖龙驾虎，不可胜数，或自称柱下史，或称东海小童，乃授陵以新出正一盟威之道。陵受之，能治病。于是百姓翕然奉事之以为师，弟子户至数万。

葛洪此文，除了神仙传授张陵正一盟威之道的神话传说外，其余确有可信之处：张陵本为太学院书生，因感叹所学的"五经"对追求长寿没有益处，遂转而学长生之道。在此期间，张陵得到黄帝九鼎丹法，本欲依法炼丹，但因所需药物要花费不少钱财，而张陵家贫，又不善耕种，难以凑足钱财购买药物，只好作罢。听说蜀人淳朴厚道，容易教化，且蜀地多名山，适合修炼，乃带着弟子入蜀，居住鹤鸣山上，写就道书24篇。张陵在传道的过程中兼为百姓治病，可能因为治病效果不错，百姓纷纷拜其为师，弟子发展到数万户。

另据《四库全书》所收明代毛晋"汲古阁"本《神仙传》云：

陵年五十，方退身修道，十年之间，已成道矣。闻蜀民朴素可教化，且多名山，乃将弟子入蜀于鹤鸣山隐居。

此说反映出张陵50岁才开始修道，且指出张陵在率弟子入蜀之前，曾修道10年。关于这10年的去向，南唐陈乔《新建信州龙虎山张天师庙碑》记曰："天师姓张氏，讳道陵……初杖策以游吴，忽拂衣而向蜀。"即张陵入蜀前曾在吴地，即东南一带游历。关于其游历的地方，据孔令宏、韩松涛的考证，包括河南嵩山、江西龙虎山及庐山、江苏丹阳、浙江余杭、丽水卯山等地。

关于张陵在江西的行踪，钟起煌主编的《江西通史》第2卷提到张陵在樟树阁皂山和鹰潭龙虎山的情况：张陵于汉和帝永元初年（89），"独与弟子王长从淮入鄱阳，登乐平雩子峰……溯流入云锦山，炼九天神丹。丹成而龙虎见，山因以名。时年六十余，饵之益壮"。汉永元二年至永建元年（90—126），张陵曾到樟树阁皂山修炼，立坛于阁皂山西峰之西坑挂壁峰，俗称"天师坛"。

从以上的考证可知，在入蜀创立五斗米道之前，张陵曾在江西的庐山、龙虎山、阁皂山等地修道、传教多年，他带领弟子在这些地方修道炼丹，追求长生不老，虽然其在江西传教的情况不太清楚，但从张陵入蜀后创立五斗米道的情况看，他一直从事着以医传道、治病救人的事业。在张陵之后，张衡、张修、张鲁一直坚持这一传统，到张陵的曾孙张盛继承天师之位时，他带领弟子重回江西龙虎山，江西成为道教重地，道教对疾病的认识和治病的方式方法影响着江西，开启着江西医学的源头。

关于自张陵开始的五斗米道对疾病的认识和治病的方法，从后人对张陵、张鲁、张修等人的记录中能稍知一二。

关于张陵对疾病的认识和治病方法，葛洪的《神仙传》有如下介绍：

领人修复道路，不修复者皆使疾病……陵又欲以廉耻治人，不喜施刑法，乃立条制，使有疾病者皆书记生身以来所犯之辜，乃手书投水中，与神明共盟约，不得复犯法，当以生死为约。于是百姓计愈，避近疾病，辄当首过，一则得愈，二使羞惭，不敢重犯，且畏天地而致。从此之后，所违犯者，皆改为善矣。

从《神仙传》所述来看，张陵在传教过程中曾带领信徒整修道路，宣称会对不修路者进行惩罚，让其生病。又立下规矩，让有疾病的人记下自己一生所犯过错，投于水中，以便与神明相约，以后不再重犯。因此，百姓生病后，首先要反思自己所犯过错，既可以使身体痊愈，也可以产生羞愧感，不敢重犯，且害怕天地的惩罚。从此以后，曾经犯有过错之人，皆改恶向善。可以看出，张陵坚持的是鬼神致病说，不过鬼神不是无缘无故惩罚人，只有人犯了过错，鬼神才会施加惩罚。在他看来，行动中的恶可能带来身体上的痛。虽然平日所做的错事不一定受到世俗的惩罚，但无处不在的神明注意着人的一举一动，当人所犯过错积累到一定程度时，就会受到神明的惩罚，神明惩罚的方式是让人生病，让人的身体遭受疾病的折磨。因此，要减轻病痛首先要思过、赎罪。生病的人手书自己曾经所犯过错，投入水中，向神明认错，保证以后不再重犯，请求神明的原谅。如果神明认可，病情就可以减轻，病人就可以痊愈。当然，如果所犯过错太重，光认错还不够，还得赎罪，比如通过修路积德，以减轻自己的罪过，从而达到防病或病愈的目的。由此可见，张陵治病的方法主要还是强调精神的作用，通过病人自身的努力解除痛苦。

到张修的时候，五斗米道治病的方式有所发展，其方法为：

加施静室，使病者处其中思过。又使人为奸令祭酒，祭酒主以《老子》五千文，使都习，号为奸令。为鬼吏，主为病者祷。请祷之法，书病人姓名，说服罪之意。作三通，其一上之天，著山上，其一埋之地，其一沉之水，谓之三官手书。

张修时虽然继续坚持鬼神致病说，但已采用固定的仪式为病人治病。首先是将病人置于静室之中，让其思过；然后要让祭酒读《老子》，让鬼吏为病者祷告，而鬼吏祷告的方法是书写病人的姓名，做三官手书，替病人请罪。此时，治病主要不是靠病人自己的努力，而是通过外在的力量——鬼吏的祷告来完成，鬼吏成了病人与神明交通的中间人，病人与神明之间有了沟通的桥梁。

张鲁除继续宣传鬼神致病说外，其治病的方式则继承和发扬了张陵的修善积德说：

> 鲁遂据汉中以为鬼道教民，自号"师君"。其来学道者，初皆名"鬼卒"。受本道已信，号"祭酒"。各领部众，多者为治头大祭酒。皆教以诚信不欺诈，有病自首其过……诸祭酒皆作义舍……又置义米肉，悬于义舍，行路者量腹取足；若过多，鬼道辄病之。

张鲁据汉中时，五斗米道已建立起比较严密的组织，张鲁自号师君，其下为祭酒，每一祭酒各领数量不一的鬼卒。除了继续劝人在生病时承认自己所犯过错外，张鲁还通过祭酒劝人诚信、向善，并以五斗米道的力量置义舍，为路人提供米肉，希望通过宗教团体的力量，为信奉五斗米道的百姓祈福消灾。

从以上梳理可知，从张陵创教直到张鲁将五斗米道发展成政教合一的地方割据力量，五斗米道对疾病的认识基本继承了汉代方士们的方术传统，将疾病看成是神明对人所犯过错的惩罚，而治病的方式包括病人主观的努力和宗教的帮助两条途径：在病人方面主要循着"病人思过—向神明认错—做善事、改过"的路径展开；在宗教方面则表现为鬼吏替病人祷告和教团设义舍行善为教徒祈福两个方面。可见，道教最初对疾病的认识还停留在方术的水平，对病因的认识还比较模糊，其治病的方法主要为祷祠祈请，这种方法只能给人精神的安慰，或许通过其仪式活动影响人的情志，使人精神放松，疾病因而得以减轻。

早期道教对医药方面的贡献来源于其追求长生不老的炼丹活动。如上文提到，张陵在入蜀前，曾到江西庐山、阁皂山、龙虎山等地炼丹，其在龙虎山曾炼成"九天神丹"，在阁皂山西峰之西坑挂壁峰曾筑坛修炼，根据后世留下的道教炼丹记录，其炼丹、追求长生不老的活动，应该为传统药物学、养生学的萌芽奠定了一定基础。西晋永嘉（307—313）年间，张鲁的第三子张盛（后世尊为第四代天师）弃官南游，至鄱阳郡，山行五日，抵龙虎山，访张陵炼丹旧地，结庐而居，炼丹9年，最终尸解而去。此后，天师世家一直将龙虎山作为道教重地，传承天师道的养生、炼丹技术，为江西医药学的萌芽做出了重要贡献。因此，学界认为第一代天师张陵开创了樟树医药业之先河，樟树药帮将张陵看成其"鼻祖"，尊其为樟树第一代"药王"。

二、葛玄-郑隐-葛洪传教与道教治病由巫到医的发展

差不多在张鲁被曹操招降的同时，原为曹操招纳的方士之一的左慈南下东吴，江东慕名而投其门下者众多，其中名垂青史、对东南一带影响深远者为道教灵宝派的创始人葛玄。葛玄－郑隐－葛洪师徒代际相传100多年，他们在江西传教行医的行踪或清晰可辨，或若隐若现，给后人留下无限遐想。本书参考各种史料，对道教灵宝派的师承关系、几位代表人物在江南的行踪及其为盱江流域道教医学的萌芽所做贡献做一考察。

镇压了黄巾军起义、招降了张鲁以后，对民间道教心存疑忌的曹操对道教徒采取了笼络利用和控制镇压相结合的两手政策，除招降张鲁，将汉中教民北迁外，曹操还广泛招致有影响的方术道士，聚而禁之，左慈即是其中之一。

《后汉书·方术列传》对左慈的记录多离奇、荒诞：

> 左慈字元放，庐江人也。少有神道。尝在司空曹操坐，操从容顾众宾曰："今日高会，珍馐略备，所少吴松江鲈鱼耳。"放于下坐应曰："此可得也。"因求铜盘贮水，以竹竿饵钓于盘中，须臾引一鲈鱼出。操大拊掌笑，会者皆惊。操曰："一鱼不周坐席，可更得乎？"放乃更饵钩沉之，须臾复引出，皆长三尺余，生鲜可爱。操使目前脍之，周浃会者。操又谓曰："既已得鱼，恨无蜀中生姜耳。"放曰："亦可得也。"操恐其近即所取，因曰："吾前遣人到蜀买锦，可过敕使者，增市二端。"语顷，即得姜还，并获操使报命。后操使蜀反，验问增锦之状及时日早晚，若符契焉。
>
> 后操出近郊，士大夫从者百许人，慈乃为赍酒一升，脯一斤，手自斟酌，百官莫不醉饱。操怪之，使寻其故，行视诸垆，悉亡其酒脯矣。操怀不喜，因坐上收，欲杀之，慈乃却入壁中，霍然不知所在。或见于市者，又捕之，而市人皆变形与慈同，莫知谁是。后人逢慈于阳城山头，因复逐之，遂入走羊群。操知不可得，乃令就羊中告之曰："不复相杀，本试君术耳。"忽有一老羝屈前两膝，人立而言曰："遽如许。"即竞往赴之，而群羊数百皆变为羝，并屈前膝人立，云"遽如许"，遂莫知所取焉。

从《后汉书》的记录来看，似乎左慈因为通神道而被曹操招纳，但因其道术超人，能于铜盘中钓出鲈鱼、飞身入蜀买生姜、移酒肆酒肉犒劳士大夫，而被曹操所忌，曹操想杀他，但因他能穿墙走壁，善于变身，藏于市人及群羊中得以逃脱。这些故事过于玄虚，难以令人相信。但曹丕《典论》中的说法或许更能说明曹操最初招纳左慈、后又想杀他的真正原因：

> 颍川郤俭能辟谷，饵茯苓，甘陵甘始名善行气，老有少容，庐江左慈知补导之

术，并为军吏。初，俭至之所，茯苓价暴贵数倍。议郎安平李覃学其辟谷，食茯苓，饮寒水，水寒中泄利，殆至殒命。后始来，众人无不鸱视狼顾，呼吸吐纳。军祭酒弘农董芬为之过差，气闭不通，良久乃苏。左慈到，又就受其补导之术，至寺人严峻往从问受，奄竖真无事于斯术也。

曹丕论到的郗俭、甘陵、左慈都是当时有名的"异术之士"，且均有崇拜者和信徒。他们或通辟谷，或善行气，或知导引之术。善辟谷的郗俭到来，导致茯苓价格暴涨，善行气的甘始带来了呼吸吐纳的风气，知补导之术的左慈引起人人竞练补导之术。"好养性法，亦解方药"的曹操招纳他们，既反映了曹操向往他们的方术，也反映了刚镇压过黄巾军起义的曹操对道士号召力的警惕，试图将他们"聚而禁之"，且给以一定的优厚待遇，如上述三人最初均被任命为军吏。或许是害怕他们的影响过大（人人都有崇拜者和信徒），或许是他们的养身之术并没有传说的神奇（议郎李覃学郗俭辟谷，吃茯苓，喝冷水，泻利不止，差点送命；军祭酒董芬学甘陵行气，气闭晕倒，救护良久才苏醒），或许是造成了混乱（左慈一到，宦官、阉人都去学习房中术了），因此，曹操对他们不满，甚至想除掉他们。《后汉书》所说曹操几次想杀左慈的真正原因恐怕并非左慈有异术、戏弄曹操，而是因为左慈的崇拜者太多，引起了社会混乱。

左慈从曹操处逃走后，去了荆州，"荆州牧刘表以为惑众，复欲杀慈""慈又东去入吴"。关于左慈去东吴首先见到的是孙策还是孙权，《太平广记·神仙传》云："慈见吴主孙讨逆。"（孙讨逆即孙策，因曹操封其为讨逆将军而得名）孙策想出各种办法想杀掉左慈，但终被左慈逃脱。文渊阁四库全书本《神仙传》则为："慈见吴先主孙权，权素知慈有道，颇礼重之，权侍臣谢送知曹公刘表皆忌慈惑众，复谮于权，欲使杀之。"即左慈到东吴见到的是吴主孙权，孙权起初对左慈颇为礼遇，但孙权的侍臣谢送颇知左慈的底细，在孙权面前说了很多左慈的坏话，孙权也改变态度，试图杀掉左慈，最后左慈凭借异术得以逃脱。

左慈从吴国都城逃出后隐居江东，江东慕名而拜其为师者众多，其中著名者有葛玄。葛玄（164—244），字孝先，丹阳句容（今江苏丹阳）人。葛玄出身名门望族，其八世祖在西汉末年曾任荆州刺史，后因王莽篡位而弃官归乡；七世祖葛浦庐因辅佐光武帝立下大功，被封为骠骑将军；祖父葛矩，曾任安平黄门侍郎；父亲葛焉（字孝儒），为尚书。关于葛玄的生平，葛洪《神仙传》和《云笈七签》均有记载。

《神仙传》：（葛玄）生而秀颖，性识英明，经传子史，无不该览。年十余，俱失怙恃，忽叹曰："天下有常不死之道，何不学焉。"因遁迹名山，参访异人，服饵芝术，从仙人左慈受《九丹金液仙经》……修炼勤苦不怠，尤长于治病收劾鬼魅之术，能分形变化。

《云笈七签·灵宝略纪》所载葛玄事云：三国时，吴主孙权赤乌之年，有琅邪葛玄，字孝先。孝先乃葛尚书之子。尚书名孝儒，年八十乃诞玄。玄多灵应，年十三，好慕道德，纯粹忠信。举孝廉不就，弃荣辞禄，志尚山水。入天台山学道，精思遐切，未周一年，感通太上，遣三圣真人下降，以《灵宝经》授之……三真未降之前，太上又命太极真人徐来勒，为孝先作三洞法师。孝先凡所受经二十三卷，并《语禀》《请问》十卷，合三十三卷。

以上两则记录大致勾勒出葛玄的生平：葛玄家世显赫，自幼聪颖好学，遍览经传子史著作。十几岁时父母双亡，家道中落。听闻有"不死之道"，乃遁迹名山，求访异人，得左慈教导，左慈传授葛玄《九丹金液仙经》，葛玄勤修苦练，道法大长，名声渐旺，被举为孝廉，但葛玄辞官不就，到名山游历学道，访得《灵宝经》《语禀》《请问》等经书共33卷。葛玄继承了秦汉以来的修身养性、长生成仙思想，主张导引、炼丹、断谷、养生，其道教理论中虽仍保留着符箓治病和巫祝祈祷等原始道教中的道术成分，但尤其重视导引、断谷等养生之法，且在炼丹中逐步摸索，开启了矿石入药的先河。

作为道教灵宝派的创始人，葛玄遍访名山大川，樟树阁皂山和南城麻姑山（特别是阁皂山）成为葛玄后半生修道炼丹的最重要场所。汉献帝建安七年（202），葛玄从玉笥山来到阁皂山，在东峰（太极峰）下寻得一处岩洞，闭门读书，刻苦著述，删集《灵宝经诰》，撰成《祭炼大法》《生天宝篆》和《灵符秘诀》等道家秘篆，为灵宝派的创立奠下了理论基础。后因天下已乱，避地南城麻姑山。孙吴嘉禾二年（233），葛玄重回阁皂山，在西峰（骆驼峰）下建立卧云庵，潜心炼丹，又陆续撰成《道德序》《清静经》《步虚经》《入山精思经》《慈悲道场九忏大忏法》《断谷食方》等道教典籍，进一步阐发了灵宝道派清心寡欲、存神安形、断谷行气、导引健身等思想。相传，吴大帝黄龙七年（244），葛玄于阁皂山卧云庵逝世，享年80岁。

葛玄在江西修行的42年里，采药炼丹，行医施诊，普济众生。阁皂山附近流传着几则关于葛玄的故事：传说葛玄炼丹之时，常在山崖壑谷中采药，并在庵前溪水中洗涤。炼丹之余，常与樵夫农妇共话桑麻，相互辨认某些药物。一次，适逢盛夏，葛玄守在丹炉前，忽感浑身燥热难耐，生出许多红疹。恰巧一樵夫伐薪而来，得知葛玄不适，便在山中采来土茯苓、葛根，让葛玄汲清泉之水共煮后沐浴。葛玄依法洗涤，果然痊愈。又有一次，阁皂山流行时疫，山民呕吐腹泻者甚多，不多日便虚脱而死。葛玄知道后，采来草药教山民煎服，效果亦佳。

从以上民间传说可以揣测，葛玄在阁皂山修行炼丹之时，已具备了较多医药知识，能用草药为民治病。其治病救人的本事除了来自道教经典、自身积累外，民间普通百姓提供的单方验方也是不可或缺的一部分。葛玄在樟树活动，开启了樟树"医道同源"和"医药同源"的先河，为樟树医药事业奠定了基石。因此，樟树药帮尊葛玄为樟树第二代药王。

葛玄有弟子五百余人，其中以郑隐、邹明最为得意。据传，葛玄"冲举"之前，曾召见郑隐曰："所受上清三洞太真道经，吾去世之日，一通付名山洞台，一通传弟子，一通付吾家门子弟，世世录传至人……吾去世后，家门子弟，若有好道思存仙度者，子可以吾今上清道业众经传之。"

葛玄临终之前曾留下遗言，要求郑隐将其经书分三种途径传授下去，一为藏之名山，一为传授弟子，一为传授给葛氏后人中的好道者。

《云笈七签》卷六关于《灵宝经》的传授谱系有如下记录：

太极真人徐来勒与三真人，以己卯年正月降天台山传《灵宝经》，以授葛玄。玄传郑思远，思远以《灵宝》及《三洞》诸经付玄从弟少傅奚，奚付子护军悌，悌付子洪，洪即抱朴子也，又于马迹山诣思远告盟奉受。洪又于晋建元二年（344）三月三日，于罗浮山付弟子安海君望世等。后从孙巢甫，晋隆安元年传道士任延庆、徐灵期，遂行于世。

上文中的郑思远即郑隐。从《灵宝经》的传授谱系看，郑隐遵循了师父葛玄的遗言，将《灵宝》及《三洞》诸经传授给了葛玄的从弟葛奚，葛奚又传授给儿子葛悌，葛悌再传授给儿子葛洪。葛洪不仅接受了家传道经，且又于马迹山拜在郑隐门下，成了郑隐的弟子。

关于郑隐在道教上的成就，留下的资料甚少。后人只说到他"精于丹术、医术"，葛洪在《抱朴子·内篇·金丹篇》中曾略述过其炼丹术的师承关系：

昔左元放于天柱山中精思，而神人授之金丹仙经，会汉末乱，不遑合作，而避地来渡江东，志欲投名山以修斯道。余从祖仙公，又从元放受之。凡受《太清丹经》3卷及《九鼎丹经》1卷、《金液丹经》1卷。余师郑君者，则余从祖仙公之弟子也，又于从祖受之，而家贫无用买药。余亲事之，洒扫积久，乃于马迹山中立坛盟受之，并诸口诀诀之不书者。江东先无此书，书出于左元放，元放以授余从祖，从祖以授郑君，郑君以授余，故他道士了无知者也。

从上文可以推测，左慈在天柱山修道时创造了金丹仙经，葛玄投到左慈门下后，左慈将《太清丹经》《九鼎丹经》和《金液丹经》传授给葛玄，葛玄又将其传授给弟子郑隐，郑隐又在马迹山口授给了葛洪。

虽然郑隐的事迹后人知之甚少，但从以上记录可以看出，他是葛氏灵宝派道教传承中一个承上启下式的人物，保存和流传了葛玄的著作，其在道教发展史上乃至道教医术的发展史上都具有不可或缺的地位。

葛玄侄孙、郑隐弟子葛洪是道教史上一个划时代的人物，他系统总结了战国以来的神仙思想，使道教的神仙信仰理论化，将灵宝派的修仙养生理论推上新台阶，摆脱了道教治病救人的巫术特色，使道教治病之法由巫发展到医，促进了盱江流域道教医学的萌芽。葛洪生平见于《晋书·葛洪传》《抱朴子·外篇·自叙》及《抱朴子·内篇》之中，整理如下：

葛洪，字稚川，自号抱朴子，丹阳句容（今江苏句容）人。生于晋武帝太康四年（283），卒于晋哀帝兴宁元年（363）。出身于江南世家大族，其元祖葛浦庐，因起兵辅佐汉光武帝刘秀统一天下，官至骠骑大将军，封下邳僮县侯，食邑五千户。后来，浦庐将爵位让给弟弟葛文，自己带领全家迁居江苏句容。葛洪的祖父葛系，在吴国历任吏部侍郎、御史中丞、庐陵太守、吏部尚书、太子少傅、中书、大鸿胪、侍中、光禄勋、辅吴将军等职，封寿县侯。葛洪的父亲葛悌，先在吴国历任五官郎、中正、建城县令、南昌县令、中书郎、廷尉、平中护军、会稽太守等职，晋灭吴后，又历任郎中、大中大夫、大中正、肥乡令、邵陵太守等职，卒于任上。

葛洪为葛悌第三子。葛洪 13 岁时，父亲病逝，家道中落：

"饥寒困瘁，躬执耕穑，承星履草，密勿畴襄。又累遭兵火，先人典籍荡尽。农隙之暇无所读，乃负笈徒步行借……伐薪卖之，以给纸笔，就营田园处，以柴火写书……常乏纸，每所写，反覆有字，人鲜能读也。"

从葛洪的自述看，家道中落后，葛洪于饥寒交迫中学会了耕种稼穑，自谋生计。由于连年战火，家传的典籍在颠沛流离中丧失殆尽。无书可读的葛洪只能在农闲季节负笈行走，到有书之家借读。没有纸笔，葛洪就砍柴换钱，买回纸笔，就着柴火的光亮写书。由于家穷无钱买纸，葛洪常常在纸的正反都写上字，以致旁人很少能辨认他所写的东西。

虽然条件艰苦，但勤奋的葛洪在学术上还是突飞猛进，16 岁开始读《孝经》《论语》《诗经》《易经》等儒家经典，并广泛涉猎正经、诸史、百家之言、短杂文章近万卷。对河洛图纬，看看便作罢，也不喜欢星书及算术、九宫、三棋、太一、飞符等，唯独对"神仙导养之法"非常感兴趣。据葛洪自述："余少好方术，负步请问，不惮险远。每有异闻，则以为喜。虽见毁笑，不以为戚。"葛洪自小喜爱方术，为求有所得，路途再远，旅途再险，也要徒步去请教。有所得则喜，即使被人讥笑，也不以为意。

正是在这样的精神鼓舞下，葛洪拜倒在郑隐门下。或许是出于对先师葛玄遗嘱的遵循，郑隐对入室较迟、年龄较小的弟子葛洪另眼相看，"他弟子皆亲仆使之役，采薪耕田，唯余尪羸，不堪他劳，然无以自效，常亲扫除，拂拭床几，磨墨执烛，及与郑君缮写故书而已……然弟子五十余人，唯余见受金丹之经及《三皇内文》《枕中五行记》，其余人乃有不得一观此书之首题者矣"。其他的弟子要承担砍柴种田等仆役所干的劳动，葛洪却以身体虚弱，不能承担重体力劳动为由，得到替师父打扫卫生、擦拭床几、磨墨秉烛等轻松工作，甚至替师父缮写旧书。更让葛洪得意的是，郑隐50多个弟子中，只有他一人得到了师父传授的金丹之经和《三皇内文》《枕中五行记》等道教经典，可谓真正得到真传。

"太安元年（302），（郑隐）知季世之乱，江南将鼎沸，乃负笈持仙药之扑，将入室弟子，东投霍山，莫知所在。"晋惠帝太安元年，由于预感天下将大乱，郑隐带领弟子们东上霍山。但葛洪未跟随师父去霍山，而是去了江苏丹阳，参加了镇压石冰起义的活动，且因镇压起义有功，被封"伏波将军"。

但葛洪却在事平之后，"投戈释甲，径诣洛阳，欲广寻异书"，卸掉盔甲，想直接去洛阳，寻找异书。可是，正遇上北方大乱，北上的道路不通，而陈敏又反于江东，归途被堵。正在进退维谷之际，葛洪的老朋友嵇含被任命为广州刺史，他上表请朝廷封葛洪为他的参军，因考虑到可到南方躲避战乱，葛洪只得勉强答应南下。不料葛洪到广州时，嵇含却被仇家所杀而未能南下，葛洪被迫滞留广州。由于认为追求权位势利，不如修松乔之道，葛洪乃锐意于服食养性。可能就在这一时期，葛洪遇见了他的另一位重要老师——鲍靓。

鲍靓，字太玄，东海人，《晋书·鲍靓传》云其"学兼内外，明天文河洛书，稍迁南阳中部都尉，为南海太守。尝行部入海，遇风，饥甚，取白石煮食之以自济"。鲍靓学识渊博，懂天文，知河洛，历任南阳中部都尉、南海太守。他曾经出海遇到大风，漂泊不能靠岸，在饥饿难耐的情况下，煮白石以充饥。《云笈七签》卷六云："鲍靓于晋惠帝永康年中，于嵩山刘君石室，清斋思道。忽有刻石《三皇天文》出于石壁，靓以绢四百尺告玄而受，后授葛洪。"晋惠帝永康年间，鲍靓在嵩山石室修道时，发现石壁上刻有《三皇天文》，鲍靓得到此经后又将其传授给葛洪。鲍靓对葛洪特别器重，不仅传给其道术，且将女儿鲍姑嫁给葛洪为妻。葛洪停留广州多年，"传玄业，兼综练医术"。

晋愍帝建兴二年（314），当司马睿还是西晋丞相时，礼聘葛洪到丞相署为官，因体念其10年前镇压石冰的功劳，封他为关内侯。晋成帝咸和（326—334）初，应司徒王导之召，葛洪补任州主簿，再转任司徒府属官，最后升为谘议参军。与葛洪关系密切的干宝认为葛洪才华出众，可承担国史的编修工作，推举他为散骑常侍，但葛洪固辞不受。因年岁已高，欲炼仙丹以求长寿，听说交趾出产丹砂，葛洪请求出任句漏县令，且带领子侄一起赴任。可是，到广州后，被刺史邓岳留住，只好到罗浮山一边炼丹，一边著述。葛洪一生著作等身，有抱朴子《内篇》《外篇》116篇，碑诔诗赋100卷，移檄章表30卷，神仙、良吏、隐逸、集异等传各10卷，又抄《五经》《史》《汉》、百家之言、方技杂事310卷，《金匮药方》100卷，《肘后备急方》（一般称为《肘后备急方》）4卷。

《晋书·葛洪传》《抱朴子·外篇·自叙》在谈到葛洪的人生足迹时都未提及其在江西的行踪，但《抱朴子·内篇·金丹》中有如下记载："往者上国丧乱，莫不奔播四出。余周旋徐、豫、荆、襄、江、广数州之间，阅见流移俗道士数百人矣。"西晋后期，天下大乱，人民四处奔走躲避战乱，葛洪也因此奔走于徐州、豫州、荆州、襄州、江州、广州等地。此处的江州于晋惠帝元康元年（291）设立，辖区包括豫章、鄱阳、庐陵、临川、南康、建安、晋安、武昌、桂阳十郡，可见，葛洪到过江西。至于其所到之处，《江西通志》《武功山志》《西山志略》等处均有记载。乾隆时《江西通志》中的"饶州府""南安府""建昌府"有如下记载："升平间（357—361），（葛洪）至鄱阳万山中，今之德兴妙元观也。见山川清奇，委蛇环聚如龟鹤之形，乃结寰凿井炼丹。"晋升平年间，葛洪来到德兴的万山，且在山上凿井炼丹；"嫦娥嶂在（南安）府城南二十五里，峰峦倩秀，开散如帐幕。旧传葛洪炼丹其上，遗丹液多产仙茅。"在南安府城南二十五里有座嫦娥嶂，据传葛洪曾在其上炼丹；建昌府有两处丹井，"一在府城南十五里，乃洪崖丹井，一在麻姑山仙都观，世传为葛洪炼丹井。"宋代杨万里《建昌军麻姑山藏书山房记》也说麻姑山有"仙者葛洪炼丹之所，其井故在"。南昌西山有葛岭、葛仙坛、葛仙峰、葛仙源，这些地名都与葛洪有关。北宋新建知县余靖的《西山行程记》记载："自岭（指梅岭）纡徐南行六七里，得葛仙峰，在山之东北。山下有村，村侧有川，今呼为葛仙源。"据民国魏元旷的《西山志略》介绍："葛岭，旧名灵台峰，一曰葛仙坛。有翊真观，祀晋葛洪。观后有石坪……其下有葛仙源。""葛仙坛为葛真人稚川炼丹处，去城约三十里，坛前有观，规制巍峨。"萍乡武功山也有"葛仙峰"，据传葛洪、葛玄二仙，先后修炼山中，因而得名。山上有"葛仙坛"，据传为葛仙公冲举后，郡人在山顶筑室立像祭祀之所。从以上记录来看，葛洪到过德兴万山、南安嫦娥嶂、南城麻姑山、南昌西山、萍乡武功山等地，另据黄文鸿等总结，葛洪还先后到过新淦百丈峰、玉笥山，以及樟树阁皂山等地。

葛洪不仅是道教史上一个承前启后的划时代人物，而且也是道教医学史上一个具有里程碑意义的人物。他继承和发展了道教灵宝派修身养性、辟谷导引、炼丹成仙的思想，排除了葛玄著作中灵符秘诀之类的道术成分，提倡修炼金丹、白日飞举、药物养生延寿，将道教神仙方术理论推向了顶峰。

为解决学道者修炼过程中出现的病痛，葛洪主张为道者兼修医术。"古之初为道者，莫不兼修医术，以救近祸也。凡庸道士，不识此理，恃其所闻者，大至不关治病之方。又不能绝谷幽居，专行内事，以却病痛，病痛及己，无以攻疗，乃更不如凡人之专汤药者。所谓进不得邯郸之步，退又失寿陵之义者。"在葛洪看来，道士如果不兼通医术，一旦疾病来临，便束手无策，反而不如一个通晓医药的普通人，不仅不能长生成仙，甚至连性命也难保。基于对道士兼修医术的高度认识，葛洪在弘道的过程中，积极钻研医术，阅读医书近千卷，既继承了汉末以来的医学成果，也对以往医书存在的问题有清醒认识。

"余既穷览坟索，以著述余暇兼综术数，省仲景、元化、刘戴、秘要、金匮、绿秩、黄素方，近将千卷。""余究而观之，殊多不备，诸急病甚尚未尽，又浑漫杂错，无其条贯，有所寻按，不即可得。而治暴卒之候，皆用贵药，动数十种，自非富室而居京都者，不能素储，不可卒办也。又多令人以针治病，其灸法又不明处所分寸，而但说身中孔穴荣输之名，自非旧医备览《明堂流注偃侧图》者，安能晓之哉？"

对上述引文稍加分析，可知葛洪对当时医家的批评主要是：①诸医书未能对当时出现的所有疾病进行一一描述，医书书写条理不清，如果遇到急病，不容易马上找到解救之方。②医者眼光向上，用药昂贵，治急病所用之药皆为贵药，且动辄数十种，不是京城富贵人家且早有储备者，情急之中不可能凑足如此众多的贵药。③教人以针灸治病，但只说孔穴荣输这些只有具备专业知识的医家才能熟悉的名词，不指明在身上的具体位置，普通人根本读不懂。

为纠正以往医书的弊病，葛洪撰写《玉函方》100卷，"皆分别病名，以类相续，不相杂错"，分门别类，便于查找。但100卷太多，葛洪又"采其要约，以为《肘后救卒》3卷，率多易得之药。其不获已，须买之者，亦皆贱价草石，所在皆有。兼之以灸，灸但言其分寸，不名孔穴，凡人览之，可了其所用。或不出乎垣篱之内，顾眄可具，苟能信之，庶免横祸焉"。可见，《肘后救卒方》为家用医药指南一类的书籍，书中介绍常见急病，以易得之药、贱价草石药组方，使山野之人、贫穷之家也能方便用药，即使需买药，也是他们的经济条件所能承受得起的。书中也有关于针灸的内容，只说该灸处位于身体的部位，不说一般人难懂的穴位之名，使普通人一看就能用。

葛洪撰写医书的目的虽在于方便道士，解决道士在修道过程中出现的病痛，但其医书着眼于下层民众，处方用药以"廉价、简便、灵验"为原则，治疗措施力求"救急、方便、实用"，无疑发展了魏晋以来的医学思想，扩展了医家服务的对象，也促进了医学水平的提高。

葛洪的医学著作现存的只有《肘后救卒方》（又名《肘后备急方》），不过，仅此一书，也足以反映出葛洪的医学成就，书中对伤寒、痢疾、时气（流行性传染病）、瘟疫、疫疠（急性传染病）、狂犬咬人（狂犬病）、骨蒸尸注（结核病）、丹毒病、沙虱病、马鼻疽、食物中毒等疾病已有相当深刻的认识和医学创见，其中某些成果在当时的世界处于一流水平。据曾被世界卫生组织派往非洲抗击天花的美国学者唐纳德·霍普金斯考证，葛洪《肘后备急方》对天花诊断的记录是世界上第一份关于天花的确切记录。盖建民提出，葛洪对流行于远东的地方性传染病——沙虱病的认识比日本同类记载早1000多年，在世界医学史上处于遥遥领先的地位。

由于学识渊博，对疾病的认识深刻，处方用药着眼于山野小民，葛洪的医学成就很容易被下层贫民接受。在他的影响下，樟树民间有人从事采药行医活动，随着时代的发展，采药施诊逐渐成为樟树的专门行业，《肘后备急方》则成为樟树药材炮制的"金科玉律"，葛洪也被樟树药帮称为第三代药王，樟树帮药材店店号都高悬二十四字炮制规范："遵《肘后》，辨地道；凡炮制，依古法；调丸散，不省料；制虽繁，不惜工。"其第一句就是"遵《肘后》"，可见其恭敬之虔。

三、许逊治病，医巫并行

差不多在葛洪游历东南、行医传教的同时，江西本地出现了学道修行、兼修医术的许逊。作为忠孝净明道的创始人，许逊被后世不断神化，成为道教史上一个亦人亦神的角色。本书剔除其神的一面，选取其人的一面进行介绍。

关于许逊的生平事迹，《太平广记》收录了《十二真君传》中的"许真君"条：

许真君名逊，字敬之，本汝南人也。祖琰，父肃，世慕至道……真君弱冠，师大洞君吴猛，传三清法要。乡举孝廉，拜蜀旌阳令。寻以晋室棼乱，弃官东归……真君以孝武帝宁康二年（374）八月一日，于洪洲西山，举家四十二口，拔宅上升而去。

王咨臣校注的《西山志略》中收录了一篇《许旌阳传》（作者未详），对许逊的生平介绍较为详细：

许逊，字敬之，颍阳许由之后，世为许昌人。曾祖琰、祖父玉、父肃，高洁不仕。汉末，避地于豫章之南昌，因家焉。逊性仁厚，刻意为学，博通经史，尤嗜神仙之术。年二十九，闻西安吴猛得至人丁义神方，往师之。年三十六，得金氏宅，乃徙居西山……晋武帝太康元年（280），起为蜀郡旌阳令，时年四十二。治至无讼……岁大疫，以神方愈之。后弃官归宅，民有随其至宅不返者，于宅东结茇，状如营垒，号许家营。与猛游嵩阳，闻丹徒黄堂镇有谌母，多道术，同往叩之，及还，建祠西山，亦以黄堂称之，每岁于仲秋之日朝焉……孝武宁康二年（374）甲戌八月望日，举家四十二口，同时冲举，鸡犬亦随之飞升。生吴赤乌二年（239）己未正月二十八日，住世一百三十有六年。

以上两则记录，除举家冲举、鸡犬升天属神话传说，许逊136岁的高寿有待商榷外，其余均有可信之处。

许逊，字敬之，本为河南人。东汉末年，天下大乱，许家南迁至豫章郡的南昌安家。许逊为人仁厚，自幼勤奋好学，博通经史，尤其喜欢神仙方术。29岁的时候，听说吴猛得到神人丁义的神方，乃拜吴猛为师。36岁时，迁居西山。晋武帝太康元年（280），许逊42岁，因乡举孝廉，被举荐为蜀郡旌阳县令。在旌阳任上，许逊曾遇到当地流行病暴发，以神方治愈了当地百姓。因预感晋室将会大乱，遂弃官回乡。可能因为许逊为官清廉，治理有方，在他弃官回乡之时，许多百姓跟随他回乡，在其住宅的东面结营而居，号称许家营。许逊与吴猛游嵩阳时，听说江苏丹徒黄堂镇的谌母道术高超，二人一同前去拜访，回来后，在西山为谌母建祠，也命名为黄堂，每年中秋必去朝拜。东晋孝武帝宁康二年，许逊一家42口冲举，鸡犬亦随之飞升。

从上面两则传记可知，给许逊传授道术与医术的师父主要有两位——吴猛和谌母。关于吴猛的生平，笔者找到3篇小传，一是《晋书·吴猛传》：

吴猛，豫章人也。少有孝行，夏日常手不驱蚊，惧其去己而噬亲也。年四十，邑人丁义始授其神方。因还豫章……庾亮为江州刺史，尝遇疾，闻猛神异，乃迎之，问己疾何如。猛辞以算尽，请具棺服。旬日而死，形状如生。未及大敛，遂失其尸。识者以为亮不祥之征。亮疾果不起。

二是《十二真君传》中的"吴真君"条：

吴真君名猛，字世云，家于豫章武宁县。七岁，事父母以孝闻。夏寝卧不驱蚊蚋，盖恐其去噬其亲也。及长，事南海太守鲍靓，因语至道。

三是《西山志略》中的《吴真人传》：

吴猛，字世云，濮阳人，仕吴为西安令，因家焉。性至孝，龆龄时，夏月，手不驱蚊，惧其去己而喂亲也。年四十，得至人丁义神方，继师南海太守鲍靓，复得秘法。

在这三则传记里，关于吴猛是何处人的问题，虽有豫章和濮阳两种说法，但第三则说吴猛虽是濮阳人，却曾到豫章做西安令，因此，他完全有可能与同是豫章人的许逊相识并成为其师父。三则故事里都说到吴猛非常孝顺，且讲了同一个故事，夏天不驱赶蚊子，任其叮咬自己，以免父母被蚊虫叮咬。关于吴猛的师承，提到了两个人物，同乡人丁义和南海太守鲍靓。丁义有神方，且将其传授给了吴猛。鲍靓上文有介绍，他道行高超，且善服食。受过两位名师的指点，吴猛应是一位能辨病治病的高道。《晋书》关于吴猛为江州刺史庾亮看病的故事证明，吴猛对疾病的判断力惊人——看到庾亮，断定其不久人世，劝其家人准备后事，10 日之后，亮果然病逝。故事中虽然没有吴猛治病的记录，但庾亮"闻猛神异"，即听说他医术高超，说明吴猛确实医名在外。跟随道行高超、医术神异的吴猛为徒，许逊应当大有收获。

谌母的事迹，笔者只找到唐末杜光庭《墉城集仙录》中的《婴母》一篇：

婴母者，姓谌氏，字曰婴，不知何许人也。西晋之时，丹阳郡黄堂观居焉。潜修至道久历年岁，时人自童幼逮于衰老见之，鬓发龄容颜状无改，众号为婴母。

从这则小传可以看出，谌母为西晋时人，居于江苏丹阳的黄堂观，是位养生高手，时人从幼童长到了衰老，她却依然容颜不改，被众人称为"婴母"。此处的"婴母"，当指其驻颜有术，永葆青春。

师父的教导加自身的努力，许逊大有青出于蓝而胜于蓝之势，不仅道行高涨，且具有了治病救人的绝活。上文《许旌阳传》中说其任旌阳令时以神方治愈当地的大疫，就是其医术高超的明证。不过，许逊治病，似乎除了用医方，还有巫术。南朝·宋人刘义庆的《幽明录》里有一则许逊治病的另类记录：

刘琮善琴，忽得困病，许逊曰："近见蒋家女鬼相录在山石间，专使弹琴作乐，恐欲致灾也。"琮曰："吾常梦见女子将吾宴戏，恐必不免。"逊笑曰："蒋姑相爱重，恐不能相放耳。已为诔之，今去，当无患也。"琮渐瘥。

在这则故事里，刘琮因蒋家女鬼作祟而突生困病，许逊为女鬼做诔文之后，女鬼离去，刘琮也逐渐病愈。此处，许逊治病的办法是为女鬼做诔文，实质是以巫术治病，与《许旌阳传》中以神方——实质是以医术救治大疫不同。或许，许逊治病的方法是医巫并行。但《十二真君传》的"许真君"条中许逊"示之（指船师）以服饵灵草之门"，以及许逊一家冲举之后留下"石函药臼各一所"于旧宅，则说明，在道家眼里，许逊颇为精通养生与医药。

四、陶弘景在樟树传播药物学知识

南朝时期，道教上清派的创立者、山中宰相陶弘景因慕"二葛"之名，前来樟树阁皂山，在此清理道教文献，整顿道经，促进了道教理论的完善。因有感于"辇掖左右，药师易寻，郊郭之外，已似难值。况穷村迥野，遥山绝浦，其间枉夭，安可胜言？"因感觉远村荒郊，医疗资源匮乏，不知有多少人死于缺医少药，陶弘景在布道之余，经常采药、行医。经过几十年的积累，他在药物学和治疗学上都取得了显著成就，著有《本草经集注》《肘后百一方》《效验方》等书。

陶弘景的《本草经集注》是《神农本草经》较早的注本之一。它对经辗转传抄而

"遗误相继，字义残缺"的《神农本草》重加注解，并增加汉魏以来药物认识的新成果，将药物的品种由365种增加到730种，改《神农本草》上、中、下三品的分类方法为玉石、草木、虫兽、果蔬、米食及有名未用七类分类法，促进了药物分类法的革新，影响后世1000多年。

《肘后百一方》是对葛洪《肘后救卒方》的补充。陶氏虽然称赞"抱朴此制，实为深益"，但认为此书"尚缺漏未尽"，所以"采集补缺"，将原书方子整理为79首，再增加22首，一共101首，故曰《肘后百一方》。关于陶弘景对盱江流域医药业发展的贡献，《樟树中医药发展简史》有如下记载："陶弘景在阁皂山采药、行医、布道，强调药材采集季节……药材真伪鉴别……开创了樟树药材鉴别之先河。"因此，他被樟树药帮尊为第四代药王。

在道教徒在盱江流域以医传教或边修道边积累医药知识之时，从天竺传入的佛教也传入盱江流域。东汉时期，西域高僧安士高进入豫章，在豫章城东肇建东寺；三国时期，高僧真空入域修行传教建太和塔于崇仁巴山镇；西晋时期，天竺高僧昙显肇建崇胜院、香城寺于豫章城和城郊西山，某西域高僧（法名失考）肇建瑞相寺于崇仁；东晋时期，西域高僧僧渊与般若学者支愍度建茅棚于豫章城北郊；南北朝时期，盱江流域更是高僧辈出，信众云集。佛教视"看护病人"为"第一福田"，中医以"释学为用"，盱江流域出现了医佛相济、以医扬佛、以佛弘医的景象，其中最著名者为高僧惠龙、信士谢灵运。据《江西省宗教志》记载："到南朝梁时，江西各地常住僧众日渐增多。在虔诚奉佛认真修持的同时，也各显其能，慈悲拔苦，服务公益……释惠龙以精湛的医术，治愈鄱阳王萧恢之母费氏的眼疾，使之重见光明，而获萧恢舍王宫为寺，名曰'显明寺'。"据临川《湖南乡志》记载：信士临川刺史谢灵运后来弃官，在湖南乡灵谷峰修建隐真观修行，"谢灵运隐姓埋名，皈依修行，在隐真观周边栽花种药，侍香客以青菜淡饭，有时寻草药济世度人，广度众生。""谢灵运经常下山为老百姓治病或书写婚、丧、喜、庆联轴。"此外，南朝梁时宫廷御医姚僧垣曾在临川及庐陵居官为医，据《周书·姚僧垣传》记载："姚僧垣……大通六年解褐临川嗣王国左常侍。大同五年任骠骑庐陵王府田曹参军。九年（543）还领殿中医师。"总之，自秦汉至魏晋南北朝时期，道教和佛教在江西各地传播，盱江流域留下了高道和高僧的种种传说。道教和佛教的传播在促成民间追求、崇拜和信仰神仙菩萨的同时，也因高道高僧们兼及医学、"以医弘道""以医传播佛法"而传播了一些医学知识，带动了当地医药业的发展，如后来的药都樟树就出现了业医药者，且有了简单分工：有人自己采药行医兼收购或销售药材；有人在当地收购药材，也到外州购销；有人以"医"为主，主攻医术；有人以药为主，专事采药或初步加工药材。

第二节 隋唐时期——旴江医学的起源

一、旴江流域地方医学初具雏形

隋唐时期，中央政府对医学比较重视，特别是唐代开始在地方设立医学教育机构，兼负医学教育与医疗服务之责。据《新唐书·百官志》记载：

贞观三年，置医学，有医药博士及学生。开元元年，改医药博士为医学博士，诸州置助教，写《本草》《百一集验方》藏之。未几，医学博士、学生皆省，僻州少医药者如故。二十七年，复置医学生，掌州境巡疗。永泰元年，复置医学博士。三都、都督府、上州、中州各有助教一人。三都学生二十人，都督府、上州二十人，中州、下州十人。

《唐会要》的记载与此相近：

贞观三年九月十六日，设诸州治医学。至开元十一年七月五日，诏曰："远路僻州，医术全无，下人疾苦，将何恃赖？宜令天下诸州，各置职事医学博士一员，阶品同于录事。每州《本草》及《百一集验方》，与经史同贮。"至二十七年二月七日教："十万户以上州，置医生二十人；十万户以下，置十二人。各于当界巡疗。"

从以上资料大致可以梳理出唐代地方医学教育的情况：唐太宗贞观三年（629），唐政府开始在地方设立医学，置医药博士和学生。唐玄宗开元元年（713），改医药博士为医学博士，并设立助教，抄写《本草》和《百一集验方》，收藏于地方。可是，很快医学博士和医学生都被省去。因感觉偏远地方，医学落后，医师缺乏，百姓有病难以找人医治，唐玄宗于开元十一年（723）又下诏在各州重置医学博士，并命令将《本草》《百一集验方》与经史诸书一起贮藏。二十七年（739），又重置医学生，负责在各州巡回为百姓治病，且规定了各州医学生的具体人数，10万户以上的州置医学生20人，10万户以下州为12人。可能是经历安史之乱以后，地方医学遭到破坏，所以在代宗永泰元年（765）又重置医学博士、助教和医学生，其人数规定与玄宗时期的规定差不多。梁其姿在评价宋代中央政府按人口密度向地方派遣医生的准则时，认为其"非常理性，甚至可说很'现代性'"。其实，远在唐代，政府就已经开始理性地考虑在地方配置医生的问题了，且对各州医学博士、助教选拔以及医学生的教育制度都有详细规定。

关于医博士、助教的选拔，《医疾令》规定："诸州医博士、助教，于所管户内及停家职资内，取医术优长者为之。若管内无人，次比近州有处兼取。皆州司试练，知其必堪，然后诠补，补讫申省。"也就是说，各州医博士、助教由州长官从本地或临州精通医术的人中选拔，并可自行测试，若认为合格，可以自行用其补缺，事后报尚书省批准即可。

地方医学生的教育制度包括教学内容、学习方法、修业年限、考试制度等内容，其教学内容、学习方法、修业年限与太医署医学生相同，太医署的医学教育分医科、针科、按摩科、咒禁科4科，其中医科最大，又分体疗、少小、疮肿、耳目口齿、角法5个专业，各专业学生都要先学基础课，再学专业课；根据专业的特点，分别设立3～7年的学制。《医疾令》对各州医学生的考试有如下规定："诸州医生，每季博士等自试，年终长官及本司对试。并明立试簿，考定优劣。试有不精者，随状科罚。若不率师教，数有愆犯，及课业不克，终无长进者，随事解黜，即立替人。其遭丧及余事故合解者，亦即立替。学生习业早成，堪疗疾者，即于管内分番巡行，有疾患之处，随即救疗。效与无效，皆录为簿。年终考核，频经无效者，酌量决罚。"由此可见，地方医学生的考试分平时考试和年终考试两种，平时考试每季一次，由医博士主持；年终考试由州长官及太医署主持。每次考试情况都记录在册，评定优劣，考试不合格者要受到处罚。平时不听师傅教诲，学习不认真，或专业长期无长进者，则要开除，另外找人代替。学业结束可以疗病者，即分派到州内巡诊，遇到病人，随时救治。巡诊的疗效也要记录在案，以备年终考核，若多次无疗效，也要酌情处罚。

在唐中央政府的一再敦促和详细规定之下，江西地区的地方医学应当有所发展。正史虽没有记载江西地区是否按朝廷规定设医学博士，但《太平广记·卷第三百八十八》论及·马思道时言称"洪州医博士马思道"既然有医博士，则相关的医学教育和医疗服务机构也应建立。"洪州医博士"能成为编故事者信手拈来的典故说明，至少在江南西道的治所所在地——洪州，地方医学已经建立，医博士、医助教、医学生已成为比较常见的人物。另外，盱江流域还出现了载之史册的医者和医学著作，目前所知的有豫章的喻义及其所撰的《疗痈疽要诀》《疮肿论》二书。喻义，曾做过西州节度要籍，善治痈疽疮肿，喻义二书为国内较早的外科专籍。

医博士成为民间熟知的官职，载之史册的名医、医籍的出现表明，到唐代，医学知识在旴江流域已较为普及，地方上已出现许多以医为业之人，且其中某些人的医术和医学理论修养已达到相当水平，不仅可供地方官从中选取，充当地方医疗服务和医疗行政人员，而且开始总结医疗经验，撰述医疗著作。旴江医学的源头已开始冒出活水！

二、北民南迁对旴江医学的贡献

隋唐五代时期，随着京杭大运河的开通和大庾岭关的修治，江西地区融入了全国的交通网络之中。"安史之乱"发生后，中原地区战乱频仍，北方人口纷纷南迁寻找"乐土"。政局稳定、经济发展的江西成为北方移民的重要接纳地。外来人口与江西本地人口的融合，在促进江西经济文化发展的同时，也带来了一些新的疾病。因此，医药保健成为这一时期江西本地民众和外来移民不得不关注的现实问题，某些精通医术或希望以医传教的道士、高僧们在医学上的探讨为旴江流域医学的兴起做出了重大贡献。

首先进入江西的是药王孙思邈。据传他曾到樟树阁皂山采药，对阁皂山的药源进行了调查、分类，后到樟树镇定居行医，收集民间验方、秘方进行整理。学术界认为孙思邈开创了樟树药源普查和方剂整理的先河。清康熙年间（1662—1722），为纪念孙思邈在樟树的贡献，樟树将原来的药王寺改为药王庙，组织庙会，将传统的每年9月在樟树举办的药材交流会改为每年4月28日（孙思邈的生日）举办，庙会为期半月，全国各地药商云集樟树交流药材，这种活动一直持续到1949年，孙思邈也被供奉为樟树第五代药王。至今樟树民间还流传着很多孙思邈行医的故事。

孙思邈之后在旴江流域留下医名者当推慕名到西山和麻姑山修道的道士们。隋唐五代特别是唐代，在皇室的大力提倡下，道教全面发展并趋于鼎盛。江西道教在汉魏六朝的基础上，进一步发展和传播，许逊的崇拜者纷纷到洪州西山寻找遗迹，他们在西山的弘道不仅发扬光大了西山孝道，且因其养生、炼丹之术远播而受到皇室的青睐。

旴江流域被皇室一再召见、受到皇室礼遇的外来高道首推孝道派的杰出代表胡慧超，其与皇室交往的事迹散见于道教典籍和各种笔记小说之中。《净明忠孝全书·净明法师洞真先生传》载：

先生姓胡，名慧超，一名化俗，字拔俗，不知何许人，亦莫详其年……唐初隐于洪州西山之洪井……贞观中，太宗皇帝闻风召之，不赴。高宗即位，复召先生，乃赴……力求还山，上许之……乃还居西山游帏观……则天复召见于武成殿，问神仙事，先生止陈"道德，帝王治化之源"，即辞乞还山……长安三年（703）二月十六日……仙化解脱……赠谥曰"洞真先生"。

从《净明法师洞真先生传》可以看出，太宗、高宗、武后都曾召见过胡慧超，只是太宗朝时，胡慧超没有赴京，而在高宗、武后时他都应召了。关于高宗、武后召见的情况，南宋白玉蟾《玉隆集》中的"胡天师"记载得较为详细：

久之，异迹显著，天后以蒲轮诏之，天师深隐岩谷，州县搜求至急，不得已而出。至都，引见武成殿，后临问仙事。天师止陈道德帝王治化之源。后大喜，又欲留于都下，委以炼丹之事。天师辞请还山修炼，敕遣使赍金璧送归……天师乃于洪崖先生古坛际炼丹，首尾三年。降诏趣召诣阙，至则馆于禁中。天师辞归，固留不许，天师一朝遁去。上闻，叹恨久之，遣使赍赠甚厚，兼赠诗一篇。高宗时期，胡慧超依然不愿赴京，但迫于"州县搜求"，不得已而赴京。胡慧超到京后，武则天向其询问了修炼成仙之事，且想留他于京城炼丹，但他坚持回西山炼丹，3年后丹成，奉诏晋京送丹药，又被禁于都城，固辞不得放还，无奈之下，天师只得逃跑。高宗虽有万般不舍也无可奈何，只得厚赠礼品，并赋诗相送。

另据张鷟《朝野金载》记录，武则天称帝后还请胡慧超去京城炼过丹，"周圣历（698—700）中，洪州有胡超僧出家学道，隐白鹤山，微有法术，自云数百岁。则天使合长生药，所费巨万，三年乃成。自进药于三阳宫，则天服之，以为神妙，望与彭祖同寿，改元为久视元年（700）。放超还山，赏赐甚厚。服药之后三年而则天崩。"此处的胡超僧，当为胡慧超。出于对长生不老的向往，武则天称帝后又请胡慧超花了3年时间为其炼丹。虽然胡慧超炼成的丹药没能让帝王成仙不死，但其多次被帝王召见委以炼丹重任，说明西山孝道派的炼丹之术得到了最高统治者的认可。

西山外来道士除了以炼丹术出名而被皇帝一再召见的胡慧超之外，还有医术高超的张氲和善于养生的施肩吾。

张氲为净明道经师，据《历世真仙体道真鉴》卷四十一记载：

张氲，一名蕴，晋州神山县人。生于高宗永徽四年（653），好黄老方士之说。慕古洪崖仙人，自号洪崖子。游青盖山拜景成子为师，遂尽传其方。圣历中，武后召之不至。寓洛阳给事李峤家凡十三年，词人逸客争相求见。明皇开元七年（719）屡诏，辞不获，乃来见于湛露殿。上嘉之，拜氲太常卿，累迁至司徒，皆不受。是岁八月，听还山。氲竟入山，绝粒服气，隐姑射山十五年。开元十六年（728），洪州大疫，张氲施药市中，病者立愈。州以上闻，上意其氲，驿召之，果氲也。然三召卒不至，乃栖息于洪崖先生之古坛。天宝四载（745），年九十三，尸解榻上。氲来豫章十八年。

张氲本晋州神山县人，因仰慕洪崖仙人，而自号洪崖子；因好黄老之术而游弋天下，访求高道，得景成子真传，受到文人墨客的追捧，也先后受到武后和玄宗的召见，张氲本不想入朝，无奈玄宗一再召见，只能入朝觐见，玄宗见到张氲大喜过望，给他加官晋爵，但张氲志在辟谷修道，归隐姑射山 15 年。728 年，洪州大疫，张氲到市中施药，病者立愈。此后，虽有州长官试图召见张氲，但他避而不见，归于洪崖先生古坛 18 年，直至尸解。

施肩吾，字希圣，睦州（今浙江桐庐）人。宪宗元和十五年（820）进士及第，不待朝廷封官即东归，隐于洪州西山访道学仙。施肩吾到西山时，游帏观已破败不堪，施肩吾选择传说中吴、许早年修炼的天宝洞不远处，辟石室隐居。边修炼边著述，撰写内丹术名著《西山群仙会真记》5 卷，总结养生心得，撰写《养生辨疑论》1 卷。

三、江西道教的发展与盱江流域道医的成就

胡慧超重振西山许逊崇拜之际，南昌本地拜其为师者络绎不绝，其中最有名者为万振。据《历世真仙体道通鉴》记载：

万天师，名振，字长生，南昌人，得长生久视之道。据说渔者得青石，长七尺，扣之有音乐声，郡献之于朝，高宗李治命碎之，得二剑，镡上刻万天师姓名，高宗异之。显庆二年（657），高宗召见，问治国养生之道。振回答说："无思无为，清净以为天下正，治国犹治身也。"

万振认为，治国如同治身，清心寡欲，顺其自然，才能达到天下大治。相信黄老的高宗皇帝尊待万振如师友，但万振对皇帝的赏赐均辞而不受。龙朔元年（661），万振尸解于京师，数日启棺，唯有一剑一杖而已，皇帝下诏以铜函盛剑杖葬于西山天宝洞之侧。

此处解释高宗闻万振之名的缘由过于玄乎，不太可信。但高宗召见之后，询问治国养生之道则说明万振也是因得道而出名，且受到了高宗的礼遇，待之如师友。在万振的推荐下，其弟子叶法善也在显庆中入谒高宗。据《新唐书》记载：

叶法善，世为道士，传阴阳、占繇、符架之术，能厌劾怪鬼。高宗闻之，召诣京师，欲封以官，不拜。留内斋场，礼赐殊缛。时高宗悉召方士，化黄金治丹，法善上言："凡不可遽就，徒费财与日，请复真伪"。高宗许之，凡百余人皆罢。

从此段记载来看，叶法善有家传的阴阳、占卜、禁咒之术，能消灾驱邪，因而得到唐高宗的青睐，诏他到京师后，高宗本来要封他做官，无奈他坚决不受，高宗只好把他留在内斋场内奉职，且给予优厚礼遇。当时高宗招了各地方士，试图用黄金炼

丹，叶法善以黄金炼丹，短时不能成功，白白耗费金钱与时间为由，劝高宗放弃此事。高宗听其劝告，将一百多方士放归。就叶法善劝高宗放弃以黄金炼丹的事情看，他也是位深通炼丹之术的高道。

在西山孝道派道士受到皇室重视的同时，临川县井山的女道士和南城麻姑山的男道士们也逐渐声名鹊起，女道士们修行辟谷，鹤发童颜；男道士们道行高超，医术高明。据颜真卿《抚州临川县井山华姑仙坛碑铭》记录：

华姑者，姓黄氏，讳令微，抚州临川人也。少乃好道，丰神卓异，天然绝粒。年十二为天宝观女道士，年八十发白面红，如处子状。时人谓之华姑……闻魏夫人仙坛在州郭之南，草木榛翳，结庐求之不得。长寿二年，岁在壬辰，冬十月壬申朔，访于洪州西山胡天师。天师名超，能役使鬼神……开元九年，欲上升之际，忽谓弟子曰："不须钉吾棺，可以绛纱幕之。"姑同学弟子黎琼仙，恒服茯苓、胡麻，绝粒四十余秋，年八十，齿发不衰……大历三年，真卿获刺是州，明年春三月，山下有女道士曾妙行，梦一女师令上七层华树，层层掇食，及寤犹饱，因是不食。尝于观中见黎琼仙，跪而拜曰："梦中所见，乃尊师也。"因请依之。于今觉韶颜润泽，虔修香火于此山。

颜真卿的碑铭记载了临川县井山女道士的师承关系、修行内容和修行效果。临川人华姑少而好道，12岁入天宝观为女道士。本想拜魏夫人为师，无奈求之不得。长寿二年（693）十月曾到洪州西山拜访胡超（即胡慧超）。华姑修辟谷之术非常成功，80岁时依然脸色红润如少女，开元九年（720）冲举。华姑的弟子黎琼仙长年服用茯苓、胡麻，绝粒40年仍齿不落，发不白。大历四年（769），山下女道士曾妙行梦见一个女道士要自己上七层华树，每层都有东西可用手抓食，梦醒时还感觉肚子很饱，因此不再吃饭。后来，曾妙行在天宝观见到了黎琼仙，发现她就是自己梦中所见之人，因而拜她为师，修习辟谷之术。妙行也与其师一样，保持了韶颜润泽。可见，井山的女道士们通过辟谷修行，达到了养生的极高水平。

唐代南城麻姑山的道士们以传授北帝大法而出名，首位受后人关注者为邓思瓘。李邕的《唐东京福唐观邓天师碣》大致介绍了邓思瓘的生平：

师讳思瓘，家于临川，隐于麻姑山。其先出自殷，春秋后子孙因国，为南阳望族。后汉有太傅禹，蜀有车骑将军扬武候芝，晋有武肆太守世龙，以至曾祖和、祖甫、考嗣，偕秉哲衣德，参廖洞元，代有人矣。且源派分流，达于江海之内，父子传气，合于天地之初。尊师幼入庐山，中移恒岳……开元二十三载，皇上下诏求方士，本郡别乘李行祎以尊师应辟焉。帝请问所习，雅重其言……明年春二月甲子，复命称旨意，敕度为道士，名曰紫阳……配东京福唐观兼本郡龙兴观以宠之……九月七日，扈从西京，敕安置同德兴唐观……二十五年冬，恩敕许归觐省……二十六年春，特敕诣中岳、王屋、函谷、宗圣及诸名山修功德……二十七年冬十月朔七日，驾幸温泉宫，恩令太元观安置。子夜过半（逝世）……帝闻之流涕……度弟思明麻姑庙道士……御书仙灵观额，立麻姑山庙……二十八年二月二十日殡于旧麻姑山顶。

从李邕的碑碣叙述来看，邓思瓘出生于道教世家，其曾祖、祖父和父亲都修行习道，思瓘幼年即入庐山学道，后游历于"恒岳"（不过，有研究者认为此处的"恒"字当为"衡"字之误，即邓思瓘到过的应是南岳衡山，而非北岳恒山。另据《历世真仙体道通鉴》卷三十二记载：道士邓紫阳，建昌南城县人。初隐麻姑坛之西北……远访南岳朱陵，谒青玉、光天二坛，礼邓真人，梦有所感。可见，邓思瓘远游之处，应为南岳衡山）。开元二十三年（735）唐玄宗访求方士，当地官员李行祎推荐邓思瓘应诏。邓到京后，深得唐玄宗喜欢，第二年，下旨度其为道士，并赐名紫阳。其后3年，邓紫阳深得皇帝宠幸，先后在东京福唐观、本郡龙兴观、同德兴唐观以及长安太元观等宫观修行。开元二十七年（739）十月七日，邓思瓘逝世，开元二十八年（740）二月二十日，归葬麻姑山。邓思瓘去世后，玄宗又度其弟弟邓思明为麻姑山庙道士，并御书"仙灵观"匾额赐之。

邓氏后人继承邓思瓘衣钵，亦有高道出现，郑畋《唐故上都龙兴观三洞经箓赐紫法师邓先生墓志铭》对邓思瓘的孙辈邓延康的生平事迹有大致介绍：

邓氏得姓在春秋，两汉魏晋继有贤杰。洪源演派，或仕或隐。自累世咸居抚州麻姑山。涵乐天和，不以轩冕婴累。洪嗣道高于世，开元中诏赠临川太守。生福唐尊师讳紫阳，以道法佑明皇帝，为元门之师……福唐生华封尊师讳德诚，少随福唐侍内禁……先生即华封之从子也，讳延康。

贞元初，随师于会稽，受三洞笔箓，寻复麻姑山。葆神茹气，澹然与天地倪合，三景五牙二星八道之秘，云章龙箓斋元醮会之法，神悟灵契，悉臻宗极。屡为廉使郡守请敬师受，排邪救旱，显应非一……宝历中，旧相元公制置江夫人有疾，忽梦神人云："何不求麻姑仙师？"元公遽命祷请，既至而疾果愈。夫人稽首奉箓，俱为门人。复以明威上清之道授邹平公文于广陵、凉公逢吉于夷门。自是藩服大臣，争次迓劳。

太和八年秋，又诏至阙下，嘉其道德，籍隶太清宫……开成初，鸿胪少卿屈突谦妻李氏魅狐得孕，厥害濒死。先生以神针砭，则妖雏数首皆毙命矣……

昭肃皇帝幸兴唐观，访先生修真之道，宸旨嘉豫，赐以紫服。后帝受箓于南岳广成师，请先生为监度。上嗣位，尔时于内殿访其玄言，第以《道德》《黄庭》《西升》经旨应对，若丹砂硫黄之事，置而不论。居常惟食元气，微饮旨酒，熊经鸟伸而已。故甲子余八十而颜朱无穀文。岂非嘘吸冲和栖真通粹之效欤！

十一月庚申行解于观之清室，享年八十有六……先生有子三人，长曰道牙，弃舒州太湖丞，授三洞经箓；次曰道石，试协律郎，假职闽越；次曰道苗，袭经符，奉斋戒，以法教之系，驻于龙兴。道牙奉遗告护元舆归于故山。以十三年十二月三日葬于抚州南城县故乡谭潭里胡头村灵山硖，附曾祖父茔。

根据郑畋的介绍，邓思瓘生邓德诚，邓延康为邓德诚的从子，而李邕的《唐东京福唐观邓天师碣》中记录邓思瓘有弟弟邓思明，则延康可能为思瓘的孙子，也可能为思明的孙子，可以确定的是延康为思瓘的孙辈。生于道教世家，延康从小既接受父辈、祖辈的教导，也到道教名山拜师学艺，贞元（785—804）初，即在会稽山受"三洞笔篆"，不过很快回归故乡麻姑山。延康重内丹修炼，对"丹砂硫黄之事，置而不论"，且养生修炼很有成效，80岁还面色红润，没有皱纹。在自身修炼成功的同时，延康的医术也很高明，墓志铭中记录了两则延康治病的事迹，虽然其记录有神异鬼怪之说，但还是可以窥见延康治病之端倪：宝历（825—826）中，元公夫人有疾，多方求医无效（文中言其梦神人指示去求麻姑仙师，可以断言肯定求了很多医生，但均收效甚微，在求告无门的情况下，才会形成梦魇。且后文"元公遽命祷请"，其急切的心情跃然纸上），在延康诊治后，夫人才得以痊愈。开成（836—840）初，鸿胪少卿屈突谦的妻子李氏怀有身孕，但重病濒临死亡，延康以针砭将其治愈。由于道法高超，医术高明，延康得到朝野追捧，敬宗、文宗、武宗、宣宗四代皇帝均对其礼遇有加，而一些官员贵族则直接拜在其门下，成为其门人。

朝廷的重视和支持在使道士们名声大振的同时，也敦促他们加强道术与医术的修炼，推动了盱江流域本土道教医学的发展，出现了专以医名的道士崔隐士。据光绪《江西通志》载，唐宪宗得了怪病，所有医生都无法医治。忽见一道人前来卖药，一粒药丸治愈了皇帝的怪病，这位道人就是崔隐士，他既不受赏，也不逗留，治好皇帝的病就不辞而别了。后南昌城内发生瘟疫，他从分宁（今修水）游历至南昌，将随身所带丹药抛入井中，凡饮井水者，疾病很快消失。崔氏撰有《入药镜》一篇。

四、佛教的发展与僧医的成就

大致在张陵入赣弘道之后不久，佛教就开始传入江西。据传，东汉灵帝主政之末（188年前后），西域僧人安世高入赣弘传佛教，肇建东寺于豫章城东，随后大量中外僧人到江西活动，肇基建寺，磊石立塔。东晋太元六年（381），释慧远（334—416）率弟子来到庐山，肇建东林寺而兴净土宗风，庐山成为当时全国佛教之中心。隋唐以降，禅宗大兴赣域，五家七宗大多在江西创立，盱江流域的佛教也空前兴旺，寺观林立，高士叠出。众多高僧到盱江流域修行习佛，他们创教弘法，施医济众。医佛相济，以佛扬医，为盱江流域医学的诞生提供了另一源泉。

众多高僧中，尤以禅宗法门洪都宗的创始人马祖济世救人最为著名。唐朝天宝年间（742—756），马祖率门徒数十人在盱江流域的抚州西里山、宜黄碧山、洪州钟陵、新建西山等地修习，最后于唐大历八年（773）移居钟陵开元寺（今南昌佑民寺）直至圆寂前一二年。他以开元寺所在洪州（今南昌）为中心，跋涉赣域全境，弘法施医，课徒海众达 40 余年，广建庵寺，有"四十八道场"。追随其左右的弟子有智藏、怀海、普愿、法常、惟宽、怀晖、大义、慧海等 139 人，"各为一方宗主，转化无穷"，以洪州为基地，弘法施医游走八方。后来马祖弟子百丈承其衣钵，发扬光大，制定丛林清规。丛林的建立和清规的设立，推进了佛教中国化的进程，这是世界佛教史上的创举。故佛界有"马祖建丛林、百丈立清规"赞誉。

佛教以"看护病人"视为"第一福田"，僧众在虔诚奉佛认真修持的同时，也各显其能，慈悲拔苦，服务公益。梁天监年间（502—519），鄱阳释慧龙以精湛的医术治愈鄱阳王萧恢之母费氏眼疾，使之重见光明，而获萧恢舍王宫为寺，名曰"显明寺"。上文提到的马祖既是高僧又是医中圣手，据《江西省宗教志》记载：马祖曾于靖安县法药寺弘法时，"适逢当地疫病流行，于是卓锡凿井，施药井中，饮水者即愈，民皆称颂"，法药寺由此得名。

从汉至唐，盱江流域的医学与宗教的传播关系密切，特别是道教对其影响更为明显，带有深厚的道教色彩。本区懂医术者多为道教徒，他们因追求长生而重视养生，以治病救人作为弘道手段，这些活动都极大地推动了盱江流域医药事业的兴起。当然在长达千年的时间内，江西还属于不太开发的地方，属于重视巫鬼的南方地区，其医药事业的发展往往是巫、医并行，不过，随着医药学知识的积累和人民对疾病认识的深入，医学逐渐突破宗教的藩篱破土而出。

第三节 两宋时期——盱江医学的兴起

在中国历朝历代中，宋政府对医学的重视可圈可点。开国之初，朝廷就将医籍的搜集和整理纳入重要议事日程，终宋一代，不仅前代的医学典籍得以整理出版，而且当代的医学新成果也得保存和留传，宋代官府和民间对医药书籍的印刷和刊行，一定程度上普及了医学知识，既为地方医者获取医学理论指导提供了方便，也为愿意且有能力自学的士人学医提供了方便。宋廷将医学教育由中央向地方推广以及实行三舍法开通医生向上流动的机会，在为地方培养医学人才的同时，也客观上改造了医者的形象，提高了医者的社会地位，"不为良相，则为良医"的理念因而形成并被社会认可，社会风俗的改变对鼓励更多人学医、从医是有帮助的。作为科举兴盛的地区，宋代的江西包括盱江流域教育发达，私塾、州学、书院多种教育形式并存，它们在培养了大量举人进士的同时，也提高了民众的普遍受教育水平，毋庸讳言，科场得意者并非多数，大量文人在科场失意之时，走上了习医之路，这为盱江流域的医学队伍培养了一支生力军。而宋廷从京师到诸路会府设立的惠民和剂局，在为民众提供医疗服务的同时，也催生了民间药材市场的繁荣，建昌军药局、樟树药市正是在此背景下诞生。药材市场的发展在方便医生用药的同时，也为提高疗效创造了物质条件。

一、盱江医学兴起的社会条件

1. 朝廷修订医书颁行地方

相较于唐代，宋代更重视地方医药。自立国之初，宋政府就不断探索为地方提供医药资源、培养医学人才、提高地方医疗水平的方法。

在宋之前，中国医学知识的传授主要靠家传和师授，朝廷虽也重视过医学书籍的编辑，但囿于当时传播手段的原始，地方很难得到医学书籍，少数医家得到医书也限于师徒或父子传授，为维护师门或家族的生计，他们往往秘其术而不外传。如此做法，使得中国古代医学知识的传授非常有限。特别是经历唐末五代十国长期的战乱之后，与经史典籍损毁严重相类似，医书也大多丧失殆尽。因此，自开国之初，宋太祖就召集人手收集整理校订前代医书医籍，搜集民间医籍医方，加以整理出版。中国的印刷技术在宋代出现了一次质的飞跃——活字印刷发明，便利了宋代医书的编辑和出版工作。在中央政府的重视下，宋代的医书刊行成果超过了以往任何朝代。自宋太祖开宝六年（973）诏尚药奉御刘翰等校正唐《新修本草》，至宋徽宗政和年间（1111—1117）编辑《圣济总录》，光北宋就有5次大规模的校正、编辑和刊行医书工作，尽可能地将宋以前的医学著作包括医经、本草、脉法、针灸、方书进行了整理，使宋代的医书流行达到了很高水平，这些书籍的编辑整理工作，为宋代医学的发展奠定了物质基础。

医书印成之后，如果不流通到地方，还是难以起到将医学知识传播给普通民众的作用。为促进医学知识传播到地方，宋政府还是下了一番功夫的。

宋廷起初编辑的医书"卷帙庞大""颁赐于至尊"，造成医书流传不广，这种情况显然不符合朝廷颁行医书、传播医学知识、使吏民感受皇帝仁政的初衷。为改变这种情况，宋廷做了一些非常体贴的安排：一是印行定价低廉的小字本，哲宗时期，先前修订的某些大字本医书虽为日用不可或缺之物，但"册数重大，纸墨价高，民间难以买置"，乃令国子监别作小字雕印，"广行印造，只收官纸工墨本价，许民间请买，仍送诸路出卖"。从现有资料看，哲宗时期印行的小字本医书有《圣惠方》《千金翼方》《金匮要略》《脉经》《嘉祐补注本草》《图经本草》《伤寒论》等七部。二是精选大部头著作中便于民用者，以选本的形式刊行。如《太平圣惠方》在诏颁州郡后，"州郡承之，大率严管钥、谨曝凉而已，吏民莫得与其利焉，"，即州郡得到《太平圣惠方》之后，大多束之高阁、定时翻晒，专注于书籍的保存，大多数官员和普通百姓都难以窥其面貌，从中获利。因此，仁宗下令从《太平圣惠方》中选出常用的方子编成《简要济众方》，刊行下发。此外，名臣蔡襄还请"通方伎之学"的"郡人何希彭……酌其（即《太平圣惠方》）便于民用者，得方六千九十六"，定名《圣惠选方》，誊载于版，列牙门左右，以便于民众阅读。

在中央刻印医书颁行地方之际，江西本地也积极刻印医书。宋代江西是紧踵四川、福建、浙江之后的又一刻书中心，今南昌地区、抚州地区、吉安地区、赣州地区、九江地区、上饶地区、宜春地区在当时刻书尤为著名。以上地区所刻书籍记录在案流传后世的虽大部分为经书，但也有少部分为医书。如淳熙十二年（1185），江西转运司刻印了寇宗奭的《本草衍义》20卷。10年后，时任江西转运司判官的吴猎等4人又重修了该书板片，并刊刻行世。南宋著名诗人陆游曾提举江西常平使，曾将自己家藏药方编成《陆氏续集验方》，于淳熙七年（1180）刻印于江西任上；南宋著名文学家周必大也于淳熙年间（1165—1189）在家乡吉州招募工匠除刻印名家及自己的作品外，还刻印孙思邈的名著《千金方》。

医书的刻印和颁行，使医学知识的获得变得便利，为有志于学医的人士提供了学习资料，对促进医学知识的传播无疑有积极作用。

2. 地方医学教育的推行

宋初承唐制，在各州设医博士掌地方医学知识之传播，如宋太宗淳化三年（992），《圣惠方》编成之后，在下发各州的《行圣惠方诏》中明确规定："其《圣惠方》并《目录》共101卷，应诸州道府各赐二本，仍本州选医术优长治疾有效者一人，给牒补充医博士，令专掌之。吏民愿传写者并听。先已有医博士即掌之，勿更收补。"从此道诏书可见，宋廷在医书编好之后，下发各州，为使医书能服务于地方，规定由各州医博士负责传授医书内容于"吏民愿意传写者"。不过，这种规定只有医博士之设是确定的，医学知识的传播则有很大的随意性与不确定性，只是任"吏民愿传写者"抄录，没有切实的知识传授制度，难以使医学知识在地方传播。

仁宗庆历四年（1044），范仲淹在建议京师选翰林院医师对京师习医者进行教育的同时，也建议建立地方医学教育制度，"其诸道州府，已有医学博士，亦令所在教习，选官专管，委监司提点。其生徒精通两部医书，与免户下诸色差配，累有功效，保明以闻，与助教安排"，即地方医学教育由地方官和医学博士共同负责，地方官负责管理和挑选生徒，医学博士负责教习。在太医局将中央的医学教育办起来之后，地方医学教育也逐渐受到重视。仁宗嘉祐六年（1061）二月，知亳州李虚之向朝廷上奏，请求中央准许外州军选试医学，培养医生，建议其办学方法比照太医局招收习医生徒的条例，仿照太医局的做法对习医生徒的入学资格、考试方法、毕业后的去向做出规定，其具体内容如下：

乞诸道州府比副太医局例，召习医生徒，以本州军投纳家状，召命官或医学博士、助教一员保明，亦三人以上结为保，逐处选官管勾。令医学博士教习医书，后及一年，委官比试经义，及五道者，本州给贴，补充学生，与免州县医行抵应。大郡以十人为额，内小方脉三人；小郡七人，内小方脉三人。仍与官屋五七间充讲习学。候本州医学博士、助教有缺，即选医业精熟、累有功效者差补。如不经官学试中者，更不得充医学博士、助教。

按李虚之的建议，要成为地方医学的生徒，必须到州军投纳家状（履历出身），由官员或医学博士、助教一人做保证人，报名者要3人结为联保，才能到医学学习。由医学博士教授医学，学习1年后，经过考试，才能成为正式生徒。各州郡根据本郡的招生人数从医学经典中出题考试，答对5道以上者为及格，由州给贴，招为正式生徒。当本州出现医学博士、助教缺额时，正式生徒学习期满，考核合格，且医业精熟、累有功效者可以替补。未经过官方医学正式培训者没有资格成为医学博士、助教。

朝廷认可了李徽之的建议，并由太医局规定了地方医学考试的具体内容：

试格：令于逐科所习医书内共问义十道，以五道以上为合格。其试医生，大方脉：《难经》一部，《素问》一部24卷；小方脉：《难经》一部，《巢氏》6卷，《太平圣惠方》一宗共12卷。

可见，到宋仁宗庆历年间（1041—1048），地方医学教育已正式提上日程。到宋神宗熙宁年间（1068—1077），王安石变法时，将太学的"三舍考选法"推广到太医局。太医局"三舍考选法"与地方医学教育相关者为太医局医学毕业生的去向，等第最高者可为尚药医师，其余各以其等第补官，如本学博士、正录以及外州医学教授。根据此项改革，地方将有希望得到太医局培养的医学人才，这对提高地方医学水平无疑是有积极作用的。

王安石变法失败后，医学"三舍法"也几经兴废。元丰年间（1078—1085）废除，元符年间（1098—1100）又恢复，重置医学博士、助教。京府及上中等州医学博士、助教各1人，下州医学博士1人。医生人数，京府节镇以10人为额，余州各以7人为限，仍就所习医方书试义10道。诸州医学博士、助教有缺，于本州县医生内选拔医技优效者充任。无合适者选能者比试，虽非医生，也可听补。宋徽宗时候创立了地方医学向中央输送人才的"升贡制"。政和三年（1113），尚书省请求立校试之法，根据考生成绩的等第分遣诸路。徽宗接受了建议，下诏敕令诸州从内、外舍学生中选出精通医术者，由各州教授担保，依照贡士之法，送到京城医学校，试补医生，并将州郡分作若干等，依科别及考试成绩分配医生。政和五年（1115），曹孝忠奏请在各州县设医学，差本州现任官而通医能文者一员，兼权医学教授，仿诸州学格，创立诸路医学贡额。此时的地方医学教育加强了医学考试及人才选拔的力度，但由于此时地方医学的优秀学生都输送给中央，地方教育机构就成了医学生入仕的培养基地。

总体而言，北宋中央政府比较重视医学教育，在地方医学教育上也有诸多创造，虽然其成效如何还难有定论，但相较于前代，其在人才培养、风气行成方面还是卓有成效的。这种重教、重医的社会风气，为地方医学的发展创造了良好的环境。

南宋偏安一隅，其医学教育虽未有重大创造，但由于宋室南迁，作为拱卫京畿的重要地方，江西的地位优势凸显，中央的政策也得到了较好落实，其官方医学教育当有较快发展。而自北宋以来形成的以医求仕的上升通道，无疑为部分无缘科举的士子们提供了一条晋升之道，为他们创造了出而为仕的机会，对提高民众学医的兴趣自然很有帮助。

3.发达的地方教育

宋代推行抑武重文的基本国策，为尽可能广纳贤才，宋廷最大限度地放宽了科举应试者的资格，"取士不分门第"，给布衣草泽以登天子堂的机会；同时大幅度增加录取名额，两宋科举取士 115427 人，年均 361 人，达到空前绝后的地步。相对公平的大规模取士制度让曾经在文化上落后的江西人看到了希望，在他们看来，只要让子弟好好读书，就有光宗耀祖的希望，认真办教育无疑是实现愿望的最佳途径。因此，两宋时期江西的教育空前发达，从办学主体看，有官学和私学之分；从办学层次来看，有私塾、州县官学和书院三大体系。

私塾散布于广大乡村，由殷实大户或村民集体开办，请"教书夫子"教儿童识字、写字，传授生产和生活中的实用知识。早在五代南唐时期，洪州乡间便有办得很好的私塾，有硕学宿儒任教其中；到宋代，乡村私塾继续发展，教学内容更丰富，出现了儒生们自编的教材。绍兴十三年（1143）闰四月十二日，尚书度支员外郎林大声上书要求禁止江西的非圣之书："江西州县有号为教书夫子者，聚集儿童，授以非圣之书，如《四言杂字》，名类非一，方言俚鄙，皆词诉语。"在朝廷官员眼里非孔孟之学的《四言杂字》，虽不符合官府需要，但集录的却是民间日常生活的常用字，是对乡野村民进行识字教育、普及社会知识的教学资料，对提高他们的生存本领起了基础性作用。南城吕南公曾在《教学叹》里有如下感慨：

卑卑穷生无令图，偶开浊眼窥字书。村田子弟念笔札，邀请禀访同师儒。远防斗讼习诡计，近就财利评侵渔。行身便事世所幸，先王教道徒迂疏。君不见，官家设庠校俊士，罗冠裾，亦工细丽苟荣禄，谁复高远稽坟谟。本期教学敦风俗，今如附子充饥腹。

处于社会下层的穷书生，到农村教育田家子弟，他们的教学内容与官家庠学迥异，主要以教农民子弟法律诉讼知识和书写计算技能为主，其目的在于让芸芸众生学会"行身便事"的基本本领。

虽然大部分私塾的教育目的在于教育儿童谋生本领，但也有少数私塾，特别是富裕人家或热衷科举的家族所办的私塾，其目的却在于让子弟习经书、考科举，其教学内容自然大不相同，有的甚至与书院对接，形成私塾初等教育与书院高等教育的层级关系。

两宋科举取士人数激增，为庶族——平民富室子弟实现"学而优则仕"的梦想提供了机会。为帮助子弟实现梦想，散处民间的乡绅士人遂家自为学，父兄为师，传授经史知识，训练诗文写作，在家族对子弟进行教育的过程中，私家书院应运而生。两宋时期江西科考与书院教育形成了良性互动，一方面，严格的书院教育为士子文人获取功名打下了坚实的基础，另一方面，通过科考获取功名者热衷于在家乡创办书院以培养更多科考后备人才，这样，发达的科考和发达的书院教育互相促进。在科考发达的背景下，江西的书院数量激增，居全国之首。据光绪《江西通志》及县志记载，北宋时期江西13州军开办书院50余所（包括分不清北宋、南宋的16所），南宋时期江西开办的书院有134所（包括遗漏的11所，婺源县1所）。作为江西文化发达之所的盱江流域，是文人荟萃的地方，也是书院发达之所。

钟起煌等的《江西通史》第5册和第6册列出了两宋时期江西各地书院的清单，对其进行检索，发现盱江流域的广昌、南丰、南城、黎川、资溪、金溪、乐安、宜黄、崇仁、抚州、东乡、丰城、清江、进贤、南昌、新建等16个县市北宋时期有书院23所、南宋时期有书院31所。面积只占全省1/10强的盱江流域聚集了3/10的书院，特别是政治文化中心洪州和"才子之乡"临川，更是书院的主要集中地。

在民间私人创办私塾和书院的同时，各地也先后奏请办学，有关州县办学的政策也陆续颁布，但发展缓慢，直到庆历四年（1044），才完全放开州县办学，此后，经历神宗、徽宗朝的两次推动，地方官学发展速度有所加快。江西地方的州学，在景祐二年（1035）之后陆续建立，到哲宗绍圣二年（1095）南安军学建立，十三州军都有了官学，其中盱江流域的洪州州学和抚州州学都建立较早，前者于1035年建立，后者建立于1044年。在州学建立的时候，各地县学也相继建立，据清代同治、光绪时期的《江西通志》记录，北宋时期江西有记录的县学共有50所，大多数县都有县学。两宋之交的混乱给州县学造成重大损害，大多数州县学大受打击，绍兴和议后，政局渐稳，各州军又重修或新修官学，见于官方记录的南宋江西州县官学共有69所，略多于北宋时期州县官学65所的数目。

州县学的兴办是地方官奉命行事的结果，其发展状况与地方官的个人倾向关系重大，盱江流域有名的教育家李觏曾对州县学有过如此评价："皇帝……制诏州县立学，惟时守令有哲有愚。有屈力殚虑，祗顺德意；有假宫借师，苟具文书。或连数城，亡诵弦声。倡而不和，教尼不行。"州县长官对办学的态度差别很大，有的殚精竭虑，有的敷衍了事。州县长官大多只关注狱讼、租赋、簿书、盗贼四事，对教育不够重视，导致州县地方官学时兴时废，难以与家族支持的书院相比，以致马端临对乡党之学、书院和州县学做出了如许评价："州县之学有司奉诏旨所建也，故或作，或辍，不免具文。乡党之学，贤士大夫留意斯文者所建也，故前规后随，皆务兴起。后来所至书院尤多，而其田土之锡，教养之规，往往过于州县学。"

州县官学虽然兴废无常，但因其官方性质，也留住了不少读书人的脚步，成为宋代地方教育的重要场所。它与私塾、书院一起，在培养了大量走上科举之路的生员的同时，也提高了民众的知识水平，为他们从事其他（包括行医在内）需要较高文化的职业奠定了基础。

总之，经历隋唐五代的长期积累，特别是在宋代医学刊行惠及地方，江西文化空前繁荣以及医者地位相对提高的背景之下，江西的医学取得了长足发展，南康道医崔嘉彦精通脉理，著脉学专著《崔真人脉诀》，在脉学理论上独树一帜，倡导"四脉为纲"学说，经其弟子不断传承和发展，逐渐形成了脉学史上的一个重要流派——西原脉学。崔嘉彦再传弟子严用和行医几十年，把前人经验和自己临床实践相结合，"采古人可用之方，衷所学已试之效"，著《济生方》《济生续方》，为中医方剂学增添了许多宝贵内容。袁州宜春侯世昭继承自家十余世行医的临床经验，行医治病，无所不工，尤长治疗奇疾。吉安项国秀以针灸闻名于世；吉州名医王良书以儒起家，转攻医术，对《难经》《素问》等医家经典"无不贯通"，参稽自己行医经验，写成《金匮歌》，将方剂概括为歌诀，对培育后学颇有效果。在江西医学兴起的大环境下，盱江流域的医学也取得了前所未有的成就。

二、医学名家涌现

载之史册，在临床上和理论上颇有建树的宋代盱江医学名家主要有席弘、陈自明、李駧、周与权、黎民寿等。

席弘，字宏达，号梓桑君，其先祖为宫廷太医，擅长针灸。高宗南渡时，席氏家族由北方迁居临川席坊，世业针灸，以针灸治感冒、中暑、风湿、麻痹、偏瘫、高热、喉症，其效如神，撰《席弘赋》《席弘家针灸书》，开创江西针灸学派，自宋至明，绵延十二代。明代针灸学家徐凤将《席弘赋》收载在《针灸大全》中，称"学者潜心宜熟读，席弘治病最高明"。

陈自明（约1190—1272），字良甫（一作良父），晚年自号药隐老人，抚州临川人。出身世医家族，自云三世学医，家藏医书若干卷。从小随父学医。14岁即已通晓《内经》《神农本草经》《伤寒论》《金匮要略》等经典医学著作，掌握了一定的中医基础理论和医疗技能。成年后遍游东南各地，每到一处，即寻师访友、博采众方，医学知识进一步丰富，精通内、外、妇、儿各科，在妇产科方面尤为擅长，为我国医学史上杰出的妇产科专家。

陈自明在任建康府明道书院医谕的时候，鉴于宋代以前的妇产科专书，大都纲领散漫，缺乏系统，内容简略，不够完备，后学难以深入研究，于是采集诸家有关妇产科的学说，结合自己的临床经验与家传验方，经过整理，于嘉熙元年（1237）编成《妇人大全良方》一书，为宋以后我国妇产科学的发展奠定了基础。

妇科以外，陈自明对外科（疮疡）也颇有研究，于景定四年（1263）编成《外科精要》一书，刊行于世。该书强调治疗外科疮疡疾患，必须重视整体，辨证论治，对后世中医外科（疮疡）学的发展，也产生了重大影响。

晚年的陈自明为方便远游的亲朋用药，从《太平惠民和剂局方》中摘取一些常见的成方编成《管见大全良方》，于咸淳辛未年（1271）刊行。此书首为诊脉部位图及脉诀大要，然后列述诸风、伤寒、痰饮、咳嗽、脚气、暑、湿、疟疾、瘴疫等32类各科病证的治疗方剂。每类病证先论病理及辨证，次述治法。

李駉，字子野（又作子埜），号晞范子，南宋临川人。生于世医家庭，本习儒业，因科场失意而习医，自云："业儒未效，唯祖医是习。"李駉认为医者掌握病人生死，责任重大，必须医术高明，才能救人，他将医者治病与兵刑相比较，认为："可以生人，可以杀人，莫若兵与刑。然兵刑乃显然之生杀，人皆可得而见；医者乃隐然之生杀，人不可得而见……误之于尺寸之脉，何啻乎尺寸之兵？差之于轻重之剂，有甚于轻重之刑。"在李駉看来，医者治病犹如用兵与用刑，兵与刑是救人还是杀人，大众皆可直接观察到。医者却是隐然掌握着生杀，大众难以直接看到。脉诊失误比用兵失误更严重，用药剂量的差错比用刑轻重的差错危害更重。因此，医者必须不断提高自己的理论水平和实践能力。

由于认识到理论指导对习医之人的重要性，李駉在治病救人之余，潜心研究脉学，著有《难经句解》（《图注难经》《难经图解》）《脉诀集解》《幼幼新歌句解》《脉髓》，上述著作流传至今的有《难经句解》，在流传的过程中，后人对其评价褒贬不一。元代医家吕复颇不以为然，"李子野为《难经句解》，而无所启发"。清乾隆时期的朱彝尊则认为："其书引证周洽，当时板行，必多传习者，而《宋艺文志》不载，何叹！"对《宋艺文志》没有记载此书深以为憾。同治时期的陆心源也对此书进行了正面评价："其书逐句解释，颇为浅近易晓。"古人赞扬《难经句解》的多是从其文字、版本上考虑，而非其理论建树，故今人对其进行了如此评价："李氏对《难经》原文一句一解，注释方式别具一格，惟注文内容平平，但《难经》宋代注本流传殊少，故不无版本价值。"

周与权，字仲立，南宋临川人，自称"医门后学"。其行医生涯未详。据《宋以前医籍考》，周与权著有《难经辨正释疑》和《扁鹊八十一难经辨正条例》，从书名看，二者的内容应该差不多，不知是否在流传的过程中因版本不同而出现不同的书名。从《宋以前医籍考》的版本考证来看，《难经辨正释疑》流传到元末明初，后世湮没。《扁鹊八十一难经辨正条例》，流传长久，19世纪中后期日本有抄本，民国时期，故宫博物院又将日本抄本收回中国。关于周与权在医学上的成就，后人褒贬不一。元代医家吕复认为《难经辨正释疑》虽对《难经》"颇加订易，却考证未明"。至于《扁鹊八十一难经辨正条例》，《经籍访古志》录有名为栎蕙先生的"跋"，略云："樱宁生（即元代大医家滑寿）著《难经本义》，其凡例首条，讥周氏之擅。予尝谓，韩愈之于鲁论，郭京之于《周易》，皆有所厘正，虽不知竹简漆书果如其言也否，视之于拘泥旧文之差误，左附右会以为说者，非无所阐发。"看来，元代大医家滑寿认为周与权对《难经》的理解太自以为是，而栎蕙先生对此评价却不以为然。

黎民寿，字景仁，南宋盱江（今南城）人。幼年从父（黎何）习举业，屡试不第，慨然叹曰："既未能得志科第以光世，则医亦济人也，与仕而济人者同。"既然医与仕一样可以济人，拜师学医自为不错的选择。《医学源流·宋》说黎民寿在宋景定（1260—1265）中，曾参释氏，号黎居士。而为其《简易方》作序的包恢虽未说他曾参释氏，但说他"不饮酒，不食肉，不食油盐，终日夕，止一食白饭白水白面而已"，则颇有信佛修行的味道。黎民寿初习儒业，业医以后又参释氏，其救世情怀将医家的仁术推演到了极高境界，不仅医德高尚，时时为病家着想，"视人之病，犹己之病"，而且医术高超，活人无数，"资沈敏而思精密，学有师傅，意兼自得，悟法之精，蓄方之富，试之辄效。信者弥众，争造其门，或就或请，日夜不得休，其全活迂续之滋多，而影响之神应之可验，几有姚僧垣之遗风矣"。深厚的儒学功底使黎民寿养成了理论思考的习惯，他在习医之余，钻研脉学，完成两部脉学专著——《玉函经注》和《决脉精要》。《玉函经》本为唐代道教名医杜光庭的脉学著作，黎民寿征引《内经》《难经》《伤寒论》《脉经》等脉学理论，兼以个人临床体会，逐句疏释《玉函经》，并多有发挥。《决脉精要》为七言歌诀，承传王叔和《脉诀》七表八里九道脉的分类方法，在阐述24种常脉的基础上，兼述十怪脉及五行乖违脉等异常脉象。由于歌诀简括，意有不显，黎民寿又详加注释，深析脉理，蔚为"精要"。为传授自己的行医经验，黎民寿又撰《简易方》《断病提纲》，希望能对医学后辈有所裨益。

除以上几位名医外，盱江流域以医名传于后世者还有撰《产乳备要》的南城人傅常，开启南昌姚湾三十代姚氏医门的姚谷清，以及元代名医危亦林的高祖危云仙、伯祖危子美、父亲危碧崖，还有颇具传奇色彩的严三点，周密《齐东野语》云："近世江西有善医号严三点者，以三点指间知六脉之受病，世以为奇，以此得名。"

三、士人习医渐成风尚

与前代相比，宋廷采取了其统治者可以想到的诸项措施来提高地方医学水平，如颁行医书于地方，派医博士充实地方医疗资源，办地方医学提高医疗水平等，确实提高了地方医疗水平。如上文所述，江西医学在宋代兴起，旴江流域也出现了在理论上和临床上颇有建树的医学名家，但地方卫生资源的缺乏还是困扰宋人的一个顽疾。而宋代江西文化的发达在培养了大量科举得意、扬名立万的儒学大家的同时，也造就了大量识文断字、具有自学能力的士子文人，他们或在繁忙的公务之余旁骛医学，或因科场失意而受"不为良相，则为良医"的思想影响转向医学，或本身就对岐黄之术心向神往，因此，在宋代出现了一个不同于前代的士人习医风尚，某些儒士甚至成为儒医，如上文提到的李駉、黎民寿，当然，大多数士人习医还达不到这种程度，但他们致力于医籍整理或方书编写，也取得了不错成就，为后世留下了宝贵财富。见诸史书的主要有以下几位：

晏传正（1041—1099），字淳儒，北宋名相晏殊第九子，其父兄皆以词名于后世（晏几道为晏传正七哥），而传正独钟情于医学，著有《明效方》5卷。此书南宋时尚存，以后湮没。

黄彦远，字思邈。徽宗宣和二年（1120）任平江府教授，官至吉水县知事。后归隐，居东庵。彦远博学多识，深通《易经》，著有《运气要览》一书。

李浩（1116—1176），字德元，其先世自南城徙临川。李浩本为儒臣，据《宋史》记录，李浩生于徽宗政和六年（1116），高宗绍兴十二年（1142），擢进士第。入仕后正直、敢言，不畏权贵，深得孝宗信任。后因年老多病请辞回乡提举玉隆万寿宫，可惜他还未赴任，就于淳熙三年（1176）九月逝世，年六十一。诸司奏浩尽瘁其职以死，诏特赠集英殿修撰。据《宋以前医籍考》记录，李浩著有《伤寒钤法》，其书明后期尚存世，以后湮没。

吴曾，字虎臣，两宋之交崇仁人。倜傥负志气，诗文俱佳，其最著名的著作为《能改斋漫录》。平生苦学，好著述，又以济世为怀，博采古书中方药，惟阐前人制方之意，辑《医学方书》500卷，收入秘府，今未见。

程迥，字可久，本应天府宁陵人（河南宁陵），靖康之乱，徙绍兴之余姚。年十五，丁内外艰，孤贫漂泊，无以自振。二十余，始知读书，时乱甫定，西北士大夫多在钱塘，迥得以考德问业焉。登隆兴元年进士第，历扬州泰兴尉，饶州德兴丞、隆兴府进贤县、信州上饶县，所至有惠政。可见，程迥虽不是江西人，但他长期在江西任职，且其医学著作《医经正本书》作于进贤任上，因此，本书将其归为盱江医学的代表人物之一。

程迥为官时，看到各地有病人被亲人相弃的现象，认为其"伤风败俗，殒绝人命"，不管是从医德考虑，还是从人伦考虑，都不符合道德规范，"如至亲危病，妄言传染，遂相弃绝，古之人无有也，医经不道也……嫂溺不援，比诸豺狼。故君子之为政化，亦置此事于度外，使下民日益聋瞽，冤魂塞于冥墓，余窃悼之"。因此，作《医经正本书》以正俗。由于该书写作的目的在于救"亲人自相弃绝"的时俗之弊，因此，主要论述"伤寒疫疾，并无传染"，并对唐宋两代医政以及脉诊、汤液、方论等进行讨论。关于此书的评价，历来褒贬不一。褒者认为其书"端风化，广仁术，岂止医家之圭臬哉""助风教而长慈爱，正人心而革媮薄，当与长沙太守之名并见于永久"；贬之者则认为其书"盖笔记之类，士人之粗涉医书者所为，于医理无所发明"。可见，赞扬者多从道德层面展开论述，而不以为然者则从医学层面，或许，这正反映了儒士医书的特点吧。

除了以上士人习医并有医学成果传世之外，《樟树中医药简史》还记录了2位在医学方面有所成就的儒士，一位是北宋著名学者刘敞（1019—1068），庆历六年（1046）进士，学问渊博，自佛老、卜筮、天文、山经、地志，乃至金文、方药、医籍，皆究其大略。另一位是南宋史学家徐梦莘，他在研究史学之余，又研究历代医家生平和著作，学习岐黄之术，著有《集医录》行世。

在宋代中央和地方的努力下，在民间医学经验长期积累和民众文化水平提高的环境下，作为一个流派的盱江医学终于兴起，不仅有对医学理论《脉经》《难经》进行研究的脉学专著出现，并达到了一定水平，而且临床专科也大大发展，出现了妇科的集大成之作，有创造性的外科著作。不过也应当看到，虽然宋代盱江流域的医学水平较前代大有长进，但也未能彻底改变民间医疗资源依然缺乏的局面，因此，一些士子文人从自救或正俗的立场出发，研习医学，也取得了不少成果。不过，医学的发展，离不开药学的基础作用，在医学兴起的同时，盱江流域的药材市场也正式形成。

四、药材市场兴起

为了指导医者用药，宋太祖于开宝六年（973）诏尚药奉御刘翰等9人，参考陈藏器《本草拾遗》等诸种本草文献，对唐《新修本草》做了校勘、整理、增补；又命左司员外郎知制诰扈蒙、翰林学士卢多逊等刊定，修成《开宝新详定本草》20卷，太祖亲自作序，镂版于国子监。旋因"新定《本草》所释药类，或有未允，又命刘翰、马志等重详定"，于开宝七年（974）成书，定名《开宝重定本草》，它辑录了唐《新修本草》及前代其他本草著作中的已有药物 850 种，新增当世用之有效的药物 133 种，共 983 种。

《开宝本草》摹版印行以后流行多年，"医者用药，遂知适从"，但某些医者在运用的过程中发现该书还是存在很多遗漏，嘉祐二年（1057），宋仁宗诏掌禹锡、林亿、苏颂、张洞等加以校订。掌禹锡等以《开宝重定本草》为正本，参校诸家医书、药谱及经史百家，对《开宝本草》未收药物进行了增补，并将当世常用，而诸经未见的新药也增补进去。嘉祐五年（1060）成书（后世称之为《嘉祐本草》），嘉祐六年（1061）核校后缮写成版。全书 21 卷（其中《目录》1 卷），共收药物 1082 种，其中继承《开宝本草》药物 983 种，其他本草著作药物 82 种，新定 17 种。

在编撰《嘉祐本草》的过程中，掌禹锡等上奏，建议仿唐修《本草》同时别撰《图经》旧例，编撰《本草图经》，并建议皇帝下诏，令识药之人，"仔细辨认根茎、苗叶、花实，形色大小，并虫鱼、鸟兽、玉石等，堪入药用者，逐件画图，并一一开说，著花结实，收采时月及所用功效。其番夷所产药，即令询问榷场市舶商客，并依此供析，以凭照证"。根据其建议，宋仁宗下诏，命"诸路转运司，指挥辖下州府军监，差逐处通判职官专切管句"。太常博士集贤校理苏颂在对朝廷搜集的资料进行系统整理后，于嘉祐六年（1061）编成《图经本草》。全书收集药物 780 种，其中新增药物 103 种，在 635 种药名下绘图 933 幅。嘉祐七年（1062）十二月，该书奉旨镂版刊行。

《嘉祐本草》和《本草图经》内容密切相关，但分别刊行，医家使用不便。蜀人唐慎微将二书合而为一，又取诸家本草所载及经史子集各类文献中论及的药物 500 多种补充其中，更将自己搜集的各类复方、单方 3000 余首分附于各药之后，名之曰《经史证类备急本草》，全书共 32 卷。唐慎微本人未将其修订的本草刊行于世。徽宗大观二年（1108），集贤学士孙觌、杭州仁和县尉艾晟对其稍加修正后颁行，是为《经史证类大观本草》（简称《大观本草》），《大观本草》补入了时人陈承的《重广补注神农本草并图经》的 44 条注文，冠以"别说"引录于《证类本草》各药之末；另补入艾晟个人收集的 11 条方剂资料。政和年间（1111—1117），徽宗又命曹孝忠对《大观本草》进行修整，于政和六年（1116）成书后名为《政和新修经史证类备用本草》（简称《政和本草》），但此书很快因金国灭北宋而落入金人之手，宋人难见其面目。宋室南迁后，高宗于绍兴末命王继先对《大观本草》进行了校订，名为《绍兴校定经史证类备急本草》（简称《绍兴本草》）。

宋廷一再修订和颁行《本草》，在继承前人药学成果的基础上，不断将当朝的新成果加入其中，不仅方便了医者用药，而且普及了药学知识，对地方药材市场的形成和发展起了理论指导作用。而宋代惠民药局与和剂局的开办，无疑为地方药材商树立了制药和卖药的典范。

惠民局与和剂局为宋代的官办药局，其设立始于神宗朝的王安石变法。因感于当时的药材市场由药商操纵，造成药材供应不稳定，成药规格不统一，甚至出现药商只顾个人利益，不管病人安危，以次充好，以假乱真的现象，王安石在熙宁五年（1072）推行市易法时，规定药品贸易由政府控制，国家专卖，禁止商人投机。随后，宋廷在京城试设卖药机构。关于宋代官办卖药机构的设立，史料有如下记录："太医局熟药所熙宁九年（1076）六月开局。"宋人周煇的《清波杂志》记载了其发展："神宗朝创置卖药所，初止一所，崇宁二年（1103）增为五局，又增和剂二局。第以都城东西南北壁卖药所为名。"之后，徽宗政和四年（1114）四月十一日，尚书省言："两修合药所，五出卖药所，盖本《周官》医官，救万民之疾苦。今只以都城东壁、西壁、南壁、北壁并商税院东出卖熟药所明之，甚非元创局惠民之意。矧今局事不隶太医局，欲乞更两修合药所曰医药和剂局，五出卖药所曰医药惠民局。"

从以上史料大致可知北宋在京城设立惠民和剂局的经过：神宗熙宁九年（1076）在王安石变法的推动下，在京师设立隶属于太医局的熟药所。徽宗崇宁二年（1103）将熟药所由 1 处增至 5 处，分布于都成东西南北壁及商税院东各处卖药，同时增设 2 处修合药所，负责药物的炮炙与加工。徽宗政和四年（1114），尚书省认为原来的"卖药所""修合药所"的称谓不符合原本"创局惠民之意"，建议将其名称分别改为"医药惠民局"和"医药和剂局"。

在北宋政府于京城设立惠民和剂药局的时候，地方似乎也有相应机构的设立，据《宋会要辑稿》记录："（大观）三年（1109）三月十九日，诏'诸路会府依旧复置熟药所，仍差抵当库监官兼管药材。有阙，即开和剂局修合应副。'"政和三年（1113）七月十五日，陕西运判陈建言：'窃见利州路文、龙二州系缘边州郡，所管外镇寨不少，相去州县二三百里，各有民居及商旅往还。并他州县有外镇，相去州县地远。设遇有疾病之人，本处无医药，往往损失者众。乞应州县外镇寨有置官处，并许于本州道县取买熟药出卖。'从之。"从以上两条记录来看，大观三年之前，诸路会府就已经建立过熟药所，可能未引起地方政府的重视，故朝廷重令其设立，偏远的州郡在政和三年之后也得到朝廷的允许建立熟药所。可是，北宋被金灭亡后，其社会设施包括药局也遭到破坏。

宋室南渡后，于绍兴六年（1136）正月四日在都城临安（杭州）置药局 4 所，其一曰和剂局。绍兴十八年（1148）闰八月二十三日，改熟药所为太平惠民局……绍兴二十一年（1151）闰四月二日诏诸政常平司行下会府州军，将熟药所并改做太平惠民局。绍兴二十一年（1151）二月，诏诸州置惠民局，官给医书。终宋一代，从都城到各路会府、州军的和剂惠民药局可能达道了70所，据南宋遗老周密的《癸辛杂识》记载："和剂惠民药局，当时制药有官，监造有官，监门又有官，药成，分之内外，凡七十局⋯⋯悉属之太府寺。"可见，在高宗绍兴年间，宋政府就有意识地恢复惠民药局与和剂药局，不仅在都城临安，而且在其他各地都相继建立了惠民药局。

盱江流域有史料记载的惠民药局是南城的建昌军药局，它是丰有俊知建昌军时捐钱所建。据南宋大儒袁燮记录："（丰有俊）捐钱三百万，创两区，萃良药，惟真是求，不计其直，善士尸之。一遵方书，不参己意，具而后为阙。一则止愈疾之效立见，人竞趋之，而不取赢焉。"可能是政府经费未到位，丰有俊自掏腰包办起了药局，其药局包括两个卖药所，两处卖药所根据方书制药（由于宋政府一直致力于将新修订的医书颁行地方，可以想见，建昌军药局此时参照的"方书"应当是《太平惠民和剂局方》）发卖，由于药价低廉而疗效显著，百姓趋之若鹜。

两宋从中央到地方创办的和剂药局和惠民药局在给民众带来价廉质优的成药的同时，也为地方药材市场的发展提供了契机。

首先，从官办药局的分工来看，和剂药局制药，惠民药局卖药，二者解决的是制药和卖药的问题，却未解决药材的原料供给问题。虽然宋政府有官药库可以提供一部分，但往往难以满足市场需要，因而不得不向民间采买。《宋会要辑稿》记录了徽宗政和年间的一道谕令："政和二年（1112）七月八日诏：今后和剂局岁用药材，并先于在京官库据见在数取拨。如无及不足，即前一年春季计度一岁所用之数，招诱客人，以出产堪好材料，令兴贩前来申卖。至年终买不足，即据所阙数，令户部下出产处，以封桩钱和买。限当年冬季以前附岗起发，到大观库送纳，听本局据合用数取拨。"从这则诏令看，为满足和剂局的药材供应，宋政府决定在官库不足的情况下，有计划地向地方采买，且尽量先向民间药贩订购，如仍然不足，再由户部向各药材产地"和买"。由于惠民药局的药价便宜，"其药价比之时直损三之一"，即比市场价便宜三分之一，可以想见，其市场需求肯定相当大，肯定会出现供不应求的局面。为满足其原料供给，某些官员习惯性地动用官方力量向地方催缴，出现了百姓穷于应付的局面。宋代的董弅在《闲燕常谈》中记录了一起户部为惠民和剂局征集牛黄逼得百姓杀牛取黄的故事："政和初⋯⋯户部下提举司科买牛黄，以供在京惠民和剂局合药用，督责急如星火，州县百姓竞屠牛以取黄，既不登所科之数，则相与敛钱，以赂上下胥吏丐免。"不过，这样逼迫肯定不是长久之计，此种做法不但无法保证药局的供给，甚至可能激化官民矛盾，造成民众暴动，以社会动荡为代价来满足药局的原料供应显然违背了惠民和剂药局创办的初衷，比较理想的当然是尽量发动药贩收集原料，既完成药局原料供应的任务，又带动地方药材市场的发展。

其次，官办药局的严格管理及其保证药材质量的做法为民间药商树立了榜样。时人慨叹"和剂惠民药局，当时制药有官，监造有官，监门又有官……出售则又各有监官。皆以选人经任者为之，谓之京官局，皆为异时朝士之储"。从药物的制造到出卖，各个环节都有官员监管，如果官员们都能负责，药品的质量确实能得到保证。而政府也一再强调和剂惠民药局要保证药方的精确和药材的质量，"（理宗）宝祐五年（1257）冬十一月，御批申民五事，官药局其一也。令台阁严督所部，恪共奉行，剂料必真，修合必精，使民被实惠。仍揭黄榜于诸州"。虽然不能保证所有惠民药局出卖的药物都能做到"剂料必真，修合必精"，但其追求的目标确实是民间药店需要学习的。

再次，官药局的数量有限，难以保证全国市场的供应，为民间药店的发展提供了广阔的空间。从现有的资料看，北宋时期惠民药局局限于京城开封和诸路会府，南宋才在全国推广，但也只分布于州军官府所在地，且各城市的分布极不均匀：建康府有3个惠民药局，其下各置数个药铺出售熟药，一城即有11个药铺发卖官方成药；庆元府所在地四明除了本州的惠民局之外，又有军的惠民药局，发售官制熟药的地方达14铺；可是，岭南、福建却各只有惠民药局1所，还是在地方官的一再努力下才创办的。江西的惠民药局也不多，目前所见有明确创办记录的只有建昌军药局，另外，康熙十九年的《临川县志》有"惠民药局之西今建医学"的记录，临川的惠民药局创办于何时还需要继续考证。官方药局的不足，需要民间药店的补充。

可见，不管是作为官方药店的补充，还是作为官方药店的合作伙伴，民间药店都有广阔的发展空间。基于此种前提，旴江流域的药业在宋代发展迅速，不仅出现了专门经营药店的人物，而且形成了樟树药市，建昌的药业也已起步。经营药店的人物中有两位载于史册，一位是南宋著名哲学家陆九渊的兄长陆九叙，据说陆家虽有十几亩田地，但一家的生活主要依靠次子陆九叙开中药铺维持；另一位是宋元之际的侯逢丙，晚年不仕，退居樟树镇设肆卖药，专门研究药材炮制，制作饮片和丸、散、丹、膏，成为樟树药界首户，影响遍及东南。樟树在宋代由药墟逐渐发展到药市，至迟在南宋时期，樟树已形成了药市。宋末词人宋远在与友人登临当时樟树镇的最高建筑华光阁时，留下了《意难忘·题樟树镇华光阁志别》一词，其下阙云："旧游新恨重重。十分谈笑，一样飘蓬。玄经摧意气，丹鼎赚英雄。年易老，世无穷，春事苦匆匆。更与谁，题诗药市，沽酒新丰？"词中"药市"一词，表明此时樟树有药市，已是人人共知的事情。而1258年，樟树镇开始建"药师院"，供奉药师佛，祭祀药王和求神医病，说明樟树的药文化已比较发达。

第四节　金元时期——旴江医学的发展

金元时期是中国医学发展的重要时期，有"儒之门户分于宋，医之门户分于金元"之说，出现了"金元四大家"医学流派纷呈的局面。在中国传统医学得到大发展的时期，江西医学特别是旴江医学也有不小的发展，留下医名者超过宋代，且出现了几位有独创性的医学大家。

一、旴江医学发展的社会条件

1.三皇庙学的创建

元承宋金旧制，在重视中央医学教育的同时，也注意到了地方医学教育。关于元代地方医学的创立情况，《元史》和《元典章》有两条差不多的记录：

世祖中统二年（1261）夏五月，太医院使王猷言："医学久废，后进无所师授。窃恐朝廷一时取人，学非其传，为害甚大。"乃遣副使王安仁授以金牌，往诸路设立医学。其生员拟免本身检医差占等役，俟其学有所成，每月试以疑难，视其所对优劣，量加劝惩。

中统三年（1262）九月■（原文缺字）日，钦奉皇帝圣旨：

道与中书省忽鲁不花为头官员：据太医院大使王猷、副使王安仁奏告："医学久废，后进无所师受。设或朝廷取要医人，窃恐学不经师，深为利害。依旧来体例，就随路名医充教授职事，设立医学，训诲后进医生勾当"等事。仍保举到随路名医人等充各路教授。准奏。仰随路已保教授，专一训诲后进医人勾当。今差太医院副使王安仁悬带金牌，前去随路，设立医学。据教授人员丝线、包银等差发，依例免除。所有主善一名俸给及学校房舍，本处官司照依旧例分付。如教授阙，盖非承袭职位，仰别行保举。据医学生员，拟免本身检医差占等杂役，将来进学成就，别行定夺。每月试以疑难，以所对优劣，量加惩劝。若有民间良家子弟才性可以教诲，愿就学者听，仍仰本路管民正官，不妨本职，提举勾当。省谕诸人，不得沮坏。钦此。

以上两条记录大致提供了以下信息：

中统二年（1261），因担心医学久废会影响朝廷征召医生，太医院官员上书，请求在各路设立医学。中统三年（1262），朝廷差太医院副使王安仁悬带金牌，到各路设立医学。各路医学教授由官员保举名医充任，医学生一般由医户子弟充任，其他民间良家子弟"才性可以教诲"，且愿意就学者，也可以招为医学生。医学生每月考试一次，根据其答题情况，给予奖惩。为吸引大家学医，规定医学生可以免除"本身检医差占等杂役"。

在地方医学创建的同时，"中书省建言各学创三皇殿，春秋释奠，著为令"。在中书省的建议下，元政府确立了三皇庙学制度，即各路府州县所设的医学校，必须建有祭祀伏羲、神农和黄帝的三皇庙，也就是将医学与三皇庙紧紧地结合在一起。随着元灭南宋，这一制度也由北向南推进。"三皇于江南故未有庙，至元混一，令郡县俱建医学，始立庙"。旴江流域也逐渐建立起三皇庙学制度，就流传至今的记录看，各地的三皇庙建设似乎不尽如人意。

"南丰由县升州二十载，犹未庙也……得故主簿……捐己俸，率医人致助。大德庚子（1300）春，始构创……明年（1301）庙成。"南丰县的三皇庙直到1301年，即元灭南宋22年后才建成，且其经费来自地方官的捐俸和医人的资助。

"宜黄县儒学重修孔子庙，甲于诸邑，而医学三皇之庙无其所，每岁春秋，设主于废社之屋以行礼。延祐元年（1314），资阳史君荐为宰……以三皇祠宇未备，慨然曰：'是岂所以尊古圣、钦上制哉？'于是，辟废社之坛以为基，伐官山之木以为材，人乐助其费，身乐亲其劳。三年（1316）二月，礼殿成。又一月，左右庑内外门成，不数月而攻毕。"宜黄儒学虽甲于诸邑，但医学三皇庙却久未建立，每年祭祀只能于废社中进行，过于寒碜。直到延祐元年（1314），才在地方官的倡议下筹建，其资金也非常困难，本着有钱者出钱，有力者出力的原则，于延祐三年（1316）建成。

乐安县的三皇庙也一直未建，直到"元统癸酉（1333）之冬，前进士燮理溥化，来为抚州乐安县达鲁花赤。下车谒庙于委巷，叹其圮陋弗虔……乃度县治之所当为者，次第为之，民听从无所难。卜地、择材，庀工，以改做斯庙，其一也"。可见，乐安县三皇庙迟至1333年才由达鲁花赤倡导民众建成。

抚州路的三皇庙虽在元灭南宋初期就已建立，但"至顺二年（1331）秋，金宪聂侯巡历至抚，谒三皇庙，相老屋弗称报祀，民牧刘侯承意重修，戎侯章侯一力协赞。适官有所废所积之材，可以为资。二侯首捐己俸，近而僚属，远而士庶，谋从志合者欣然共给兴役。每日公署之暇，君牧躬自督视……一费不取于民，一劳不及于民。秋季肇土，冬孟底绩"。作为路一级重要行政机构所在地，抚州与各县不一样，较早就有三皇庙的建设，但显然未受到地方官的重视，到1331年的时候，已经破败不堪，地方官只得率众捐资重建。

可见，盱江流域的三皇庙也如其他地方一样，大部分建立较晚，且没有稳定的经费来源，其建设完全依赖地方官的重视与号召。所以，很难想象，在此种环境下，依赖三皇庙建立起来的官方医学教育在医学人才的培养中能起多大的作用。三皇庙的作用可能主要在于加强对地方学医之人的考察以及为他们提供交流的平台。

元世祖设立三皇庙学之后，曾规定仿儒学官之例，"置提举、教授、正录、教谕，俾里其户而训迪其生徒，岁上能者，不于铨曹，于太医院听差，其上而官之"，即模仿儒学的管理方式管理医学。随后，元政府确立了地方医学的管理制度，在省或重要的路设立级别较高的医学提举司，置"提举、副提举"各一员，路以下则设立级别较低"提领所"，并设"提领"一职，提举、提领专门负责考核医学师生、管理医学事务："掌考较诸路医生课义，实验太医教官，校勘名医撰述文字，辨验药材，训诲太医子弟，提领各处医学。"统一南方后，这一制度推行到南方。盱江流域有记录的医学提举官的设立在南丰。1299年，南丰设立了医学提领所，负责地方医学教学管理工作。既然有地方医学官员的设立，则中央政府考察地方医学师生的制度也应当推行到了地方。元政府曾规定："凡随朝太医，及医官子弟，及路府州县学官，并须试验。其各处名医所述医经文字，悉从考校。其诸药所产性味真伪，悉从辨验。其随路学校，每岁出降十三科疑难题目，具呈太医院，发下诸路医学，令生员依式习课医义，年终置簿解纳送本司，以定其优劣焉。"根据此项规定，各路每年应从十三科中选出疑难题目，经太医院认可后下发给学医之人考试，其考核结果到年终还应呈送太医院。此项规定虽然比较烦琐，但如真正执行，对敦促地方学医之人认真习业当有积极作用。

医学考试之外，三皇庙还为各地习医之人提供了交流学习和行医心得的平台。"凡郡制为医建学，因于三皇氏之宫，而师生讲肄则有堂有斋。"政府规定每月朔望日，地方官员要率领医官及医学师生到三皇庙祭祀并切磋医技，"各路并州县，除医学生员外，应有系隶籍医户，及但是行医之家，皆以医业为生，拟合依上，每遇朔望诣本处，聚集三皇庙圣前焚香，各说所行科业、治过病人，讲究受病根因、时月运气，用过药饵是否合宜。仍令各人自写曾医愈何人病患、治法、药方，具呈本路教授……以革假医之名之弊"。这种定时切磋医技的活动，在盱江流域的确得到了贯彻，南丰三皇庙建成后，地方官就曾"命医官医生，审究脉病证治，交畅互阐，庸庸于于"。

可见，三皇庙学制度的建立及其在盱江流域的推行，在对盱江流域习医之人进行定期考核的同时，也为他们提供了一个交流切磋医技的平台，对敦促医家认真钻研医学理论，提高诊疗水平无疑具有推动作用。

2. 医户制度的推行

元政府按照职业、民族将全国居民分类编户，统称为"诸色户计"，将从事与医药职业相关的居民立为"医户"，包括任职于太医院或其下属机构的医官、御医，或民间行医之人及地方医学的学生。

医户制度开始于元世祖时期，"世祖皇帝诏太医院视三品，寻登二品，无所于统。为其学者，不揉诸民，而殊其籍"。凡是学医者，均另立户籍，成为医户。将医者另立医户，可能反映出长期处于征战状态的元朝统治者对行医之人的重视，为鼓励民人习医，他们免除了医户的一些杂役。世祖中统三年（1262），元世祖下"免医人杂役诏"，规定各地医户"除丝绵颜色、种田纳税、买卖纳商税外，其余军需、铺马、祇应、递牛、人夫诸科名杂泛差役，并行蠲免。若有诸投下官员人等于本路医人等处收买药物，依理给价，无得抑勒取要。据随路应有系官医人，每户照依年例，科取包银三两，依例折纳元定交钞"。这道诏书确立了医户的免税范围，也为防止地方官勒索医人而确定了药物采购"依理给价"和系官医人收取包银的原则。世祖至元九年（1272）三月，又下诏"免医户差徭"。在灭南宋之前，世祖就定下了医户免徭役和杂税的制度。

元灭南宋后，医户制度逐渐推广到南宋故地，但地方官不依诏令免除医户杂税，各投下主隐占医户的现象时有发生，为解决这一问题，大德四年（1300），元成宗在太医院的建议下，下"免医户差发诏"：

如今从今已后，汉儿田地里有的系籍的医户每，大差发交纳者。种田呵，纳地税者。做买卖呵，纳商税者。除那外，别个军需，不拣甚么休交出者。铺马祇应、夫役横支儿差发，休与者。蛮子田地里有的系籍的医户每，地税、商税以外，别个不拣甚么差发，休与者。系籍的医户每根底，不拣是谁，休隐占者。这般宣谕了呵，系籍的医户每根底隐占呵，重并差发要的管民官不怕那？医人每与百姓每相干词讼有呵，管民官与管医人头目每一同归断。若这医人每更倚着这般宣谕了呵，将不系籍的医户每隐藏呵，他每不怕那？

这道诏令重申医户只应缴纳地税和商税，禁止隐占医户，若有违犯，由地方官和管医人的头目共同审判并制裁。

在对医户进行赋税徭役优待的同时，元政府逐渐建立起专门管理医户的机构。世祖至元三年（1266）五月，"敕太医院领诸路医户、惠民药局"，将医户纳入太医院的管辖之下。太医院取得管理全国医户的权力后，对地方官滥用职权，不兑现朝廷的医户优惠政策等问题进行了考察，并上书皇帝，请求皇帝重下诏令，严申禁令（详见上文）。为加强对医户的管理，在太医院的建议下，于至元二十五年（1288）设立了专门管理医户的机构——官医提举司，设提举一员，同提举一员，副提举一员，掌医户差役词讼，江西的官医提举司于是年成立。此后，随着医户的增加和由此带来的医药事务的繁杂，太医院又在江西等省的各路增设了与"官医提举司"性质相同但级别较低的"官医提领所"，设"提领、同提领"等官。盱江名医危亦林曾任南丰医学学录，后因医名颇盛，被提升为官医副提领。

在官医提举司/官医提领所掌管医户差役词讼的同时，医学提举司/医学提领所则负责医户的职业培养和职业考察。上文提到的三皇庙学的生源主要来自医户子弟，至元二十二年（1285），应礼部与尚医监之请，中书省就医学招生问题下文各道按察司："各路官医提举司或提领所，委正官一员专行提调，同医学教授，将附籍医户并应有开张药铺、行医货药之家子孙弟侄，选拣堪中一名赴学。若有良家子弟才性可以教诲愿就学者，听。"将医户子弟作为医学的主要生源，对增强医学人才培养的速度和广度有帮助。医学世家子弟自幼受家学的耳濡目染，已有一定医学基础，再入学深造，其学习的效率肯定会高于无基础的良家子弟，而寓于一家之言的医家子弟进入医学后，得到医学教授的教导，知识面肯定会得到拓展。

总体而言，元政府免除医户杂役、设官专门管理和将医户子弟作为医学主要招生对象等政策，对吸引医人专心习医，提高医学水平和治疗效果无疑有帮助。江西作为比较重要的行中书省，各项医户制度得到了较好实行，这对促进包括盱江医学在内的江西医学的发展具有重要作用。

3. "儒-医-仕"晋升之道的开辟

元代，江西继承两宋传统，依然是全国教育最发达的地区之一，官学、私学众多。就官学而言，元政府规定路府州县均要设立儒学，由教授、学正、学录、教谕等学官管理。江西儒学到宋末基本普及，虽因宋元之交的战乱有所损毁或失修，但在政局稳定之后，基本得以重修。据统计，元代江西83个路、州、县级行政单位中，82个均设立了儒学，只有吉安路永宁县因是元代新设立的县，直到明洪武五年（1372）才设立县学。与宋代相似，元代江西的私学也较官学发达，有社学、家塾、门馆、书院等多种办学方式。社学是在政府的倡议下兴办的，具体办学情况不太清楚，可能办学成就不太明显。元代江西私人办学成就突出的依然是私塾、书院（门馆其实也可以归纳到书院之内）。如宋代一样，望族、富户依然具资兴办私塾、书院。发达的教育为江西培养了大量士子文人，可是，元政府并未如宋政府一样给他们提供入仕机会，其原因，一在于元代前期废除了科举，二在于恢复科举之后，儒士们高中的机会也相当少。

南宋灭亡后，科举停废，儒士进入官僚体系的最重要渠道被封锁，元初虽有"岁贡儒吏"制度，即由地方政府向中央推举一些儒士与能吏为官，但推荐的大多是"吏"，而"儒"极少。时人姚燧谈及当时官员的来源曾说："由儒者则校官及品者，提举、教授出中书，未及者则正、录以下出行省、宣慰，十分之一之半。"即在"岁贡"制度之下，由儒而官者只占官员的 5%，如此低的比例，基本上堵死了儒士做官的道路。

仁宗皇庆二年（1313），朝廷颁布科举诏，次年举行首次乡试，延祐二年（1315），元代的首科进士产生。元代科举每三年举行一次，分乡试、会试、廷试三级，终元一代大约举行了 17 次乡试、16 次会试和廷试。元代科举考试的录取率极低，恢复科举的初期，乡试全国录取 300 名，其中蒙古、色目、汉人、南人各 75 名，会试按三取一的原则，各取 25 名。乡试 75 个南人名额中，江西行省 22 个，即每三年一次的乡试中，江西行省（辖区包括现在江西大部和广东大部）只有 22 人有入仕机会。至正三年（1343），江西行省为解决乡试名额少而应试者多的问题，决定在正额之外录取"次榜"乡贡，由行省任命为教谕、学录等儒学教官，次年乡试，在 31 名正榜之外，另取 25 名次榜，两项相加，也不过区区 56 人，可是，参加这次乡试的儒士却达到了 3000 之众！可见，在教育发达、文化昌盛的江西，这样的科举取士无疑是杯水车薪，根本解决不了众多士子文人的出路问题。

不管是暂停科举时期的"岁贡"制，还是有似于无的科举制，都使元代的士人不太可能走"学而优则仕"的道路，于是，自宋以来形成的"士人尚医"思想逐渐在某些士人心中燃起。宋末元初大儒吴澄道出了当时大批士人的看法："儒之道无所不通，医之道一伎尔，而于儒之道为近，何也？儒之道，仁而已。爱者，仁之用，而爱之所先，爱亲、爱身最大！亲者，身之本也，不知爱亲，则忘其本！身者，亲之枝也，不知爱身，则伤其枝！爱亲、爱身而使之寿且康，非医其孰能？故儒者不可以不知医也！"既然医道与儒道相通，不能入仕转而学医就成为士人的自然选择了，吴澄笔下的乐安人董起潜为这种思想写下了很好的注脚："乐安云盖乡之董，宦家名族，前代以儒科仕者，不啻百数，文物之盛，甲于一邑。逮宋亡科废，舍儒而习医，有董氏起潜。"

如果说因看重医术的"济人"功能而习医是少部分儒士的看法的话，更多的儒士则是出于元政府提供了一条"以医入仕"的道路而走上学医之路。早在中统三年（1262），元世祖下诏创办医学时，就做出了"保举随路名医人等，充各路教授"的规定，为民间名医提供了一个入官方医学充任教授的机会。至元二十二年（1285），又详细规定了民间医学教官的编制："会到儒学例，诸路教授、学录、学正各一员，上州、中州各设教授一员，下州设学正一员，诸县设教谕一员。卑司今议拟，诸路医学教授一员，祗受敕牒。外学正一员，上州、中州、下州各设一员，俱系尚医监剖付。各县设学谕一员，受本路教授剖付。庶望后之学者，有所师授。"这个规定，使医学仿照儒学的编制设立教官，虽然数目有限，但毕竟给亟欲求仕的士人提供了一条可资利用的途径。盱江流域素来文化昌盛，必然有大量不能入仕的儒士，既然成为名医就有可能被举荐为官方医学教官，从而走上仕途，这对儒士们来说，确实有不小的吸引力，因此，不少人走上了儒－医－仕的道路。

二、儒医辈出

盱江流域在宋代就形成了士人尚医之风俗，一些士人利用业余时间整理医籍，为医学知识的传播立下大功。元代儒士们在延续士人习医风尚的同时，又面临科举艰辛的现实，不论是出于"儒医一道，仁济天下"的道德理想，还是出于谋取仕途的现实考虑，更多儒士投入到了学医的行列，且取得了不错的成就，出现了一些流芳青史的名医，为盱江医学的发展做出了杰出贡献。今择其生平可考者录于下：

李季安：崇仁人，早年习举子业，中年开始学医，对其在医学学术上的成就与高尚的医德，元代大儒吴澄曾有如下评论：

所辑诸家方论，靡不该备，抑其末耳。若《素问》，若《灵枢》，若《难经》《伤寒论》，所谓医家六经者，融液贯彻。取《素问》一经，纲提类别，较然著名，一览可了，名曰《内经指要》……是篇布濩乎天下，俾观者有径可寻，有门可入，人人能读《内经》而得其奥，而得其源，则于儒家穷理尽性之方，医家济人利物之务，其不大有禆欤？季安应人之求，不择富贵，虽贫贱不能自存者，必拯其危急，皇皇唯恐后。盖以儒者之道，行医者之术，此其实行也，非只善著书而已。

学术上，李季安虽中年才开始学医，但其儒学功底深厚，熟读医家经典，达到了融会贯通的程度。在《内经》研究中颇有心得，著有《内经指要》一书，提纲挈领，言简意赅，为后学者提供了一本医学入门之作。在行医生涯中，李季安对贫富一视同仁，即使是贫困不能自存之人，他也一样积极施救，唯恐贻误了病情，确实将儒家的仁爱之心推广到了治病救人的实践之中，李季安以自己的行动对"医乃仁术"做了很好的诠释。

熊景先，字仲光，崇仁人。关于其生平与成就，吴澄在为其《伤寒生意》作序时有如下叙述：

熊氏世以儒科显，而景先之大父业《尚书》义，专门为进士师，从之游者，至自数百里外。景先得其家学，每较艺辄屈辈流，几于贡而不偶，于是大肆其力于医，医亦其世传也。然脉理明，治法审，疗病无不愈，进于工巧，盖其所自得多矣。暇日辑家传之方、常用之药，累世而验者，成此书（《伤寒生意》）公其传。夫天地之德曰生，为人立命而生其生者，儒道也。医药济枉夭，余事焉尔。景先之儒未获世，而医乃有济，所以赞天地生生之意，其功为何如哉！

景先出生儒医世家，其家族在科考上尤为出名，其祖父甚至专门为进士讲解《尚书》之义。景先得其家学，儒学功底深厚，可惜无缘科考，只得发奋学医。家传的影响加上个人的努力，景先医术大进，活人无数。难能可贵的是，景先以其儒家济人利物的情怀，在行医之余，辑录"家传之方、常用之药，累世而验者"，撰成《伤寒生意》一书。元代大儒吴澄、程钜夫均对景先的医书与医术大加赞赏。

严寿逸，字仁安，元代南城人。严寿逸为儒家子弟学医且医学成就突出的盱江名医的代表之一，从元代大儒危素为其作的墓志铭中，后人大致能梳理出其生平和主要事迹：

至正八年（1348）五月己酉，君卒于家……其先建昌之新城十四府君徙郡城之西。府君生惟政。惟政生人杰，宋南城县学教谕，是为君之曾祖……君生至元十五年九月，幼颖敏，始入学，既能属对识字，长者异之。国朝设医学，充弟子员者复之，君以儒家子在选中。学官庐陵曾某昭先授以《内经》，同辈无人能领悟，君独贯穿会其旨趣。既长，以能医称于乡，遂以选为南丰州医学正。北游京师，楚国程文献公，君乡贵人，介之往见临川吴文正公于成均。吴公勉之，益治其业。河间刘完素守真、考城张从正子和以医名于金，江南未有闻其说者。君购得其书，一按以法，上祖张机，下宗二子，博观约取，条理斯析，乃自著书以发其蕴，根据议论，悉证诸古。有《医学启蒙》《仲景论评》若干卷，吴公寔为之序。永康胡公长孺教授其乡，与论运气之旨，补益甚多。他日，吴公得疾，朝食暮不食，医莫辨其症。君视之，曰：血枯疾也。投以匕剂，随愈。吴公喜，称于人曰：严某某果不负吾言。于是京师之人无贵贱贫富，闻君名者，有疾，无不迎候，与药辄效。然礼貌衰，遽拂袖引去。调吉安路医学教授，首谒其师曾君墓下，增植林木，经纪其家。学舍逼庐陵县狱，请于监察御史之巡行者而迁之。再调临江，新祭器，建斋庐，筑官舍，作石桥。新淦民某氏以豪纵败，厚赂有司，欲以诈疾免。召君验视，使人啖以利曰：少循意，厚报犹未完也。君佯诺。及视，正色曰：诈也，罪可逭乎！某竟就逮。晚调天临路宣慰副使……临江祝先生（蕃）遣其子文中就学焉。

从危素所作墓志铭看，严寿逸生于至元十五年（1278），卒于至正八年（1348），享年70岁。其家世代为儒，其曾祖严人杰为宋代南城县学教谕。寿逸自幼聪颖，入学即表现突出。元政府在南城设医学招生时，寿逸以儒家子选为医学生员，从庐陵曾学官学习《内经》，可能因为有家传儒学的功底，寿逸学医超过同辈，很快便出类拔萃，成为地方名医，因而被举为南丰州医学正，实现了儒－医－仕的身份转变。成为医学正的严寿逸北游京师，不仅结识了同乡京官吴澄，且购得了江南人未知的金代名医刘完素、张子和的医书。读了名家的医书，受到当时先进的医学理论指导之后，严寿逸的医学造诣大大加深，不仅写出了著作《医学启蒙》《仲景论评》若干卷，而且诊疗水平也大大提高。吴澄生病，京师诸医都识不出是什么病，唯独严寿逸一见便知是"血枯疾"，药到病除。从此，严寿逸在京师医名大振，京师居民无论贵贱贫富，都慕名而找寿逸看病，均得到了很好的治疗。离开京师后，严寿逸先是调任吉安路医学教授，后调临江、新淦等地任官。在新淦，严寿逸可能从事过类似今天法医之类的工作。因为新淦某富人犯法后，大肆贿赂有司，想装病逃脱法律制裁。严寿逸奉命去为此富人查验身体，富人暗中使人转告寿逸，只要帮其证实确实有病，就会给严寿逸丰厚回报。寿逸事前假意允诺，真正到场查验时，寿逸据实相告，证明此人是假病，让作恶者得到了应有惩罚。晚年的严寿逸调任天临路（治所在长沙）宣慰副使，临江路名士祝蕃还特地派其子文中到长沙从学。

董起潜，乐安人，因吴澄之赞而留下医名。吴澄在《赠董起潜·序》中对其弃儒从医的家庭背景和医术的高明之处有介绍：

乐安云盖乡之董，宦家名族，前代以儒科仕者不啻百数，文物之盛甲于一邑。逮宋亡科废，舍儒而习医。有董氏起潜焉，往年初见之，未深知也。近年从孙春抱疾，医莫能疗，而更生于起潜之手。因为予诊脉，听其议论，通达阴阳造化，审别脏腑经络，井井不紊……至顺元年（1330）冬，过予，谓予明年夏秋之交有重病，其时当来供药。今年六月，病果作……予生平服药，未有若其速效、速验者也……倘天下之医人人如起潜，天下之病人人遇起潜，则可以保身、可以尽年，而举世无枉夭之患……起潜能于未病而言方来之有病，于已病而言此去之无病。脉之可瘕者病虽轻，必言其可忧；脉之无亏者病虽剧，必言其不害。

在吴澄的笔下，董家本是乐安望族，宋代以科举闻名。元初废科举，董家子孙只能舍儒习医，董起潜为董家习医之人中的佼佼者。他精通医理，善于诊脉，不仅能起死回生，且能根据人的脉象预知未来之病。

杜本，字原父，号清碧先生，临江清江人（今江西樟树人）。杜本是一位儒而兼医，且在医学上卓有成就的盱江名家。本"苦志于学经史，多手写成集……朝廷修三史。蒙古、色目、汉人、南人，各举一处士，征授翰林待制奉训大夫。出至钱塘，以病归"。杜本原是一位在经学、史学上造诣颇深的儒士，曾任翰林学士，兼国史院编修官。但他在儒业之外，颇留意医学，曾于杭州拜名医罗知悌为师，多得秘授，因而精通医术。

元代中期，《敖氏金镜录》颇为流行，此书专以舌色诊病，有图、有说、有方药，但仅载十二首舌法。杜本认为"以十二舌明著，犹恐未尽诸证，复作二十四图并方治列于左"，将《敖氏金镜录》的十二验舌法增补成《伤寒金镜录》的三十六验舌法。该书绘有36幅舌图，其中24幅为舌苔图，4幅为舌质图，8幅兼论舌苔与舌质。其中标明的舌质颜色有淡、红、青等三种，苔色有白、黄、灰、黑四种；论舌面变化有红刺、红星、裂纹等；论舌质有干、滑、涩、刺、偏、全、隔膜等描述。每图之下，都有文字说明，结合脉证、病因、病机确定治疗原则和方法，判断疗效和预后。该书是我国现存第一部图文并茂的验舌诊断专书。李经纬认为该书的增补、刊行，为中医诊断的客观标准化做出了较大贡献，提高了中医的诊断理论和技术水平。甄志亚对其评价则更高，认为该书为我国最早有影响的一部舌诊专书，该书专以辨舌识病，确立了察舌辨证用药的法则，使舌诊成为完整体系的诊断方法，对后世温病学说的辨舌论治有很大影响。该书奠定了舌诊基础，具有较高的学术水平和实用价值，在舌诊的发展中起着承前启后的作用。

作为一名儒者，杜本在医学上做出的贡献，无疑是非常杰出的。

沙图穆苏，一名萨谦斋，蒙古族。沙图穆苏虽非旴江流域本地人，但他在元代泰定年间（1324—1328）以御史出任建昌（今南城）太守，且在此任上编成医学名著《瑞竹堂经验方》，因此，也将其作为旴江流域士人尚医的重要代表列出。

沙图穆苏属于元代官员中热衷医术的代表之一，吴澄在为其《瑞竹堂经验方》作序时对其专注医学、百计搜罗医方的事迹有过描绘：

莅官余暇，犹注意于医药方书之事，每思究病之所由起，审药之所宜用。或王公贵人之家，或隐逸高人之手，所授异方率和剂三，因《易简》等书之所未载。遇有得，必谨藏之；遇有疾，必谨试之。屡试屡验，积久弥富。守旴之日，进一二医流相与订正，题目《瑞竹堂经验方》。

可见，上自王公贵人，下至隐逸高手，只要可能有医方者，沙图穆苏皆想方设法搜集到手，可谓费尽辛劳，故一旦有所收获，必定加以珍藏，日积月累，集腋成裘，所收集的验方超过当时流行方书，在南城医者的帮助下，终于订成《瑞竹堂经验方》。由于搜集渠道多样，作为非专业医者，沙图穆苏收集医方时当然最关注的是疗效，故他的医方屡试屡验。吴澄在为其作序时发出如下感慨："世之医方甚繁，用之辄效者鲜矣。今之所辑悉已经验，则非其他方书可同也！"

徐栐，富洲（今丰城市）人，弃儒习医，"人有一方之良，一言之善，必重币，不远数百里而师之，以必得乃止"，后著《易简归一》数十卷，"辨疑补漏，博约明察，通彻融敏"，较此前《易简》诸书，"其论益微密，其方益赅备"。

三、医学专科的发展

在众多儒士习医、儒医涌现的同时，盱江流域的世医也逐渐增多，且医术大增，出现了向专科发展的倾向，有些医家甚至成为专科名家。

元代盱江流域世医最有名者要属危亦林。危氏家族在宋代就以医名。据危亦林自述："高祖云仙，游学东京，遇董奉廿五世孙京，授以大方脉，还家而医道日行。伯祖子美，复传妇人、正骨、金镞等科。大父碧崖，得小方科于周氏。伯熙再进学眼科及疗瘵疾。至仆，再参究疮肿、咽喉口齿等。"江西官医提举司在将危亦林的《世医得效方》呈送太医院时，对危氏医家的传承有更详细的介绍："高祖云仙，游学东京，遇董奉二十五世孙京名威辈，授以大方脉科，还家医道日行。伯祖子美，进传临江刘三点建昌路新城县五路陈姓妇人科，杭州田马骑正骨金镞科。大父碧崖，复传黎川大礁周氏小方科。伯熙再传福建汀州路程光明眼科，南城县周后游治瘵疾，至亦林复进传本州斤竹江东山疮肿科，临川范叔清咽喉齿科。"

据危亦林自述和江西官医提举司的介绍，大致可以梳理出危氏家族的医学传承概况：该家族第一代学医者为危云仙，游学东京时跟随汉末名医董奉二十五世孙董京学习大方脉，由于得到高人指点，云仙回乡后医术大进，成为当地名医。第二代情况不明。第三代行医的代表为危子美和危碧崖。危子美在继承家学的同时又先后师从临川刘三点、新城陈氏、杭州田马骑，学习妇科、正骨、金镞等科；危碧崖在继承家学的同时，又师从周姓医师学习小方科。第四代危熙除学习家传医书外，还师从福建汀州路的成光明学习眼科、南城周后游学习治疗瘵疾。到第五代危亦林时，又师从南丰的江东山学习疮肿科、临川范叔清学习咽喉齿科。危氏五代人不懈地向其他各派学习，取众家之长，到危亦林时，终于成为声震一方的名医。

经过五代积累，危家收藏了大量古方和当时名医的药方，亦林鉴于先代授受方术之不易，自己的经验所得更不应该保守，"乃于天历初元，以十三科名目，依按古方，参之家传，昕夕弗殆，刻苦凡十年，编次甫成，为十有九卷，名曰《世医得效方》"。即从天历初年（1328）开始，将历代的著名方剂和五代家传积累的经验良方，参照元代所定医学十三科分门别类，进行编纂，前后历时十载，于至元三年（1337）著成《世医得效方》19卷。该书写成后，经"江西提举司校正，笺上于院，下诸路提举司重校之，复白于院。院之长贰僚属皆曰善"，乃于至元五年（1339）由太医院刊刻。

与危氏家族广泛涉猎，精通各科不同，元代盱江流域大部分世医家族以精通某一科而载之史册。受到吴澄称赞的南城人姚宜仲三世业医，名儒周秋阳、周嘉会皆赞其善脉诊。姚宜仲积累自己及家传经验，撰成《诊脉指要》，且增补《断病提纲》，与钱闻礼《伤寒百问歌》有异曲同工之妙。由于医术高明，造诣颇深，吴澄称赞其"于医之书、医之理，博考精究，岂俗医可同日而语哉"。

被吴澄称为上医的豫章人范文孺，由外祖父家传至文孺，已历九代，"豫章范文孺之于医，外父家之业也七世。其父婿其门，传其业。古人称三世之医，今文孺自外氏传其父，父又传之子，凡九世矣。"难能可贵的是这个相传九代的世医家族专注于一般医者不太关注的疮痔治疗，且创造了一套行之有效的治疗方法，"先攻之以毒药，去恶肉，然后养之以善药，长新肉"。

此外，元代盱江流域以专科闻名的还是擅疮肿的南丰人江东山，专科风疾的邓自然，以及善于用针灸治疗的黄子厚，擅长妇科的刘三点。

总体而言，盱江医学在两宋兴起后，到元代有了显著发展，在宋代尚处于尚医但医学成就不太突出的士人，到元代已形成士人习医的潮流，大量士人学有所成，成为远近闻名的儒医。世医家族经历几代人的积累后得到了较大发展，出现了以危亦林为代表的杰出医家代表，他们或擅长诸科或专攻某一科，都取得显著疗效，难怪吴澄会发出"何盱江独多工巧医欤"的感慨。

四、药业的发展

在政府兴办官办惠民药局和为民间医药事业制定法律法规的过程中，元代盱江流域的药业也继续发展。

元仿金、宋旧制，从都城到各路府都设立了惠民药局。早在元太宗时期，掌管太医机构的田阔阔曾"奏请郡国立惠民药局，以济病者"。太宗九年（1237），元朝"始于燕京等十路置局，以奉御田阔阔、太医王璧、齐楫等为局官，给银五百锭为规运之本"。世祖建元后，于中统二年（1261）命王祐在各路增设惠民药局。随后，随着元灭金和灭南宋的推进，惠民药局也随之在各地建立，但可能在兴办的过程中出现了贪污腐败的问题，世祖曾于至元二十五年（1288）下令罢革全国的惠民药局。不过，到大德三年（1299），成宗"又准旧例，于各路置焉"，各路府州县又重新设置惠民药局。

目前所见元代江西惠民药局的记录主要有吉安府惠民药局和分宜县惠民药局。吉安府惠民药局，"大德三年（1299）……始创局于谯门之左，外有楼，中有厅，旁有舍，修制有具，曝藏给济有所。官给楮币万两千缗，岁收其赢，以市药制剂，颁于所属州县"。分宜县的惠民药局则在三皇庙内，据虞集在《袁州路分宜县新建三皇庙记》所述，分宜县三皇庙，"殿前有三献官之次，门左为惠民药局，右则守庙者处焉"。

从以上两则记录看，府级惠民药局建筑宏伟，设施齐全，既制药，又卖药，还负责给各州县供药，相对而言，县级惠民药局则简略得多，仅仅是在三皇庙内占有一间屋子而已，可能只是发卖上级惠民药局分发过来的药物而已。虽然盱江流域惠民药局的创办情况，暂时还未找到支撑材料，但从《元史》中户部的拨款记录来看，江西的惠民药局肯定不止以上两个。元朝户部根据各省户民数量的统计，确定了各省的拨款数量："腹里，三千七百八十锭；河南行省，二百七十锭；湖广行省，一千一百五十锭；辽阳行省，二百四十锭；四川行省，二百四十锭；山西行省，二百四十锭；江西行省，三百锭；江浙行省，二千六百一十五锭；云南行省，一万一千五百索；甘肃行省，一百锭。"江西行省每年三百锭银子的经费，比地位重要的腹里、人口众多的河南行省、湖广行省、江浙行省少得多，但也不是最少。且根据规定，各行省在获得经费后，要按各地实际人口数量下拨给各路及路下药局。抚州作为江西行省的重要地区，肯定也有经费下拨，肯定也有惠民药局的建立。

从相关记录看，元政府只给惠民药局官本，并不提供药材，由此可以推断，药局所用的原料需要从民间采买，这必然会带动地方药业的发展。可能因为种药已成为民间的普遍行为，所以，才有范梈归隐清江，养花种药的故事。范梈，字亨父，又字德机（1272—1330），著名诗人。与虞集、杨载、揭傒斯被誉为"元初四大家"，曾官翰林院编修，福建闽海道知事。范氏晚年以母老不奉诏，归隐家乡，效法道家"清静无为"之旨，在房前屋后栽花种药，有诗云：

田园虽尚远，未肯效凄凉。药就篱成蔓，花因径作行。

岂为延晚趣，自信足年芳。颇敬邻人妇，驱鸡不过墙。

范梈开樟树官绅仕宦种药养花之先声，并影响到后代。

元代惠民药局不垄断药品的经营，政府准许私人制药、卖药，对推动民间药店的发展有重要作用。如上文提到的南宋遗民侯逢丙，为躲避乱世而隐居樟树，在樟树开药铺，制药卖药，奠樟树"设肆制药"之基。其实，侯逢丙的药店之所以能风生水起，除了侯本人制药认真，讲究诚信，乐善好施以外，恐怕与元政府鼓励商业的发展不无关系。据《元典章》记载，元政府将商税税率降低到了四十分之一、六十分之一，甚至"置而不税"。作为一种特殊商品，药物肯定能给贩卖者带来丰厚利润。因此，元代的民营药店向全国发展，盱江流域有记载的私人药店，除了侯逢丙药店外，笔者另外搜到了两条记录：一为刘天瑞在江西崇仁县北开设的"招隐堂"；一为建昌路医学正余明可，据吴澄所记："医士余明可家其（麓泉）侧，翰林学士程公为书'麓泉'二字匾其药室。"前一条的刘天瑞不知为何许人，而后一条的余明可为建昌路医学学正。

从以上一些零星的记录可以看出，元代旴江流域的药业有进一步发展的倾向，在官方惠民药局继续发展的同时，私人种药、制药、卖药者增多，种药、卖药不仅是医者的事业，而且扩展到非医人士，显然，药业在社会的普及程度比宋代前进了一大步。

第五节　明清时期——旴江医学的繁荣

明清时期是中国医学在理论上和实践上不断创新的时期，作为地方医学的一个重要流派——旴江医学在明代也逐步走向繁荣。明承元制，继续实行医户制度，保证了世医家族的坚守，经过几百年不断积累与代际传授，世医家族的专业化道路更具特色，享誉全国的名医不断涌现。明代建立了地方医官对地方习医之人进行定期考核的制度，将其中医术精湛、疗效优长者推荐进太医院，为地方医者打通了一条为仕之路，不少医者因此脱颖而出，受到朝廷、王府的重视。清承明制，地方医官继续负责选拔良医送太医院、御药房等机构任职。旴江流域的众多名医在成为太医院吏目、御医、王府良医，为自己赢得声誉的同时，也将旴江医学的影响扩大到全国。

一、旴江医学繁荣的社会条件

1. 严格的世医制度

在户籍管理上，明承元制且进一步完善，形成了一套严格的分行分户、子袭父业的行户世袭制度。

建国伊始，明政府就下令"覆实天下户口，俱有定籍，令民各务所业"。随后，太祖不断下诏令，很快建立起了一套严厉的户籍制度。

"洪武二年（1369），令军民医匠阴阳诸色户，许各以原报抄籍为定，不许妄行变乱。违者治罪，仍从原籍。"

"（洪武）三年（1370），诏户部，籍天下户口。及置户帖，各书户之乡贯丁口名岁，以字号编为勘合，用半印钤记。籍藏于部，帖给于民，令有司点闸比对，有不合者，发充军；官吏隐瞒者，处斩。"

"十九年（1386），令各处民，凡成丁者，务各守本业。"

"凡分户继嗣。洪武二年，令嫡庶子男，除有官荫袭，先尽嫡长子孙。凡无子者，许令同宗昭穆相当之侄承继。"

明朝建立之初，朱元璋就命令百姓按所从事的职业，申报户籍，不许变更。洪武三年（1370）建立了黄册制度，令户部登记天下户口，详细记录居民的籍贯、姓名、年龄，并编号，一式两份，留户部者为户籍，发给百姓者为户帖。登记好后，有关部门还要按户比对，以防居民串通官吏造假，如有不合，百姓充军，官吏处斩，惩罚可谓极其严厉。在《大明律·户律》里，又将私自变更户籍的行为列入刑律："凡军民驿灶医卜工乐诸色人户，并以籍为定。若诈冒脱免，避重就轻者，杖八十，其官司妄准脱免，及变乱叛籍者，罪同。"明代以空前严厉的措施确定了居民按业入户的户籍制度。在此制度确定之时，太祖就确定了子承父业、户籍世袭的制度，洪武二年规定分户继嗣，即使无子，也要由侄子辈继承，十九年又重申，男子成年必须各守本业。终明一代，其户籍世袭制度都得到较严格的执行。

在明代的统治者看来，"医与天文皆世业专官，亦本《周官》遗意。攻其术者，要必博极于古人之书，而会通其理，沈思独诣，参以考验，不为私智自用，乃足以名当世而为后学宗"。习医与从事天文工作一样，都需要由世业专官行其事，这既是秉承中国的老传统，也是因为从事这两个行业的人必须知识渊博，博古通今，要达到这种境界，必须世代相传，才能摒弃代际传承中的私心杂念。

由于从事医生职业需要较高深的专门知识，明政俯在定户籍等级时为其确定了较高的地位："太祖籍天下户口……凡户三等：曰民，曰军，曰匠。民有儒，有医，有阴阳。"在户籍等级中，医户属于第一等的"民籍"，且在户部按籍登记造册外，礼部还须特别备案，"洪武二十六年（1393）著令，凡天文地理医药卜筮师巫音乐等项艺术之人，礼部务要备知，以凭取用。"作为特殊行业，医户也由礼部特别管理，以备政府选用。

自明初确定世医制度以后，太医院和地方需要医生时均首先从医户子弟中铨选，"医官、医生、医士，专科肄业：曰大方脉，曰小方脉，曰妇人，曰疮疡，曰针灸，曰眼，曰口齿，曰接骨，曰伤寒，曰咽喉，曰金镞，曰按摩，曰祝由。凡医家子弟，择师而教之。三年、五年一试，再试，三试，乃黜陟之"。医家子弟优先在医学行业从业的原则也反映在太医院的管理文件中，在规定太医院医官、医生的选拔与录用时，《明会典》有如下记录：

国初置医学提举司，后改太医监，又改太医院……设院使、院判、御医、吏目等官，职专诊视疾病、修合药饵之事……其子弟之隶医籍者，教之、试之、黜陟之，具有事例，属礼部。

凡天文生、医生有缺，各尽世业代补外，仍行天下访取。到日……医生，督同太医院堂上官，各考验收用。

凡各府州县举到医士堪任正科等官者，俱从礼部勘明，医士割付太医院，仍委司官会同各堂上官考试。考中者，咨送吏部铨选；不中者，发回原籍为民，原保官吏治罪。

《明会要》里也有差不多的记录：

凡医家子弟，旧例，选入本院（指太医院——引者）教习医术。弘治五年（1492），奏复行之，举堪任教师者二人教习……凡医士俱以父祖世业代补，或令在外访保医官医士以充。

从以上记录来看，如太医院需要医生、医士，或由地方官从世医子弟中选取，或由礼部从太医院医官子弟中选取，只有在此二者均不能满足需要的情况下，才会从非医户子弟中选取。所有备选人员都要经过严格的考试，只有考中者才能留下，否则发回原籍，甚至负责保举的官员还要治罪。

明政府实行严厉的医户管理制度，使得绝大多数医户子孙都要承继父祖医业，这对保证医生队伍的稳定性起了关键作用。在世医制度的约束下，医户子弟从小接受医学熏陶，便利了家族医疗技术和经验的传承与提高，推动了学术门派的产生，造就了一批著名的家传世医。清政府虽不再推行世医制度，但在其户籍制度中仍将医户确定为民户的一种，承认医生的社会职业和社会身份。作为地方医学的重要流派，盱江医学的家族特色在明清时期更加明显，如万氏家族、聂氏家族以儿科著名，席氏家族以针灸著名，龚氏家族精内、外、妇、儿诸科。

2. 对习医之人的定期考核制度

明代医官分太医院医官和地方医官两个系统。太医院医官之设起于洪武初年，地方医官之设起于洪武十七年（1384），是年，朝廷下诏在府、州、县设立医学，并设官管理，其中府设正科1人、州设典科1人、县设训科1人，专司其事。明成祖即位后，仍遵照旧制设立全国郡县医学。据不完全统计，从洪武二十八年（1395）设四川、盐井卫军民指挥使司儒医至万历八年（1580）江西建昌府新设泸溪县并设立医学的185年间，全国大部分州、府、县均设立了医学。明代地方医学承担的职责不限于教育，还负责本地区的医政管理、医疗服务等工作。虽名医学，但起初未见医学师资的配备、医学教学内容的安排，直至明中叶才有关于地方医学教育与考试的记录。

孝宗弘治五年（1492），"命选医家子弟，推堪任教师者二、三人教之，每季考试。三年或五年，堂上官一员同医官二员，试其通晓本科者收充医士。未通晓者，许习学一年再试，三试不中者，黜之"。这道诏书对地方医学的教育、考试以及毕业生的去向进行了简单规范：地方医学教师由地方官推选二三人充任，医学生为医家子弟，平时每季举行一次考试。三五年后，地方官会同医官举行毕业考试，考试通过者，定为医士；未通过者，再学习1年，与下一届一起考试，连续补考3次还不能通过者，开除。

11年后，即弘治十六年（1503），可能是地方医学教育稍有起色，有官员"奏准各府州县医学官生、提学官按时考校进退。遇有太医院医士医生及本处医官员缺，于内保送选用"。通过地方医学教育考试者除了在地方任职外，还获得了进入太医院的机会。

在朝廷制定地方医学教育规范的同时，某些地方官在执行朝廷命令时，增加了注重疗效的内容。正德年间（1491—1521），提督学政广东等处提刑按察司副使魏校责成所辖区，"各属长吏，具体天地好生之德，择通明医术者，集数医教之，各专一科，候按临考试，有疾病者，分使治之，视其功效，以行赏罚。医术未通者，仍禁毋得行医"。

万历时期（1563—1620），地方官吕坤等人在呼吁振兴医学的同时，对民间医生考试选拔办法做出了详尽的陈述，提出作为医生必须精通一部医书："医生各认读医书一部，掌印官量其资质，限一月之数，自某处起至某处止，责令医官每日背诵，除医方分两不能全记外，其议论脉法，方下病症，各须成诵。每一月掌印官或委佐贰官唤至堂上，制背一次，惰者量责三五板，勤者量赏谷三二斗。"已经批准行医的医生，也要有定期的考试："下令四境行医人等，不分男妇，俱委佐贰会同医官考试，各认方科，分为三等。上等堪以教习，授读医书；中等不通文理，令记单方；下等止许熬膏卖生，不许行医。"其考试办法："凡在医学者，置签堂上。掌印官（或暂委佐贰首领），各限以书（随其所习），每月拘背一次，验其生熟，问其义理，精熟者，本生量赏，医官同赏生；疏者，量责医官纪过，一年之外，验其稍通者。"医生考试还应与制作医案相结合："每医生给医案一本，令病家亲自填写，是何症状，用何药治好。每四季掌印官查验医案，治好人在三十以上者，赏谷一石；百人以上者，终身免丁；三百人以上者，准送牌匾。"

按照吕坤的设想，医学生首先需熟读背诵一部医书，每日由医官监督背诵，每月由掌印官或其副官将医学生招到堂上来背诵，且根据其背诵的情况酌量奖勤罚懒。对于已经行医的人，掌印官也要委派副官会同医官对其进行考核，考核内容包括医学理论和医学实践，理论方面主要考习医者对医学理论的熟悉程度和对医学理论的理解程度，医学实践考核则直接考核行医者治病救人的疗效。理论考核结果分为三等，上等的当教习，中等的记方子，下等的则只能卖药，不准行医。实践考核也分三等，根据治愈人数的多少给予不同的奖励。

清承明制，也在地方设立府、州、县三级医学教育机构，分别设正科、典科和训科各 1 人，负责地方医学教育和医疗行政。

明清时期官方地方医学教育的成效究竟如何，由于史料缺乏，目前还难做出评判，但从中央到地方都注重对地方习医之人的考核——不仅考核理论，而且考核实际疗效——的做法来看，官方医学教育对敦促地方习医之人加强理论修养、注重治疗效果应当有一定作用。明清两代盱江流域名医辈出，与地方官的敦促作用应有一定的关系。

3. 太医院从民间选拔医官的制度

与以前历代政府一样，明代在建立伊始，就创建太医院。关于明代太医院的沿革与设置，《明史·职官志》有如下记录：

太祖初，置医学提举司，设提举（从五品）、同提举（从六品）、副提举（从七品）、医学教授（正九品），学正、官医、提领（从九品）。寻改为太医监，设少监（正四品）、监丞（正六品）。吴元年，改监为院，设院使（秩正三品）、同知（正四品）、院判（正五品）、典簿（正七品）……（洪武）六年（1373），置御药局于内府，始设御医。御医局（秩正六品），设尚药奉御二人，直长二人，药童十人，俱以内官、内使充；设御医四人，以太医院医士充之……十四年（1381），改太医院为正五品，设令一人，丞一人，吏目一人；属官御医四人，俱如文职授散官。二十二年（1389），复改令为院使，丞为院判。嘉靖十五年（1536），改御药房为圣济殿，又设御药库，诏御医轮直供事。

从太祖初年至洪武二十二年（1389），明王朝完成了太医院的设置。最初为医学提举司，很快改为太医监，吴元年（1367）改名为太医院，以后逐渐完善，设有院使、院判、吏目、御医等官。其人员配备：院使一员，为太医院主官，主理太医院事务，初为正三品，后为正五品；院判二员，为太医院副主官，佐助院使处理太医院事务，初为正五品，后为正六品；吏目为太医院首领官，主要负责文案及本署内部庶务，吏目官阶低，为从九品，其人数"旧止一员，后以医士年深考升，不拘定员……隆庆五年（1571），定为十员"。御医为太医院属官，洪武六年时设御医于内府御药局，止四员，以太医院医士充任，后增至十八员。隆庆五年，又定为十员，秩正八品。御医供职于内廷，主要给皇帝、皇子及嫔妃们治病，有时也奉诏给王公大臣或外宾治病，因此，御医皆为精通医药且久历医事之人担任。

太医局外，洪武二年（1369），明王朝还设典药局负责皇太子医药，设良医所负责王府医药，其所需医士由太医院选送。

太医院院官最初主要通过征辟和荐举得到，征辟即以皇帝的名义征召有名望、有才能的人出仕，荐举即由各级官员向朝廷推举贤才，授予官职。太医院官起初不参加官员的考核，其去留由皇帝决定，"洪武二十六年（1393），定太医院钦天监官不系常选。任满黜陟、取自上裁。"其来源，院使院判御医则奉旨升用，惟医士、医生、吏目需要考察后才能升任。正德十六年（1521）定"凡太医院官，不由常选。院使、院判、御医、多奉旨升用。御医有缺，听礼部于本院吏目内选补。吏目有缺，於医士内考补。各王府良医、俱於医士内选用"。而医士、医生则来源于各州县的选拔，"弘治十六年（1503）奏准，各府州县医学官生、提学官按時考校进退。遇有太医院医士、医生及本处医官员缺，于内保送选用。"

不过，到明中期以后，太医院官员也要参加吏部的考核，"嘉靖十八年（1539）奏准，太医院官从吏部会官考察。"而其中御医和吏目要通过考试才能录取的规定则在嘉靖十五年（1536）就开始了，该年诏令："……冠带医士，内殿六年，外差九年……考升吏目。吏目六年，考升御医。"不过，朱儒《太医院志》关于御医的升任记录与官书有所不同："本院医士、医生俱以父祖世业子弟习学，考选分拨各科，其医术精通医士取在御药房，供事三年遂授御医。"隆庆五年（1571）更定"内殿医士，三年授吏目，六年升御医，先经礼部考定俱题转咨吏部选授"。可能是礼部认为内殿医士3年遂授御医，实在太快，于是就有了3年授吏目、6年升御医的规定。这项记录与《明会典》嘉靖十五年（1536）的记录也有出入，从制度上看，应是医士、吏目都有升任御医的机会，并非医士要先升吏目，然后才升御医。而朱儒《太医院志》对万历十六年（1588）新规的记录与嘉靖十五年的又有出入："一等在殿供事医士六年授吏目，九年升御医；二等在院差用九年役满授吏目，即效劳深久，原未考一等者，止许加俸，不准滥升御医。"根据此条记录，只有医术精湛、经验丰富的医士才有可能升任御医，这与御医的职责也是相配的，御医虽然品级不高，但其责任重大，因为其服务的对象是皇帝及其眷属——封建社会一国之中最重要的人群！

关于吏目的来源，则除了上文与御医升迁相关的记录外，《明会典》中还有几条记录：

司礼监：医士二名。历役三年，与冠带。再历三年，授吏目。万历五年（1577）题准，通候九年考补吏目。

神机营：医官一员、医士四名。嘉靖九年（1530）奏准，各营医士，办事三年，勤劳者，与冠带；再历三年，授吏目。万历五年（1577）题准，候九年考补吏目。

刑部提牢厅：医士一名。嘉靖二年（1523）奏准，历役三年，勤劳有效者，与冠带；再历三年，授吏目。仍旧在厅用药。万历五年（1577）题准，候九年考补吏目。

从这些记录大致可以看出明代医士升补吏目制度的轮廓，一般而言，医士服务3年，表现好，任劳任怨者，可以授予冠带，成为冠带医士，冠带医士再任职3年，授予吏目，即医士任职 6 年就有升任吏目的机会。但万历五年（1577），明廷将这一年限延长为 9 年。

可能因为吏目不直接参与皇室的医疗工作，朝廷对其专业技术水平就不是特别重视，嘉靖年间，竟然开通了吏目由捐纳而得的官途。嘉靖三十一年（1552）七月，嘉靖皇帝下诏开军民纳马事例，其中规定"两京太医院冠带医士纳银五十两、马二匹、外贴银四两，授本院吏目，送吏部诠注，带衔不支俸，"，这是太医院官中首次出现捐纳授官之例，即太医院冠带医士可以不经过 6 年、9 年的历事，通过纳银子直接升任吏目。《明会典》则记录了通过纳银取得冠带医士的办法："太医院见在食粮医士，累考下等、未经冠带者，纳银二十两，给冠带。原系医籍户下子弟，报册未经补役者，纳银三十两；民间子弟，纳银六十两。俱给与冠带。"根据这两条记录，我们可以做出如下假设：医术不精或粗通医术者，通过捐纳都有可能成为冠带医士，进而成为太医院吏目。极端不利的情况下，则可能出现如下情况：一个未学医的民间子弟，纳银六十两，获得冠带医士的资格；再纳银五十两、马两匹、外贴银四两，就可以成为太医院吏目。这就会出现需要高超医术的太医院里也有对医术一窍不通之人！这样的制度实行下去，必然导致吏目专业不精，大大降低院官队伍的质量。

经历隆庆、万历两朝后，捐纳制度的弊端尽显。万历四十三年（1615）九月，礼部向神宗皇帝奏陈了这一危害："太医院吏目之职虽微，但拾级而上则御医、院判、使矣，上保圣躬，内调宫眷，下疗军匠，故必历岁月以练习而又严殿最以激励之。自开纳例行始有纳银一百八十两即授吏目，朝输纳而暮加衔，至补官时，即超加于实历六、九年之上者，则本业可以不攻，而钱神偏为有灵。恐此例开而不塞，将《素问》诸书束之高阁，而仓扁岐黄之术无人也。"因而乞敕"将纳银吏目之例移咨户、工二部，立行停革"。明末是否废除了太医院吏目的捐纳制度，因史料阙如难有定论。

清代中央也设立太医院，其太医院人员主要有两个来源：一是太医院附设医学馆自己培养人才，二是由京外大臣荐举。雍正元年（1723）上谕：良医须得老成而经历多者。果有精通医理、疗疾效著者，着京外大臣保奏准其子弟一人随同来京。着大学士上九卿议奏遵旨议定，令九卿、各部院堂官暨直省将军、督抚、都统、副都统、提督、总兵各举灼知之年老医生，不拘有职无职，统由该地方官派员护送来京，由礼部太医院面为考试，即行引见，有职者加以封典、优给俸禄；无职者留院授职。

明清两代确立的太医院从民间招纳医官的制度，为地方学医之人提供了一条入仕之路，虽然太医院招纳的医官数量有限，但对盱江流域的医者而言，官方医疗机构在其职业生涯中的重要性却超过以往。就笔者对《盱江医学网》所载明代医家生平的检阅，99 名医学人物中，具有太医院吏目、御医、王府良医、医官身份者有 19 人，几占 1/5。清代医家也有不少跻身御医行列。在传统社会，当官入仕无疑是光宗耀祖的最好途径，盱江流域医家入仕机会如此高，无疑能激起民间学医的热潮，这对当地医学的发展显然非常重要。

4. 金溪发达的印书业

自宋以来抚州地区科甲鼎盛，中进士、举人者层出不穷，传统读书人"学而优则仕"的理想在以王安石、曾巩等为代表的临川才子身上得到最好的诠释。部分读书人获得科举功名推动了抚州乃至整个江西书院教育的发展，为了让子弟考取功名，许多家族集资办学，江西的文教事业迅速发展。发达的文化事业使书籍的需求量大增，为印刷业的发展提供了广阔的市场。地处赣东中部，水陆交通便利，竹木资源丰富的金溪浒湾逐渐发展成清代全国四大刻书中心之一。

明朝崇祯元年（1628），河南新乡商贾谷祥四迁至浒湾，于镇内开了第一家书铺，此后来此开店者日益增多。到清朝康熙、雍正、乾隆、嘉庆时期，浒湾刻书业逐渐走向鼎盛。在极盛时期，浒湾镇及其附近村庄经营的书坊有 60 余家，有刻工六七百人，加上印刷工人、铺栈掌柜、伙计，书籍出版业从业人员不下千人，金溪县成为清代江西最大的书坊集结地。凡在金溪浒湾刊刻的经、史、子、集各类书目称之"江西版"，销往全国，海内称善，并流向海外。据李文藻所撰《琉璃厂书肆记》记载："数年前，予房师纪晓岚先生买其书，亦费数千金，书肆中之晓事者，惟五柳之陶、文粹之谢，及韦也……其余不著何许人者，皆江西金溪人也。正阳门东打磨厂，亦有书肆数家，尽金溪人卖新书者也。"可见乾隆中期金溪人在北京书市已形成很大规模。

在金溪浒湾的众多印书堂号中，善成堂、旧学山房、大文堂、渔古山房、三让堂、二仪堂等皆以刊刻医籍为主。他们刊刻的医籍繁多，以作者而言，其刊刻的医书既有本地医家的，也有外籍医家的；以医书内容而言，从医经到临床诸科医籍靡不悉备。如本地医家的著作，他们刊刻了金溪本地医籍 50 余种，其中较有名气者，有谢星焕的《得心集医案》、龚廷贤《寿世保元》《万病回春》等。外籍医家的著作较有名气者，有张景岳的《景岳全书》、陈修园的《陈修园医书二十四种》、陈士铎的《伤寒辨证录》等；医经方面有《黄帝内经素问灵枢合编》《神农本草经读》等，脉诊方面有《脉诀规正》《三指禅》等，方药方面有《本草备要》《备用良方》等，临床专科方面有《疮疡经验全书》《眼科秘制》等。

发达的印书业、便利的交通条件，使金溪成为全国著名的书籍集散地，这里不仅聚集了大量外埠书商，也吸引着众多医家前来购书、印书、读书，为医家开阔视野、交流学术提供了便利条件，不仅丰富了盱江医家的医学知识，也促进了盱江医学的对外交流，亦对中国医学的发展起到了积极推动作用。

二、世医家族不断涌现

1. 精于儿科的万氏家族

万氏家族第一代业医者为万杏坡，豫章人，以幼科闻名于当地，可惜英年早逝。其子万筐（字菊轩）子承父业，于明成化庚子年（1480）到湖北罗田行医，在当地娶妻生子，遂安家于湖北罗田。在罗田，菊轩因医术精湛很快声名鹊起，远近皆称颂其万氏小儿科。可能是深谙儒医相通之道，菊轩在传授其儿子万全医术的同时，又将其送到当地儒学名流张玉泉、胡柳溪门下，学习儒学。医学和儒学的双重教育，使万全不仅承继了父祖的医术，而且加强了文化修养，提高了理论水平，为其学习医学经典、触类旁通奠定了理论基础。万筐逝世后，万全认为家传的幼科之所以"不明不行"，是因为"前无作者，虽美弗彰；后无述者，虽盛弗传"，即没有人对其医术进行整理和阐发。于是万全在行医之暇，"自求家世相传之绪，散失者集之，缺略者补之，繁芜者删之，错误者订之。书成，名《育婴家秘》"，即搜集整理家传儿科成就，集成《育婴家秘》一书。

《育婴家秘》刊行后，流传甚广，"荆襄闽洛吴越之间，莫不曰此万氏家传小儿科也"。由于感觉"治病者法也，主治者意也。择法而不精，徒法也；语意而不详，徒意也。法愈烦而意无补于世，不如无书"，万传又著《幼科发挥》，对前书未明的治法、原理加以阐述。

可见，万氏儿科留传至万全时，已从经验的积累发展到理论的探讨，万全在继承家传治法的基础上，参透各家医学理论，正如他在《痘疹世医心法·自序》所言："本之《素》《难》，求之《脉经》，考之《本草》，参之长沙、河间、东垣、丹溪诸家之书，抽关启钥，探玄钩隐，颇得其趣，日录所见，积久成帙，如《素问》则有《浅解》，《本草》则有《拾珠》，《脉诀》则有《约旨》，《伤寒》则有《蠡测》，又如《医门摘锦》《保婴家秘》……叹古人立法之善，先子用法之精，非滞隅之能及。于是搜辑家教，汇成歌括，命曰《世医心法》。"中医的各家经典，从《素问》《难经》《脉经》《本草》，到张仲景《伤寒杂病论》，再到金元名家刘完素、李东垣、朱丹溪的著作，无不在万全涉猎范围之内。正是在广泛学习的基础上，万全医术大进，不仅将家传医术发展到更深层次，更进行了理论总结，写成多部专书，据《罗田县志》记载，万全所著留传后世的著作有《保命歌括》《养生四要》《育婴家秘》《广嗣精要》《痘疹启微》。而上文提到的《幼科发挥》《痘疹世医心法》《素问浅解》《本草拾珠》《脉诀约旨》《伤寒蠡测》《医门摘锦》《保婴家秘》均未提及。可见，万全不仅是一位技术精湛的名医，也是一位著作等身的医学理论家，这一切，成就了万全江西古代名医之身份。

2. 自南宋留传至明代且不断发展的席氏针

前文论及宋代盱江医学时曾提到，先世为明堂之官的席弘随宋室南迁，家于临川，可能因为此地原来人烟稀少未有正式地名，席氏家族迁来之后长期在此繁衍生长，因而被命名为席坊。席弘继承祖业，继续以针灸行医，席氏后代承继不辍，到明成祖时期，席氏针已留传十二代，且突破家族传承，招收异姓徒弟，席氏针得以发扬光大。刘瑾编的《神应经》书首有"梓桑君针道传宗图"，清晰地勾勒了临川席氏针的代际传承关系：

席弘（一世）—席灵阳（二世）—席玄虚（三世）—席洞玄（四世）—席松隐（五世）—席云谷（六世）—席素轩（七世）—席雪轩（八世）—席秋轩（九世）—席顺轩，字信卿；席肖轩，名友欲（十世）—席天章（十一世）—席伯珍（十二世）。第十世的顺轩招收了异姓徒弟陈会，将席氏针传播到家族以外，陈会又招收徒弟刘瑾、康叔达、陈德华、卢庭芳、董谊、董仕珉、雷善、眷谷等24人，刘瑾为其中的佼佼者。在300多年的时间内，虽朝代更替，时移世易，但席氏针一直绵延不辍，到第十世席顺轩时，席氏针突破家族传承的老框子，向族外传播，由家族父子相继的传承方式发展到父子、师徒传授，其传授规模扩大，受到王府关注，在宁献王的赞助下，席氏针的经验得以编印成书，流传后世。

明太祖朱元璋第十七子朱权被成祖朱棣改封南昌，为宁献王。宁献王崇尚方术，尤爱针灸，遍访针灸之术，得十余家。因感于席氏针"补泻折量之法，其口诀指下之妙，与世医之所不同"，故潜心学习。在宁献王看来，陈会的徒弟之中，"独刘瑾得其指下之秘，故能继宏纲（陈会，字宏纲）之术无坠也"，因此，命刘瑾重校其师所传的《广爱书》10卷，"取其穴之切于用者为一卷，更其名曰《神应经》，内五百四十八证，计二百一十一穴。又择刘瑾之经验者六十四证，计一百四十五穴，纂为一册，目曰《神应秘要》"，于洪熙乙巳（1425）刊行。由于朱权的关注和倡导，席氏医术得以远扬。

3. 太医院医官世家龚氏家族

明代金溪龚氏家族一门三代至少7人在太医院任过医官，可谓医门中地位显赫之家。其第一代为名医龚信，字瑞芝，号西园，曾在中原一带行医，因医名隆盛而被推荐到太医院，任太医院医官。龚信的儿子龚廷贤和龚廷器均承父业，以医名世，成为医官。不过，龚廷贤的医名更盛，为江西古代十大名医之一，其生平事迹也因所著医书流传后世而使后人能略知一二。

龚廷贤幼习儒业，读到张载《西铭》中"天下疲癃残疾，皆吾无告兄弟"、韩愈《原道》中"为之医药，以济其夭死"之句时，深有感触，对病者的仁爱之心油然而生，弃儒业医之念由此生根。此后，廷贤虽欲在科举上有所建树，无奈屡试不售，遂放弃儒业，随父学医，日间从事诊治，早晚攻读医书，并经常与名家共同探讨医术："于当时云游高士，有裨医教者，尤竭诚晋谒，与之上下其议论，远宗先哲，近取名公，殚精竭神，磨光刮垢，与家君相为渊源。"由于纳百家之长，廷贤医术造诣大大加深，后云游燕、赵、梁、豫诸地行医，治愈了一些时医措手无策之重疾。万历十四年（1586），开封大头瘟流行，廷贤发秘方"二圣救苦丸"，以牙皂开关窍而发其表，以大黄泻其火而通其里，全活甚众。万历二十一年（1593），鲁王妃张氏病鼓胀，侍医多方医治均不见效，于是张榜四方，遍求名医，一时献方赠药者无数，然经过多方诊治仍不见好转。有人举荐龚廷贤，鲁王特遣官到大梁礼聘龚廷贤，廷贤用药100余剂，终于治愈了困扰王妃已久的疾病。鲁王喜称廷贤为"天下医之魁手"，并嘉之以衔，奖之以匾，题曰"医林状元"。

龚廷贤确实不亏"医林状元"之称号，他不仅医术精湛，救人无数，而且学问广博，精儿、内、外、妇、喉科及针灸，著作等身，撰《济世全书》《寿世保元》《万病回春》《小儿推拿秘旨》《药性歌括四百味》《药性歌》《种杏仙方》《鲁府禁方》《医学入门万病衡要》《复明眼方外科神验全书》《云林神彀》《痘疹辨疑全幼录》《痘疹金镜录》《秘授眼科百效全书》《云林医圣普渡慈航》《医学准绳》《本草炮制药性赋定衡》《诊断治要》《救急神方》《医彀金丹》《杏苑生春》等著作。其著作不仅流行国内，而且传入日本，受到日本医家的高度重视。据万少菊的考证，被日本人收藏的龚廷贤著作有8种，16个版本，其《万病回春》一书成为日本某些学医者的入门佳作，其晚年编著的《寿世保元》《济世全书》则被日本医界奉为圭臬。

在明代医户制度和世医家族的双重影响下，龚氏后人习医者颇多，龚廷贤之子龚守宁、龚守国以及侄子龚懋官、龚懋升都以医名，且均为太医院医官。

4.十一代绵延不绝的清江聂氏世医家族

聂氏本为业儒之家，据聂氏家族医名卓著的聂尚恒所言："先大人专心理学，而旁通于医，予少时常闻其训曰：事亲者不可不知医，慈幼者不可不知医。于是每乘暇日，博览方书，精察病情，而于活幼治痘尤精心焉。盖因其术之独难也，是以用心独苦也。"聂尚恒的父亲本来业儒，在儒家思想的影响下旁及医学，聂尚恒受父亲影响也在业儒之余，攻读医书，且取得了不错的成果。

聂尚恒，字惟贞，号久吾，清江大观桥人。生于隆庆（1537—1572）末年，少时入赘新淦县李姓，万历十年（1582）乡试中举，任庐陵县教谕，宁化县令。解任回乡后，恢复聂姓。聂尚恒为官勤于政事，卓有政声，以儒臣显于当时。聂氏在处理政务之余，潜心医术，博取精研，精通医理，撰有《痘科慈航》《活幼心法》《痘疹活幼心法附说》《痘疹惊悸合刻》《奇效医述》《医学汇函》《八十一难经图解》《医学源流》《历代医学姓氏》《运气》《导引》《本草总括分类》等著作，可谓著作等身。

关于其学医的原因，除了上文提及的幼承庭训外，更重要的应当是其在《奇效医述》自序中所说的三个原因：一是受儒家"达则为良相，不达则为良医"的影响，认为医理与燮理同功；二是为挽救高明之士不重视医术的时弊，"古今高明之士，多视医为小技而漫不究心，一旦身体有病，与所亲之人有病，则悉付庸愚之手。使庸愚之陋识，反得以握贤智之生死，岂不谬哉"；三是认为时医医术不精，误己误人，"闻有涉猎斯术者，又自恃聪明，不肯究极精深，仅知粗浅，而即自信自用，反致误己误人，其害尤甚也"。在儒家思想影响下，更重要的在于不甘心将贤智之生死置于庸愚之手，聂尚恒在官任上，潜心研究医术数十年，"深思而透悟之，自觉有入于神妙者，因病制方，不拘于古方；得心应手，不拘于成说。"终于成为一名医术高超、著作等身的名医。

聂尚恒在医术上的成就为后世所称道，清代康熙年间太医院御医朱纯嘏对聂氏在痘疹方面的成就赞赏有加："久吾聂氏集痘疹之大成，开幼科之法眼，议论精，辨证确，用药当，不偏于寒凉，亦不偏于温补，深得中和之理，合宜之用，无过不及之差。"对自己生于后世，不能亲受聂氏教诲深以为憾，但又为自己能读到《活幼心法》而喜，"沉潜玩味，裒葛三更，一旦恍然，若有心领神会，顿将前此之旧闻洗涤净尽，心胸之茅塞剪锄豁开。"由于对聂氏的医术推崇备至，朱纯嘏号召所有业幼科者，都来熟读《活幼心法》，以后治病就可以"得心应手"。

聂尚恒之子聂杏园亦以医名，精外、喉科，撰《咽喉说》《医学集义》《卫生一助》《疔疮论》等著作。其后，聂氏习医者不辍，下传11代。

5. 自清代一直绵延到现代的谢氏世医家族

南城谢氏世医家族中以位居古代江西十大名医之一的谢星焕最为有名。其实，到谢星焕时，谢氏已三代为医。其祖父谢士骏弃儒就医，兼通数学，著有《医学数学说》；其父亲谢职，子承父业，亦善卜，著有《医卜同源论》；到谢星焕时，谢氏医学发展到极高的水平，祖父和父亲的培养，加上自身的努力与天赋，造就了谢星焕炉火纯青的医学功底。

谢星焕，字斗文，号映庐。初习儒业，后继承家业，以医道济世，行医50余年。谢星焕在行医之余，熟读先贤医书，"俎豆《内经》，鼓吹仲景，襟带李刘，炉冶喻薛，几于有书皆我，无古非今"，平时行医，注意记录治验各症，存案不下千余条，题曰《得心集》，意为"得乎心，应乎手"。星焕医术高超，见解高明，道光十一年（1831），南城饥荒致时疫大作，诸医专事发表攻里，病人久治不愈，他却认为"荒年肠胃气虚，何堪攻伐，宜于温补托邪"。经他救治，活人无数。星焕医名远播，晚清名臣曾国藩亦将其延为座上宾。谢星焕本在金溪行医，1857年，金溪惨遭太平天国兵燹，他不得不离开金溪回南城，不久辞世，所撰《得心集》手稿也损失大半，后经其子甘澍整编成书，并附入甘澍的《一得集》治验数十则，仍名《得心集》，初刻于咸丰十一年（1861），1936年绍光裘吉生将其收入《珍本医书集成》中，1962年上海科技出版社出版单行本，改名为《谢映庐医案》。该书识病议证详密，透悟经旨，医文并茂，是古今极佳的中医病案教材。

谢星焕曾有三兄弟，其三弟谢启明从小随之学医，且聪明好学，不幸壮年病故，谢星焕痛不欲生，哀叹天断谢氏医脉！其实，谢星焕的哀叹有点过分，其子谢甘澍子承父业，且将其医术发扬光大。

谢甘澍，字杏园，号遯园。甘澍幼承家学，兼习举业，八试秋闱，屡荐弗售，遂肆力于家学，很快声名鹊起，"当道咸推重之，延诊无虚日"。其治病多佳效，不亚于乃父谢星焕。甘澍一生推崇喻嘉言，认为喻氏辨证治病"措诸实效者尤在《寓意草》一书，惟运意精深，每茫然未得其解"，于是，"参考经旨分类，笺释之间，引前人经验之方与己所得心之处，踵附于篇末。凡喻氏隐而未发之旨，悉抉以表著焉"，著成《寓意草注释》4卷，于1877年刊行。《寓意草注释》只是谢甘澍医学理论之一斑，其更全面的著作为《医学辑要》。在熟读自《内经》以来的各大名家的医药著作之后，谢甘澍觉得李时珍的《本草纲目》"备查既繁，考究尤艰"；汪切庵的《本草备要》，"似为简便之书，然仅分山川、草木、土石数部，究于拟方选用之时，如披沙拣金，令人艰于翻阅"。于是，甘澍在其弟幼盟的敦促下，"将本草药性甘苦寒热，按部分类，集为1卷，并首集《内经纂要》《伤寒问答》《证治脉论》，末附《医方括解》《集古补遗》，共计8卷……以《医学辑要》名之"，于1900年完成。这部起初只为辨药而作的著作，最后成了谢甘澍辨证、治病、辨药、用药的经验总结，时人评论该书："撷《灵》《素》之精英，备《伤寒》之纲领，辨脉证之异同，便记诵而为歌括，资考订则有补遗。足以发前人未及之蕴，开后学方便之门。""诚为岐黄之宗子，后学之津梁。"

谢氏医家的第五代传人为谢佩玉。谢佩玉（1873—1953），字清舫，号石禅居士，又号右叟，谢映庐之孙，谢甘澍长兄之子。佩玉6岁入私塾，20岁（1893）中秀才，光绪二十九年（1903）任江苏府院刺史。宣统元年（1909）以清廷腐败，弃官归里，随叔父谢甘澍习医，成为谢氏第五代中医。1913年，谢佩玉到南昌开业行医，开药肆康斋，并一边行医一边著述，相继有《方论集腋》《药性分类》问世。1929 年的"废止中医案"让他大为震惊，为探求传统中医发展的新路子，在行医著述的同时，于1932 年与本省名医姚国美、江公铁等人创办了"江西国医专修院"，任"内经素问"教授，编有《素问节要集注》。同时，将《内经》《伤寒》两书中的精华摘录编成《内经省览》及《伤寒摘要》。谢佩玉不墨守成规，博采众家之长，涉猎西医，并吸收其精华、融会贯通为己用。曾言："西医解剖之实验，分科专长，循学术无国界之先例，研习其理而有吾医学臻完善严正，则诸君所成就必有以杰出其群，宣国粹之光华。"他医德高尚，深受儒家传统思想影响，对贫困者抱济世救危之心，施诊赠银。亦冲破世俗的框框，广纳门徒，把祖宗的中医学真正发扬光大，被誉为江西中医界"四大金刚一尊佛"中的一尊佛。

佩玉之后，谢氏后人中的谢庸耕为赣东十大名医之一，谢六韬是金溪名中医，谢庄泉为南城知名中医。

三、医学专科发达

明代旴江医学分科明显，专业发达，除上文提到的精于儿科的万氏家族、精于针灸的席氏家族、精于幼科和痘科的聂氏家族等医学世家外，史料所记、精于某科的其他医家也为数众多，简要介绍如下：

疡科名医王大国、王开父子，释心斋、周僧、李僧师徒。

王大国，字邑郊。南昌县人。尝患痰疾，遇异人治之而愈，遂师事之，得授《素问》及秘藏诸方。殚心研习，医道日精，治痈疽尤多神效。南昌司理胡慎三，左足患痈，直穿脚底，医已数易，而日甚一日，痛楚几绝。大国至，命急去所敷药，只服汤剂。三四日疮口渐合，二十日肌肉已满。其所治皆类此。大国仁心神术，以济人利物为志，平生所活无算。子王开，世其业。

释心斋，金溪县龙兴寺僧人。精于疡科。宿瘤如杯、毒痈满背者，皆能疗治，人比之扁鹊。其徒周僧、李僧得其传。

精于儿科的吴少垣、吴继轩兄弟，上官榜、上官顺父子，张福兴、张荣祖孙。

吴少垣、吴继轩为明代金溪人，世以儿科知名，兄弟二人得祖父亲传，皆为当地名医。

上官榜，字念川。明代新城（今黎川）人。少年时出游远方学医，遇良医授以儿科秘方，归而医道大行，名噪四方。每值痘疹流行，榜足不停踵治之，自发苗至灌浆、收靥，诊视无昼夜，活人甚众。其子上官顺，继承家学，亦以医名。

张福兴，明代新城（今黎川）人。精医术，擅幼科，成化间（1465—1487）荐入太医院，获殊宠，官至太医院使。张福兴曾孙张荣，承祖业，凡《素问》《难经》《小儿推拿》诸方书，莫不阐其蕴奥。尤精于痘疹，望气色而知吉凶，踵门求治者无停晷，所活小儿无算。

精于针术的胡朝凤。

胡朝凤（1521—1592），字来仪，世称淑仙翁，金溪县崇麓乡邮路村人。

朝凤生得相貌奇特，目光炯炯。从小聪明过人，读书过目不忘，7岁时就能口占晴雨，无不应验，人称仙童。长大云游四方，在西蜀遇一异人，授以银针，传以奇技。学成以后，朝凤因家境贫穷，又有妻室儿女，不得不作归计。临分手时，其师抚掌而歌，曰："厌尘归洞疾，爱子入山迟；铁拐分开草，芒鞋踏破泥。"并嘱咐朝凤，可用针术救世。

朝凤路过武昌时，遇楚王患风痹，四肢麻木，不能行走，正四处张榜求医。朝凤看到求医榜，意图借机试试自己的针灸技术，就揭榜进宫，用银针为卧床不起的楚王治病。一针扎下，楚王感觉四肢轻松，再下一针，楚王就能坐起，当扎到第三针时，楚王竟能下地行走。楚王见朝凤只扎几针就把自己的病治好了，非常高兴，准备他留在宫中，朝凤极力推辞，楚王又以万金相酬，朝凤也不接受。楚王见他意诚心实，就亲笔书写"医国神针"匾额一块，赐以朝凤。

朝凤回到家乡，将匾额悬挂家门，登门求医者不计其数。民间沉病痼疾、瘫痪风痹，以及其他一些疑难病证，通过朝凤针灸之后，大都得到治愈。朝凤因而名声大振。益藩王妃重病不起，特派专人来请朝凤，朝凤施行针灸治疗，王妃逐渐复好如初。

四、医学影响及于朝野

明清盱江医家在治病救人的过程中，勤于思考，善于探索，总结提高，在医学理论中颇有建树，影响广泛。

龚信在《古今医鉴》中专列《麻疹》一篇，首提"麻疹"一词，发千古之未发。

龚廷贤著有《万病回春》等医书18种，是先秦至明我国著述最多的医家之一，其《小儿推拿秘旨》是我国现存最早的一部儿科推拿专著，《万病回春》中雄黄败毒散、杨梅疮秘方及十全丹为世界上最早应用砷剂治疗梅毒的文献记载。

龚居中，擅治痨瘵，所撰《红炉点雪》为国内最早的结核病专著，并首次记载了咽喉结核病。

南丰李梴，首创"异穴补泻""上补下泻"等独特针刺补泻法，丰富和发展了针学理论和针法，对后世针灸发展产生了重要的学术影响。杨继洲《针灸大成》私淑其学，有"南丰李氏补泻"赞誉。杨氏提出心分血肉之心与神明之心新说，明确了"心主血""心主神明"两大生理功能；提出胆"主火之游行""主荣卫之运行"新论，阐发了胆对十一脏腑的调节作用；提出"脏腑别通"新见，指出心与胆相通、肝与大肠相通、脾与小肠相通、肺与膀胱相通、肾与三焦相通，充实了中医生理病理学理论和拓宽临床治疗思路。

涂绅撰《百代医宗》由太医院颁行，是书悉涉各科，有论有方，方论兼重，极富实用，在明代即被誉为"医学之指南，百代之宗主"。

万全提出小儿"肝常有余，脾常不足，肾常亏虚，心火有余，肺脏娇嫩"新说，对后世儿科临证辨治具有重要的指导意义。

聂尚恒所撰《活幼心法》刊出后，改变了此前各家痘疹不分和痘详而疹略的状况，使治疗痘疹有了"标准途辙可循"。其子聂杏元，著有我国第一部喉科专籍《咽喉说》。

南城王文谟，撰《济世碎金方》载方千余首，以小方奇术为主，是我国存世最早而富有特色反映民间走方医的方书，早于清代赵学敏的走方医方书《串雅》166年，为考察古代走方医发展史提供了重要的史料。

学术理论颇有建树的旴江医家得到上自朝廷，下至民间的认可，不仅涌现出一批服务于太医院和王府的医官，而且出现了在全国各地行医且名声卓著的医家。

关于旴江医家在太医院或王府任医官的情况，除上文提到的金溪龚廷贤一门至少7人任太医院医官外，其他尚有多人，简单介绍于下：

进贤有多人被召入太医院。雷时震，字普春，因精于医术而被召入太医院为吏目，后升任御医，封光禄寺丞。其子雷应远继承父业，亦精医术，世袭父爵。李应龙，字熙寰，为人洒脱而诚恳，因医术驰名于舒、庐间而被选拔为太医院吏目。车国瑞，字玉衡，精于医术，选授太医院吏目。支乔楚，字寰冲。以医术知名于时，天启年间（1621—1627），授太医院吏目。

樟树王显达，以行医驰名，曾任太医院医官，诰受荣禄大夫。

上文提到的金溪龚居中，字应圆，号如虚子，为江西古代十大名医之一。由于精通内、外、妇、儿、喉科及灸法、导引，擅治痨瘵，被举荐为太医院医官。

新城（今黎川）人毕荩臣，字致吾，因家贫弃儒习医，从名医刘南川学，尽得师传。荩臣以治伤寒、痘疹见长。其诊病先辨南北，审强弱，查四时阴阳，投药无不霍然，名噪远近，授太医院吏目。有医德，每晨起，虽求治者车马盈门，必次第而诊，不先富贵，不轻贫贱，又常备药施济贫病，不索其值，人皆德之。

上文提到的新城人张福兴，因医术高超，精于幼科，在成化年间（1465—1487）被荐入太医院，曾官至太医院使。

宜黄人罗宪顺，字文溪。早年行医于新城县，治病无不立效，新城人士德之，不让离去，遂留居于此，居东坊菜园巷，与冢宰涂国鼎家相邻。初，宪顺与涂为布衣之交，及涂登第，荐宪顺为太医院吏目。

南城人赵瑄，字文英。其察脉辨证，皆应手发药，无少疑滞，而多奇中，负疴求疗者无虚日。有医德，治病不问贵贱贫富，皆竭力应之，且不计酬。因医术高超、医德高尚而被推荐到太医院，升任御医。

御医之外，还有多名盱江医家与王府结缘，其中最有名者为临川席氏针的传人。席氏针的第十代传人席信卿，将原来寓于家内传播的席氏针传向族外，招收丰城人陈会为徒，陈会学成后在南昌开馆授徒，先后招收刘瑾、刘瑜、康叔达、陈德华、卢庭芳、董谊、董仕氓、雷善、眷谷等24人，其中6人来自外省籍。当时受封于南昌的宁献王朱权崇尚方术，爱好针灸，访得陈会之徒刘瑾，从其学习并倡导席氏医术。朱权命刘瑾将其师的《广爱书》重校缩编刊出，并赐其书名为《神应经》。在朱权的关注和倡导下，席氏针灸术得以远扬四方。

其他在王府担任医官者有临川人刘钟运、金溪人江道源、南城人樊胡。刘钟运，精岐黄术。嘉靖间（1522—1566）辟为益王府医官。江道源，字仲长，精于医术，曾任武冈岷府良医。樊胡，字鹤龄，日读神农、岐黄书，方脉神异，四方竞迎，能急人之急，不避昏暮，有儒医风范，被征为益王府良医正。

清代服务于皇室的盱江医家有所减少，但也不乏医名卓著者，其中的代表性人物为御医黄宫绣。

黄宫绣（1730—1817），字锦芳，清代江西宜黄人。宫绣出身书香世家，幼承庭训，向习举子业，尤专心致志钻研医学。他搜罗医书，潜心钻研，凡有"一义未明确，一意未达，无不搜剔靡尽，牵引混杂，概为删除……断不随声附和，主张看病必先明脉理，治病必先识药性，尤应注重实践，探求真理"。他治学严谨，务求实际，平生为众多病人治疗疑难病证，均卓有成效。乾隆年间，黄宫绣被征召为御医。他利用有利时机，悉心研究宫廷珍藏的各种医学专著以及秘方、验方，既不泥古薄今，也不厚今废古，惟求理与病符，药与病对。虽精研脉学，仍主张四诊合参，反对单凭脉断病。临证之余，根据古典医籍，参合历代名医学说，结合自己临床经验，写成《脉理求真》《本草求真》《本草求真主治》（又名《锦芳医案》）《医案求真初编》（又名《医学求真总录》）等书。其《本草求真》，开创中药功效分类法，为我国第一部药物功效分类法临床中药学专著;《医案求真初编》《脉理求真》主张临证必先明脉理,治病必先识药性,是研究中药和脉理的重要典籍。

游历各地行医,医名卓著,影响深远的明代盱江医家当首推南丰人李梴。梴字健斋,为江西古代十大名医之一。邑庠生,负奇才,不慕荣利,超然物外,致力研究医学,博览群书,医学理论渊博,临证经验丰富,医德高尚,为人以不欺为本。行医于江西、福建两省之间,疗效卓著,赢得了病家的高度赞誉。晚年,将其数十年积累起来的学术心得,以《医经小学》为蓝本,撰成《医学入门》9卷,于万历三年(1575)刊行于世。此书为初学中医者而撰,内容包括历代医家传略、保养、运气、经络、脏腑、诊断、针灸、本草、方剂,以及外感内伤病机、内外妇儿各科疾病证治等。书中并搜集名医姓氏200余人,简明实用,为读者所推崇。该书流传甚广,不仅为国内学医之人的入门读本,且流传到越南、日本,日本曾掀起近百年《医学入门》热。

其次为新建人喻嘉言。喻嘉言(1585—1664),名昌,江西南昌府新建(今南昌市新建县)人。因新建古称西昌,故晚号西昌老人。据《清史稿》记录,喻嘉言"幼能文",与临川四大才子之一的陈际泰过从甚密。崇祯年间,他以副榜贡生的身份入都上书言事,崇祯帝曾下诏准备录用他,但不知何故,嘉言拒绝了皇帝的征召,而往来游走于南昌、靖安间。清兵入关后,嘉言曾一度削发为僧,遁入空门。可能在参禅的过程中,他潜心研究了医学,终于蓄发下山,以行医为业。清顺治中,喻嘉言移居江苏常熟,在常熟一带行医,医名卓著,冠绝一时,与江苏常州名医张璐、安徽歙县名医吴谦齐名,号称清初三大名医。喻嘉言著有《寓意草》《伤寒尚论篇》《医门法律》等医学著作,创立了"大气论""三纲鼎立""秋燥论"等学说,首开温病营卫辨证之先河,创名方清燥救肺汤沿用至今,疗效不衰;提出"夫人天真之气,全在于胃""木、金、水、火四脏病气,必归并于中土",倡导治疗慢性诸般虚证应从脾胃入手。行医之余,喻嘉言注重医学知识的传承,不仅授徒还大开讲堂传扬学术,有徐忠可、程云、罗子尚等数十传人,学生来自各地,以浙江、江苏、安徽等外籍居多,经过他多年的努力,不仅培养了一大批卓有成就的医学家,而且将盱江医学的成就传播到东南沿海一带。

除了因为皇室服务而出名的医家外,尚有多名盱江医家到省外行医,且得到当地民众的一致好评。

豫章名医万杏坡之子万菊轩于成化庚子(1480)客居湖北罗田,因医术高超而受到当地人欢迎,遂在当地娶妻生子,其子万全继承发扬父业,不仅医名远播,而且著作等身,成为罗田一带幼科名医。

清江聂尚恒在福建宁化县令、江西庐陵教谕任上,不仅勤于政事,且在政务之余，致力于钻研医学，治病救人。他曾在大厅署里设案诊病，由于平易近人，百姓找其看病者甚众。聂在诊治时，逐个建立"病式"（即病历表）详细记载。后来聂将治疗心得整理成册，撰成《奇效医述》一书，成为明以来著名医案著作之一。

丰城人喻化鹏，字图南，以精医游于湖南邵阳，其于切脉、望色、听声、察行之妙，终夜研究，若经生家。治病如临大敌，稍不中肯，忧形于色，静夕深思，晨起即赴病家。调剂不论贫富，不惜重值之料，人予之金，即以市奇方秘论，集成《医经翼嵩》一书。化鹏雅，尚气节，能文词，尝购一楼藏古书史，好与诸名士游。其一生游于邵阳，病逝后由友人刘默菴经理，葬于邵阳东郭五里碑之右。

临川人饶鹏，字九万，号东溪。精于医术，长期居于广东行医，平日研习不辍，曾手纂仲景、东垣等四子医要，集成《节略医林正宗》，时人称其书"得医学之的"。正德壬申（1512），饶鹏以医功冠带。

旴江（今南城）人张三锡，字叔承，号嗣泉。世业医，承家学，苦心钻研30年，博采群书，成《医学六要》19卷（1609）。王肯堂曾校订此书，评价较高。张三锡迁居南京，医名远播。

南城人陈善道，世代业医。善道习举业，亦通医术。徙居福建将乐县，将医术传播到福建。

旴江医家以其高超的医术、高尚的医德，赢得朝野的一致认同，标志着旴江医学走向了繁荣。

五、药业繁盛

明政府自开国之初就表现出对医药的重视，洪武初年，明太祖朱元璋曾感慨："三皇继天立极，开万世教化之源，泒于药师可乎？"在他看来，开万世教化、继天立极的三皇都离不开药师，何况凡间众生呢？因此，明代在祭祀三皇时，也从祀历代名医药家。与此同时，明代建立了相当严格的医药制度，从中央到地方设立了御药房、东宫典药局、惠军药局、惠民药局等各级药局，负责药品的收藏，保证不同阶层的药品供给。

地方惠民药局之设自太祖建国之初即提上日程，"洪武三年（1370），置惠民药局，府设提领，州县设官医。凡军民之贫病者，给之医药"。为解决地方贫病军民的医药供给，政府颁令在地方设惠军药局和惠民药局。旴江流域的地方政府似乎在朝廷命令下达之前就已经注意惠民药局的建设，据明正德年间的《建昌府志》记载，新城县"惠民药局在东隅北街，即旧五帝庙，宋咸淳三年邑令朱汝贤建，元至正兵毁，洪武元年知县侯瑞重建""广昌惠民药局在县治之右，洪武二年建"。可能由于江西较早纳入朱元璋的统治区域，在洪武三年政令发布之前，江西已经开始筹备惠民药局。

可是，各地的惠民药局似乎有名无实。永乐四年（1406），成祖"命礼部申明惠民药局者今必有实惠，勿徒有具文而已"，看来地方政府对惠民药局之设纯粹敷衍了事，所以才有皇帝出面强调要有实惠。可是，一直到宣德前期，各地惠民药局还是徒有虚名，以至在宣宗宣德三年（1428），礼部尚书胡濙上疏直陈其弊端："在外府、州、县，旧设惠民药局。洪武年间置药材，令医官、医者在局，凡军民之贫病者，给病药。今虽有医官而无局舍、药材，宜令有司于农隙修药局，遵洪武之法行之，庶不负朝廷惠恤军民之意。"在胡濙看来，虽自洪武以来就有地方惠民药局医官之设，但没有局舍，没有药材，难以达到救治贫病军民之效，建议有司修建药局，使朝廷的命令真正落到实处。宣宗接受了胡濙的建议，并命监察御史按察司官到各地巡视惠民药局的建设情况。在朝廷的重视下，各地惠民药局开始设立"生药库"，收购药材。各地惠民药局的建立，无疑为传统药材集中地的药材市场提供了发展契机。

但地方惠民药局到明代中期已经衰落，清代中央政府已不再提倡官药局体制，取而代之的是迅速发展的城市民营药业。随着商业的发展，民间药市、私人药店迅速发展，成为药市的主力。传统药业较发达的樟树等地以其便利的交通，发达的商业，吸引四方客商，成为药物的重要集散地。除川鄂广的附子、川芎、党参、茯苓、桂枝、八角等传统药材外，湘黔等地的朱砂、雄黄、龟板、桃仁，安徽的枣皮大量涌至。黄芪、条参、生地、柴胡、防风之类的"北药"，又顺长江、过鄱阳湖、经赣江上溯至樟树，与"南药"相互交流，交相辉映。郑和下西洋之后，广州引进的交趾、暹罗、苏禄等国的药材，如木香、丁香、藤黄、没药、番木鳖、荜澄茄、犀角、硫黄、白豆蔻等，品种众多，数量巨大，越大庾岭沿赣江北上至樟树，分别运销川、鄂及中原各省；朝廷所需的"南药"，沿此通道进入京师及北方各地。江西省内各府县的绝大部分药材，大都集中在樟树港，然后分发转运。樟树港口码头终年有成百只专载药物的船只停泊，"帆樯栉比皆药材"，几乎成了全国专用药材码头。药码头的兴盛，使宋末开始形成的药材货栈发展成为独立的、专门营造药材的"药材行号"，而不只是单纯代客购销、储运了。于此相适应，传统药墟已开始举行庙会，为远道而来的外地药商提供展销、交流的机会。作为全国重要的药材集散地，樟树吸引了大量外地药商到此安家落户。万历年间（1593—1619），甚至出现了朝廷特地派太监专程到樟树采购皇宫所需药材的故事，樟树药材更是身价百倍。

与樟树药业发达主要依靠民间商人的运作不同，明代旴江流域的另一药业重镇——南城（古城建昌）却在王府的重视下迅速发展。建昌在明代为益王藩封之地，益王对医药非常重视，在府内设"医学（校）"，建"良医所"，聘任"良医正"和"医学教授"，出版综合性医药书籍，立"惠民和剂局"，征收药材，精制丸散。在王府的重视下，建昌的药物加工炮制走上了手工作坊式生产道路，药材集散交易日益兴隆。

明代末期，政治腐败，课税日重，战祸迭起，樟树药市遭遇了第一次衰退，大量药商背井离乡，奔走四方，"或弃妻子，徒步数千里，甚有家于外者，粤、吴、滇、黔无不至焉，其容楚者尤多"，昔日"药码头"的繁华与热闹不再。然而，樟树药商的游走他乡，却成了清代初期樟树药业走向全国的前奏。与樟树相似，建昌在明末清初也遭遇了厄运，朱氏后裔及药商豪富为躲避清兵的洗劫，纷纷隐姓埋名逃亡他乡，建昌药业也遭遇沉重打击。

不过，经历短暂的社会动荡后，从清朝康熙时期开始，国家统一，社会稳定，樟树、建昌的药业迅速恢复，且很快发展到鼎盛时期。樟树"商贾云集，圜阁千家，水陆冲衢，舟车辐辏"，为南北药材之总汇，誉满华夏，尊称"药都"。樟树商人通过设厂炮制和设店经销的方式，向湖南、四川、广东、贵州、云南等产药地区和大口岸设置的网点购运经销，形成全国规模的"樟树帮"，以药材经营为主的智力扩散和以药材制作为主的技术扩散，使其成为全国知名的药材交易集散地。到道光初年，樟树镇内已有药材行、号、栈、庄200余家，其中本地药商开设的就有100多家。镇上1/3的房屋为经营药业所用，镇上1.2万余人中，从事药业的人员占30%以上。这里成为南北药商云集、药材交流的集散地，药品品种齐全，鼎盛时期，在各家药店经营的药材品种达到600～800种。

差不多在樟树药帮形成的同时，建昌药帮也形成了。清乾隆时期，建昌药帮盛极一时。南城人"通慧而善贾""人尽商""乐为远游"，直接或间接从事药业的人众多，人称"南城只只大屋有吃药饭的人"，药帮成了商帮中的大户头，药商被尊为"红顶商人"。建昌帮药业界资本雄厚，帮规严格，炮制技艺精湛，他们以面向山区、薄利多销的经营方式，基本垄断了赣闽两省40余县的中药业。直至清代后期，建昌城区还有40余家中药店及18家资本在万元以上的大药栈，药业用房800多处，成年人中吃药饭的占2/3，每个乡镇、圩场都有历代不衰的中药店。

第六节　近代——盱江医学的曲折发展

自清道光咸丰年间太平天国军队与湘军在江西鏖战以后，整个近代，江西战乱不断，盱江流域自然难逃其祸，兵连祸结，社会遭受沉重打击，人民流离失所，医药业也在战乱中迅速衰落。在近代中国走向沉沦之时，不甘民族衰落、山河破碎的有识之士奋起自救，引入西方先进文化成为中华民族救亡图存中的最强音。于是，在西学东渐的过程中，作为中国传统文化典型代表的中医中药就成为一些"先进"人士试图废弃的"文化糟粕"，无论是官方还是民间，"废除中医"的呼声此起彼伏，几乎给中医造成灭顶之灾，作为传统中医重要流派的盱江医学也难逃厄运，跌入发展的低谷。不过，在压力面前，盱江医药业人士也与全国其他地区的中医药界人士一样，不屈不挠，据理抗争，为保存中医中药奔走呼号。他们身体力行改进中医，创办符合"近代"潮流的中医教育机构，使中医的种子依然保存，盱江医学在困境中艰难曲折发展。

一、兵连祸结中的医药业

1853 年 2 月 18 日，太平天国翼王石达开率军占领九江，江西从此成为太平天国军队与清军争夺的主战场，地处江西中南部的盱江流域也难逃战争厄运。1853 年 6 月至 9 月，太平军试图攻克南昌，与清军在南昌激战数月，虽未攻下南昌，但守军焚毁城外附郭房屋，太平军挖地道、引水灌城的做法，给南昌及周边地区造成了重大损害。1855 年 11 月，石达开率大军"先后攻克临江、瑞州、吉安、抚州、建昌五郡及各属城池，遍设伪官"。1856 年 3 月 28 日，石达开部检点黄添用、军略余子安自吉安攻占抚州府；3 月 30 日，监军冷逢辰自抚州进占金溪；4 月 4 日，抚州太平军分军占领建昌府，以将军张三和为守将，接着分军所属各县；4 月 10 日，太平军占领宜黄。至此，盱江流域几乎全被太平军占领。但太平天国天京内讧后，曾国藩乘机发动反击，1856 年 10 月至 11 月间，湘军与太平军在建昌、抚州一带激烈交战。1857 年 5

月底石达开负气出走后，由安徽到江西接应其嫡系及友军远征，到 1858 年 9 月，抚州、建昌等地重新为湘军占领。1864 年，为解天京之围，太平军派四路大军入江西征粮，旴江流域重新成为重要战场；2 月 26 日，太平军自浙江开化进入江西玉山，进向广信，围攻抚州，占领新城；至 5 月，南丰、金溪、东乡、宜黄、崇仁等城相继为太平军占领。天京失陷后，这些地方的太平军又相继被清军剿灭。

进入民国以后，江西战事更加频繁，旴江流域遭遇的破坏更多。1913 年宋教仁被刺后，江西都督李烈钧发动湖口起义，首举"二次革命"的大旗，随后，南京、上海、安徽、湖南、广东、福建、重庆等省市相继响应，兴师讨袁，江西、南京成为"二次革命"的主战场。但这是一场双方力量对比过于悬殊的战争，江西讨袁军主兵力，不过 2 个师加 1 个混成旅，袁军则有 1 个军、1 个师又 1 个海军舰队集中赣北，"械精粮足"，讨袁军难以与之匹敌，被迫节节退却。1913 年 8 月 10 日，李烈钧率余部退入南昌，袁军马继增、张敬尧部紧随其后，水陆会攻南昌；16 日，李烈钧见南昌式微，带领一部分部下出城西走，旋经樟树、宜春、萍乡到长沙，然后逃亡日本；18 日，袁军攻入南昌，李纯（袁军首领，被袁世凯任命为江西护军使）致电袁世凯，自称毙敌 1000 余人，招降 4 营，缴获火轮 7 艘，步枪 5000 余杆，快炮 6 尊，而自身仅阵亡官兵数人，受伤 100 余人。袁军入城后，对南昌进行了洗劫。李纯在作战之初，曾发布命令，"谓凡进攻之处，准抢三日，故一时赣省沦为强盗世界。尤以张敬尧所部，一如辫子军张勋所部一样，在入南昌的第一天，就使该城横尸千余具，凡南昌富室均被指为国民党，劫掠其财物，奸淫其子女，其情状之惨，令人发指"。

1926 年，国民革命军展开对北洋军阀的北伐，江西又成为重要战场，旴江流域沿线重燃战火，南昌成为双方激烈争夺的目标。9 月 12 日，尚在湖北的蒋介石向朱培德下达"从速猛攻南昌"的命令，各部在缺乏强有力的统一指挥下，从多个方向发动进攻。第二、三军 12 日进攻新余邓如琢部，激战三昼夜，先败后胜，敌溃渡赣江退守樟树。侦知南昌守敌仅 600 余人，程潜率部抢在朱培德前袭击南昌；19 日，程部十九师等在城内工人、学生和省长公署警备队的内应下，攻占南昌，受到全城百姓的盛大欢迎。南昌失落，令孙传芳大为震惊，遂严令卢香亭和邓如琢部南北合击，孙自己亦于 21 日离开南京，次日抵达九江亲自指挥江西作战。在孙传芳各部的合攻之下，程潜寡不敌众，22 日晚下令撤离南昌，次日晨在城西南被邓如琢部包围；24 日，经苦战得以突围至西山，程潜等着便装出逃，军队损失大半，南昌再次落入北洋军之手。邓如琢在反攻南昌时，曾许诺士兵进城后大枪 3 天，因此，入城后，纵兵大肆烧杀抢掠。据当时记者报道，邓部自南郊而来，"沿途抢劫不辍，入城后更四出搜掠，商店居户之被抢者，十居其七。昨日（指 10 月 10 日）记者出门，犹见兵士纷纷以包裹邮寄回家。此次店铺共闭六日。凡人民之曾经欢迎南军者，多被搜杀，尤以学生为多。据警署统计，被杀者不下二千人"。10月，蒋介石召集第六军五、六两师和第一军第二师共计三个师重新围攻南昌，蒋本人坐镇生米街就近指挥。守军岳思寅等为使北伐军失去攻城屏障，赏洋2万，令工兵营400余人向城外纵火，将惠民、章江、广润、德胜等城门外的民房商店尽数烧毁，大火延烧2日不灭，民房烧毁万户以上。北伐军组织以共产党员、共青团员为骨干的敢死队，"强冒敌火，缘梯登城，死伤枕藉"。敌亦一度组织敢死队数百人出城狙袭，并在城内野蛮杀掠平民。13日，蒋介石鉴于坚城难下，死伤惨重，接受城内绅商"泣请暂退，徐图解决"的要求，下令撤围。南昌撤围后，北伐军进行了肃静赣东敌军的行动，先后攻占抚州、进贤、东乡，敌军被孤立压缩到南昌、九江一代。11月，在多路围攻之下，经过激烈的战争，北伐军才攻占南昌。

1932年12月，国民党调集近40万兵力，分左、中、右三路，采用"分进合击"的战术，向红一方面军和中央根据地发动第四次"围剿"，以陈诚为总指挥的中路军12个师约16万人担任主攻。1933年1月，陈诚执行先期"清剿"金溪地区红军，巩固抚州，继以主力围歼活动于黎川、建宁、泰宁地区主力红军并向赣南"进剿"的计划，将中路军分3个纵队行动。红军以总司令朱德、总政委周恩来为指挥，与陈诚部在金溪、南丰、宜黄、广昌等地激战一月有余，打退了国民党的进攻。1933年9月下旬，国民党又集中50万军队对中央根据地进行第五次"围剿"，金溪、黎川、南城、南丰等地再次沦为国共两党军队鏖战的地方。国民党在对根据地进行军事"围剿"的同时，也实行残酷的经济围剿，断绝根据地与外界的物资、邮电、交通往来，因此，上述地区在遭遇战争蹂躏的同时，也因经济封锁而愈加萧条。

日本全面侵华战争爆发后，盱江流域也和江西乃至全国其他各地一样，遭到日寇的疯狂进攻。1937年"八一三"淞沪抗战爆发后，江西成为东南抗日的大后方，遭到日军飞机的疯狂轰炸。是年8月15日，日军飞机第一次轰炸南昌。此后，日军战机对南昌及江西其他重要城市的轰炸，连续不断。从1937年8月15日至1939年3月27日南昌沦陷，日军对南昌进行的几十架机群的大轰炸就有49次，规模小的轰炸不计其数，先后炸死1200多人，炸毁房屋35000多栋。除了战争的损坏，日军在占领区内烧杀淫掠无所不为，使包括盱江流域在内的江西遭受的损失史无前例。1939年3月，日军进攻南昌时，士兵接到了"把房子里的中国人都杀掉"的命令，灾难随即降临到南昌以及其他各县人民头上，日军第一〇一师团、三十四师团、第七独立旅团先后对南昌进行了惨绝人寰的屠杀。1942年夏浙赣会战时，由浙江西进和由南昌东进南下的两路日军，对赣东进行了疯狂屠杀，"其杀人方法有二十六种，临川文昌桥下，被害者数千人，崇仁、宜黄一代，数十里无人烟"，南城、金溪、崇仁、宜黄、南丰、鄱阳、清江等十余县"灾民四散逃亡，十室九空"。日军对赣东地区的大肆烧杀，造成崇仁、宜黄一代数十里无人烟，南城城内房屋仅剩 26 栋，临川郊外，村落房屋全被烧毁。据 1945 年年底的粗略调查，死于侵赣日军之手的江西无辜百姓有 313249人，伤者 191201 人。全省战时被日军烧毁的房屋，占战前房屋总数的 18.1%，其中南昌的房屋被毁尤其严重，遭日军轰炸或焚烧而毁损者高达原有房屋总数的 77.9%。

一次又一次的战争，使包括盱江流域在内的江西在近代迅速衰落。特别是日军的入侵、轰炸及其疯狂的烧杀淫掠，在给江西人民的生命财产造成极其重大损失的同时，也将盱江流域的医药资源摧毁殆尽，诊所和药店被炸毁，医药人员或死于战火，或背井离乡，盱江医学遭受灭顶之灾。

二、接二连三的废除中医潮

近代以来，"西学东渐"之风越刮越紧，当西学成为"现代""进步"的代名词时，包括中医在内的中国传统文化逐渐被扣上"落后""保守""封建"等帽子，废除中医中药逐渐被提上日程，且从最初的学理批评逐渐发展到运用国家法权力量，中医在近代中国面临生死存亡的危机。

最先揭开废除中医滥觞的是清末著名国学大师俞樾。1879 年，先后遭遇大女婿、长兄、妻子接连病逝，次子大病几成残废等打击的俞樾愤而写出《废医论》。该文分"本义""原医""医巫""脉虚""药虚""证古""去疾"七部分。在"本义"篇与"医巫"篇中，俞樾从医卜同源、医巫同体论出发，认为"古之医巫一也，今之医巫亦一也，吾未见医之胜于巫也"，因而得出"巫可废而医亦可废"的结论；在"原医"篇中，俞樾以《神农本草经》不见于先汉史籍，断言医道未必出自神农仙圣，否定《内经》的权威地位，认为《灵枢》和《素问》并不是真正的医学著作，而是与"《容成阴道》《风后孤虚》、长柳占梦之方、随曲射匿之法同类"的占卜星象之书，从而否定了《内经》的医学性质；"脉虚"篇认为脉象不可凭信；"药虚"篇认为《神农本草经》中的药不足恃；"证古"篇以周公、孔子重巫不重医，借古讽今，批评"今之世为医者日益多，而医之技则日益苟且，其药之而愈者，乃其不药而亦愈者，其不愈者，则药之亦不愈，岂独不愈而已，轻病以重，重病以死"；"去疾"篇，认为人的疾病是由邪恶之心所致，所以治疗疾病的唯一途径就是"长其善心，消其恶心"。在《废医论》中，俞樾对中医中药大肆挞伐，但其晚年的《医药说》却提出了"医可废，药不可尽废"的观点。《废医论》从古文献中撷取例证研究中医药理论，"仅仅从考据角度，从古书到古书，由文献到文献，对古今医药的实践视而不见，听而不闻，则难免会形成违背科学的错误观点，得出荒谬的结论"。俞樾可能也没有料到，他的愤激之作开了 20 世纪废除中医之先河，到民国时期，废除中医的呼声日高，且形成了浩浩荡荡的潮流，大有置中医于死地之势。

1912 年 11 月 22 日，北洋政府教育部颁布《医学专门学校规程》和《药学专门学校规程》，所列的医学门 51 科和药学门 52 科中，竟然没有中医中药一席之地，这就是著名的民国教育系统"漏列中医案"。"漏列中医案"遭到中医界的广泛质问，反应最激烈的是上海神州医药总会会长余伯陶，他在得知教育部规程中只字不提中医中药后，立即与全国中医药界人士联络，并着手组织请愿活动。经过近一年的筹划，到 1913 年 10 月，已有 19 个省市的医学团体以及同仁堂、西鹤年堂等药业实体响应，大家各派代表组成"医药救亡请愿团"，于 1913 年 11 月 23 日进京请愿。请愿者明确表示，医药为卫生强种之要素，关系国计民生，政府要整顿中医中药则可，淘汰中医中药则不可，因而恳请政府提倡中医中药，要求教育部另定中医药科目，另颁中医药专门学校规程，准予另设中医药专门学校。可惜的是，教育总长汪大燮拒不接受请愿书，代表们只得将请愿书转呈北京政府国务院。

汪大燮不仅拒绝请愿团的请愿书，还公开发表废除中医的言论。1913 年 12 月 29 日，京师医学会代表觐谒教育总长，要求教育部同意北京医学会立案，汪氏在接见代表时竟毫不掩饰地说："余决意今后废去中医，不用中药。所请立案一节，难以照准。"汪氏此言一出，群情哗然，中医药界闻听此言，"不觉仰天唅地，呼号大叫，惊心动魄，若病若狂"，痛斥教育总长把我国历代医药家所发明的精深理论悉数废弃，指责政府把医药看作"小道"，不加重视，听任庸流混杂，阻挠中医的进步。署名顽铁的药界人士以我国每年输出大黄数百万、洋人广泛搜罗中国古典医籍的事实，反驳中医中药不合世界潮流的谬论，讽刺"汪总长抱何种方针？何等计划？我无以名之，名之曰：'洋迷之尤者'"。

在舆论的强大压力下，教育部与国务院相继对请愿给予了回复。教育部批示虽承认"中国医药上自神农黄帝，下至民国，名医辈出，力起沉疴，活人无数"，也表示对中医并非有所歧视，却以"世界大同，科学日精，凡讲授专门科学，须以最新学说为衡"，教育规程"由临时教育会议公决，并延聘医学专家详细讨论"为借口，拒绝了中医加入学系的要求。国务院虽也重申部定规程"并无废弃中医之意"，但对"制定中医学校课程"的要求，采取拖延的态度，表示"暂存缓议"，以官样文章，含糊托词，拒绝了中医药界的迫切要求。民国刚一成立，中医药教育被拒绝于国民教育体系之外，中医从业人员大多无法获得行医资格。

中医药界的奋力抗争并没有阻止住废除中医者的言论和行动，相反，随着新文化运动中新旧思潮冲突的升级，知识界批评中医愚昧落后之声日渐高涨，西医界也公开与中医决裂，中医面临的生存危机更加严峻。

1916 年，从日本大阪医学院留学归国的余云岫撰写《灵素商兑》一书，以西医理论和自然科学为标准，对中医经典《内经》进行猛烈抨击，认为"旧医（西医派称中医为旧医，西医为新医）之所述，骨度、脉度、筋度、内景，皆模糊影响，似是而非，质以实物，闭口夺气，无余地可以置辩也。称道阴阳，陈述五行，与祝卜星相鼓巫为伍，故古多以巫医并称"，从学理上对中医进行批判。书中指出《灵》《素》之渊源，实在巫祝"，是占星术和"不科学的玄学""中医无明确之实验，无巩固之证据……不问真相是非合不合也"；甚至把中医的一切临床效果都归纳到"幸中偶合"四个字里。此后，他又相继发表《科学的国产药物研究之第一步》《六气论》《与恽铁樵书》《与中医学会论脉书》等文章，对中医理论进行结构性批评："吾之所破坏者，阴阳也，五行也，十二经脉也，五脏六腑也，气运也，六气也，脉学也，皆从实地上摘其谬误，一言一语，不敢苟造，皆根本自然科学之大法铁案如山。"由于认为中医理论毫无价值，故余云岫得出了如下极端结论："阴阳五行，伪说也；寸口诊脉，伪法也；十二经脉、五脏六腑，伪学也。"对中医进行了全盘否定。

在余云岫接连发文否定中医，对中医的思维方式、基本理论和疗效一概否定之时，中医界反对的声音却不多，"数年以来，虽有一二口头批评之传闻，然皆言之不能成理，无价值可云""垂六七年，寂不见答"，以致余云岫颇为自得地下了中医界"不敢撄吾锋镝，作旗鼓相当之论战"的结论。确实，当时为中医辩驳的只有杜亚泉、恽铁樵等少数几人。杜亚泉认为："中医有数千年的经验，长于心灵体会，可科学的对象是机械的，不能把握心灵的细微之处，世上的科学，除了物质方面外，凡是精神科学与社会科学，并非靠机械实验才能成立。"对于中西医之争，杜氏希望调和其矛盾，指出中医对于疾病，总以"阴阳不和，血气不和"做解释，以西医的术语来解释，就是所谓"循环障碍"，一切疾病都是循环障碍导致的结果。中医所谓的"气以行血，血以摄气"，实际上就是西医循环系统与神经系统互动的翻版。恽铁樵认为："西方医学不是学术惟一之途径，东方医学自有立脚点。"恽、余双方论战的主题是中医基础理论中的阴阳、五行、运气等，余氏"颇不可一世，恽氏则颇示退让，故余氏以为大胜"。在接下来的争取将中医教育纳入学校体制的努力中，中医界再次败北。

1925 年 6 月，湖北名中医冉雪峰邀山西《医学杂志》社主编杨如侯、赵意空向中华教育改进社提交了一份预案，建议在学校系统中加入中医学校。该预案指出，学校课程系统，有西医而无中医，"是不啻以法律限制学术，为自灭文化之政策。故欲振兴中医，非办学校不可；欲办学校，非加入学校系统不可。"并附有课程体系总表（共32门）、预科课程教授法（共17门）及本科课程教授法（共36门），对中医教育的规范化提出了初步构想。1925年8月17日至23日，中华教育改进社年会在山西太原召开，江苏全省中医联合会代表向大会提交了一份《学校系统应加入中医学校之建议》，提请大会公决。该建议陈述了中医应加入教育系统的八条理由，认为教育部有规定中医学校之必要，当局采取切实行动，对中医教育加以扶持。同年10月，全国教育联合会在长沙召开年会，湖北、浙江两省代表提交了《请教育部明定中医科程并列入医学规程案》，湖南省代表提交了《请教育部将中医一门加入学校系统案》，大会审议通过了这些提案，并于1925年11月提交教育部。可是，11月20日教育部部务会议讨论该议案时，却以"不合教育原理，未便照办"为由加以拒绝，寥寥几字就使中医界一年来的努力付之东流。

当然，教育部拒绝中医加入学系的要求，与西医界的反对应该有一定关系。在中医界争取加入学系之时，以余云岫为代表的西医界先后发表《旧医学校系统案驳议》《致全国各省教育会书》《请明令禁止旧医学校》等文，坚决抵制中医界的要求。西医界此举更加激化了自己与中医界的矛盾，此后，中医界与西医界的关系迅速恶化，两大阵营势同水火。中西医界的争论，逐渐从学理之争发展到意识形态之争，西医界意气用事地认为，中医不管是理论还是实践，均不能成为科学研究的对象，而是科学的对立面，在他们看来，中医与迷信、巫术差不多，中医行医者是"依神道而敛财之辈"。南京国民政府成立后，西医界更是试图通过政府的力量，废止中医。

1929年2月23日至26日，南京国民政府卫生部召开第一届中央卫生委员会，刘瑞恒副部长主持，出席者有国民党中央代表，西医院校领导，以及上海、南京、北平、天津、广州市卫生局长，中华医学会会长等17人。其代表无一名中医，几乎完全是西医。围绕着"废止中医"问题，于会代表提出了四项相关议案，其中余云岫的《废止旧医以扫除医事卫生之障碍案》为"废止中医"的纲领性文字。余氏对废止中医之理由、原则及具体办法做了明确的说明和规定，将西医界废止中医的各种意见均纳入其理由之中，并设计了6条废止中医的"渐进方法"：由卫生部对旧医进行登记，登记期限到1930年止；凡登记过的中医，除年满50岁在国内行医20年以上者外，均应接受医事卫生训练处的补充教育，获得证书，才可享营业的权利；补充教育限5年为止，1933年为证书发放的最后期限，嗣后无此证书者，不能行医。可是，余氏还嫌不足，又建议政府列出三项"明令禁止"：第一，禁止登报介绍旧医；第二，检查新闻杂志，禁止非科学医学之宣传；第三，禁止设立旧医学校。在余云岫等的建议下，中央卫生会议最后通过了《规定旧医登记案原则》，提出了"废止中医"的三原则：甲、旧医登记限制民国十九年（1930）止；乙、禁止旧医学校；丙、其余如取缔新闻杂志等非科学医治宣传品及登报介绍旧医等事由，卫生部尽力相机进行。从余云岫的设计来看，他试图以釜底抽薪之策，根除中医的生存基础，尽管不立即废除中医，但通过中医登记，听任老中医老死，不准办学而使中医后继无人。如此，则若干年后，中医自然消亡！

余云岫提案和中央卫生会议议案一旦实施，中医之废止便仅仅是时间问题了。如果中医被废除，中医失业、中药滞销的局面就会接踵而至。面对如此残酷的局面，中医界、中药界，海内海外，无不为之震动，各地中医药团体、期刊报社、商会纷纷发表通电，表示强烈反对。天津中医药界断言："中医秉几千年之历史，中药有数千万之产额，其所系之职工，不啻万千，如一旦废止，其关系民生之巨，自不待言……如果一旦中国医药消灭，则西医横察病症，西药垄断市面，中医固为淘汰，中药只能充柴，则西药乘此得巨额经济之侵入，中药因此受几千万之损失，职工失业，是故当然。"上海药业职工会在其《告全国药业工友书》也发出如下感慨："今中央卫生部在卫生会议席上，竟将取缔中医药的提案悍然提出，如果一旦成为事实，则中医药界既告绝迹，而我数百万药业工友之生计，将何以堪？"

西医界利用政治势力打压中医的做法，逼迫中医界不得不组织起来进行抗争。1929年3月17日，全国医药团体代表大会在上海总商会开幕，来自全国15个省131个团体的262名代表与上海医药界1000余人参加了会议。会场悬挂巨幅对联："提倡中医以防文化侵略，提倡中药以防止经济侵略。"会议将反对"废止中医"提高到了反对帝国主义侵略的高度，抓住了当时的时代主题，容易引起全国人民的共鸣。为支持会议的召开，上海华界租界及吴淞的中药店铺均歇业半天，紧闭的大门上贴满各种提倡中医中药、反对"废止中医"的标语："拥护中医药就是保持我国国粹""取缔中医药就是致病民的死命""反对卫生部取缔中医的决议案""中医中药关系国人生命，一日不可或缺，西医界不应利用政治势力，希图废止消灭，借以推销西医……"大会最后通过三项决议：①定3月17日为中医中药团结斗争的纪念日；②成立"全国医药团体总联合会"；③组织赴京请愿团。大会公推谢利恒等5人组成晋京请愿团。

3月21日至24日，请愿团赴京请愿。请愿书分两份，一份题目为"呈为请求排除中国医药发展之障碍以提高国际上文化地位事"，递交国民党第三次全国代表大会及国民政府行政院、工商部、教育部等部门。另一份题目为"呈为明令收回废止中医之议案,并于下届卫生委员会加入中医,以维国本而定民心事",递交卫生部。3月26日,请愿团的报告在《申报》中发表,该报告对请愿过程及结果进行了详细叙述:请愿团到南京后,走访了代理秘书长叶楚伧、行政院院长谭延闿,以及国民党元老张静江、李石曾、陈果夫等人,他们均表示"中卫会议决议案,断无实行之可能"。谭延闿还请代表团代表谢利恒诊脉拟方。到卫生部,适逢部长薛笃弼出席三全大会,由政务次长胡毓威代见,胡表示:卫生部对于中西医生,并无歧视,部长对于中央卫生会议之议案,断无采取之意。针对《医界春秋》等中医药团体抗议"废止中医药"议决案的通电,国民政府文官处及卫生部专门复电,声称"中央卫生委员会议决案,并无废止中医中药之说"。经过代表们的努力,"废止中医案"暂时搁置,但南京政府废止中医的政策并无根本改变。

1929年4月29日,教育部就中医教育问题颁发了第八号公告,公告声称:"现有中医学校,其讲授与实验,既不以科学为基础,学习者以资格与程度亦未经定有标准,自未便沿用学制系统内之名称,应一律改为传习所,以符名实。此项传习所,不在学制系统之内,即毋庸呈报教育机关立案。其考核办法,应候内政、卫生两部商订,通令遵照。"按照教育部公告,中医学校因讲授与实验与西医差距较大,故中医学校不能成为学校,只能是传习所,传习所非国民教育,不需到教育部备案,将中医教育拒绝在教育系统大门之外。8月,教育部第949号令及漾电相继而下,严令取缔中医学校,禁止各校招生。卫生部也颁布第335号令,禁止中医参用西法西药。同年,盱江流域的清江县政府也下令:"各地中医不得任意登记,中医不得冒用西药及西药器械。仰即知照查禁,以资取缔。"取缔中医的中央决议已贯彻到地方基层。中医药界虽多方奔走,试图挽回,均被教育部、卫生部拒之门外。

在不断地抗争中,中医界逐渐认识到要争取生存地位,关键得有行政权力,遂决定具文呈请国民政府,仿国术馆设国医馆,即仿照国术馆组织大纲第二条第四款,规定国医馆有管理全国中医中药事宜之权。1930年1月,全国医药团体总联合会将设国医馆提案与馆章呈送国民政府。1930年5月7日,在国民党中央执行委员会226次会议时,行政院长谭延闿联合陈立夫、焦易堂等中执委7人,在会上重提此案,获得通过,但该提案将国医馆的职责限定为"以科学的方法,整理中医学术及学术研究",与中医界想以国医馆争取中医行政管理权的要求相去甚远。更为严重的是,在国医馆筹备期间,国民党中执委第十三次常务会议以全国医药团体总联合会组织分子复杂,另成系统,且医药两界性质不同为由,强令解散全国医药团体总联合会,使中医界失去了一个联合全国力量与政府以及西医界抗争的组织。

1931 年 3 月 17 日，中央国医馆在南京正式成立。到会者有各地中医药界代表217 人，社会各界代表 300 多人。会上议决要案多项，推选王宠惠等名誉理事 43 人，还将 98 人的理事候选人名单呈交行政院。4 月 17 日，国府第 813 号令公布了焦易堂等 47 名理事和徐相任等 25 名候补理事名单。5 月 3 日，国医馆理事会召开大会，推选国民党元老陈立夫为理事长，彭养光等 10 人为常务理事，焦易堂为馆长，陈郁、施今墨为副馆长。中央国医馆成立后，各省市国医分馆或支馆也纷纷成立，据不完全统计，截至 1937 年年初，各省市建立国医分馆、支馆近百处。

中央国医馆成立后，国民政府批准的《中央国医馆章程》规定其宗旨为"采用科学方式整理中国医药，改善疗病及制药方法"，国民党中央民众运动指导委员会对其性质也做了如下解释："中央国医馆非民众团体，其分馆、支馆党部不必加以指导；中央国医馆乃一种研究国医国药之学术团体，其分、支馆不得干涉卫生行政。"国民政府和国民党都试图将国医馆规定为一纯而又纯的学术研究组织。由于性质所限，中央国医馆成立后，并未能对中医医疗、教育实施有效管理和为中医争取到应有地位。1932 年 10 月 6 日，行政院又训令国医馆，所有中医药学校一律改为学社，不准立案，不得列入学校系统，中医教育依然处于被打压地位。

不过，综观中央国医馆的领导人及其后的工作，它似乎又非纯学术机构。从领导者来看，其理事长陈立夫时任教育部长，代理理事长彭养光时任立法院立法委员，馆长焦易堂时任立法院法制委员会委员，均无从医经历，他们的背景和现实地位，均使他们不可能放弃对中医的行政管理权。因此，中央国医馆成立后事实上扮演了一个半民半官的尴尬角色。1932 年行政院训令使中医的合法性再一次面临考验，全国中医界人士纷纷致电中央国医馆，吁请挽救中医，中央国医馆遂开始了争取国民政府颁布《国医条例》的活动，经过近 3 年多的努力，终于在 1936 年 1 月 22 日争取到了《中医条例》的公布，该《条例》肯定了中医的合法权益，自民国成立以来，中医第一次得到政府的认可，得到了生存的权利。

民国成立 20 多年来，经过中医界人士不断的抗争，中医终于得到了一丝存在的机会。可是，《中医条例》并未从根本上解决一个深层次的问题，如中医学术的正当性与科学性的问题。在近代科学主义高扬的时代洪流中，只要中医理论在科学上没有根据，不能用科学来解释，也就无法得到科学的承认。得不到科学承认的中医，其存在的合理性、合法性便会受到怀疑。整个民国时期，中医中药一直受到打压，包括盱江流域在内的全国各地中医药业均备受打击。

三、在逆境中艰难抗争的盱江医学

第二次鸦片战争中，英国强迫清政府接受了《天津条约》，其中关于长江流域开放通商口岸问题有如下规定："长江一带各口，英商船只俱可通商……大英钦差大臣与大清特派之大学士尚书会议，准自汉口溯流至海口各地，选择不逾三口，准为英船出进货物通商之区。"根据此条约，英国选择了九江作为长江沿线的通商口岸之一。1861 年 3 月，九江开埠。九江的开埠使传统商路发生了变迁，全国商品流通的格局发生变化，传统贸易市镇衰落，传统药都樟树也难逃厄运，"昔时，江轮未兴，凡本省及汴鄂各省，贩卖洋货者，均仰给广东，其输出输入之道，多取径江西，故内销之货以樟树为中心点，外销之货以吴城为极点。自江轮通行，洋货由粤入江，由江复出口者，悉由上海径运内地，江省输出输入之货减，樟树、吴城最盛之埠，商业亦十减八九"。

随着经济地位的下降，包括盱江流域在内的江西地区在文化上也逐渐衰落，其医药文化在全国的地位也随之下降。而近代绵延不绝的战争和接二连三的"废除中医"潮，更使盱江医学遭受重创，医生流离，药业衰落。

在太平天国军队与清军在长江中下游鏖战的十几年间，包括盱江流域在内的江西一直是主战场，且不说两军占据城池时为报复对方的抵抗大开杀戮时使战区百姓遭受池鱼之殃，单是沦为战区，就会使百姓遭受战争重创，田园荒芜，人民流离，医家亦难逃厄运。据名医谢映庐的亲朋回忆，谢家本在金溪行医卖药，可是，"咸丰丁巳，寇陷郡城""先生（谢映庐）避匿盱南故里，居半载……以忧愤病卒"，而其集平生所集医案也因"叠遭播迁"，而"案多遗失"。南丰名医李铎行医 30 多年，几十年如一日坚持临床病案记录，"医毕将病者姓名、年纪、质体、脉证、暨酌用方药，随笔记录并抒所见，增以议论，数十年于斯""每临一症必立一案以志，三十余年治验之案不下二十余卷"，而且所记录的医案力求完整全面，"直抒所见，不计工拙，其中有得心应手者，有疑难之症，千虑一得者，有绝证断不可救药者，有先请数医罔效，经余末治而瘳者，有效与不效及信任不笃以致偾事者"，如此众多的病案记录，无疑是临床医学研究与学习宝贵的资料，可惜的是，"大半弃于兵燹，所存仅十之三四"。黎川名医杨希闵也因太平军攻克黎川而流落福建，幸被福建学政吴南池和布政使周开锡先后延聘。他利用这一时机，饱读经史百家，披阅考证，撰成《盱客医谈》《伤寒论百十三方解略》《金匮百七十五方解略》。

传统商路的衰落和战争的破坏使盱江流域的药商经营日益艰难。在晚清时期，从1862至1908年，药都樟树的药商大量外出，到大江南北的主要药材产地和交通要道谋生。进入民国以后，第二次国内革命战争时期，由于连年战乱，樟树一带人民流离失所，药店、药号大多数倒闭，广大中药从业人员生计无着，药材市场几度关闭。

　　其实，民国时期盱江流域医药行业的衰落除了战争的破坏外，苛政也是一重要因素。北洋政府教育规程中"漏列中医"，南京政府卫生委员会"废止中医"，均使中医失去了存在的合法性，包括盱江医学在内的中国传统医学遭受重大打击，中医学校难以得到政府支持，中医医师的行医资格受到质疑。当中医遭到怀疑甚至不被承认之时，依赖于中医的中药行业便失去了存在的根基，中药销售甚至一度中断。1931年，为加强对中共领导的根据地的经济"围剿"，江西省政府在樟树设税局，征收"特种物品产销清匪善后捐"，规定"药材精者按值征30%，粗者按值征5%"。残酷的政治压迫和繁重的经济盘剥，使樟树药业每况愈下，药都不负盛名。到中华人民共和国成立前夕，樟树镇的药行、药号、药店只剩35家，从业人员100人。

　　令人欣慰的是，在近代中医面临危机的时刻，包括盱江流域在内的江西中医药从业人员在加入全国性中医药团体为中医争取生存权的同时，也如全国其他各地同行一样，主动顺应时代的变化，创办新式中医学堂，培养新式中医人才，使盱江医学在低潮中仍获得一定发展。

　　1912年，北洋政府着手建立新的教育制度，在编制新的教育规程时，竟将中医药教育摒弃于医药学教育之外。此举引起了中医药界的强烈不满，上海名中医余伯陶等发起组织神州医药总会，汤立夫、解碧潭等12名江西籍人士名列其中，成为总会会员。该总会成立后，立即通函全国各省，与各地医学团体开展联系、征求意见，积极谋求中医药界团体的联合。1913年，神州医药总会江西分会成立，文霞甫、刘文江、江镜清、姚国美先后担任会长。该学会成立后，曾于1926年由评议员曾芷青提出在江西筹办中医学校的提案，获得一致赞成，但由于北洋政府"不准立案""不准中医学校列入学校系统"，建中医学校之事未成。

　　1929年3月，在全国医药团体反对国民政府卫生委员会通过"废止旧医"案，派代表晋京请愿的活动中，神州医药总会江西分会代表沈子猷参加了大会，江公铁、吴琢之则作为江西代表参加了赴京请愿活动。1931年，中央国医馆成立后，国医馆江西分馆也在南昌成立，吴琢之任馆长，曾芷青任副馆长。

　　在中医面临生死存亡的危急时刻，江西医药界代表不仅参加了全国中医界同人为争取中医生存权的活动，而且冲破重重阻力，筹办中医学校，培养中医人才。1933

年 2 月，姚国美主持南昌神州国医学会会议，决定以学会名义发起成立江西国医专修院，成立筹备会，由姚国美主持教务、曾芷青主持事务。同年 5 月，江西国医专修院成立，杨广甫任主席校董，刘文江任校董兼校长，江公铁任校董兼秘书，姚国美任校董兼教务主任，杨度普任校董兼训育主任，曾芷青任校董兼事务主任，张佩宜、姚稚山、谢双湖等为校董；学制 4 年，招收学生 35 人。9 月，江西国医专修院开学，姚国美主讲病理学和诊断治疗学，张佩宜主讲中医病理学，江公铁主讲内科学，刘文江主讲妇科学，谢佩玉主讲《内经》，谢双湖主讲《伤寒论》，吴琢之主讲方论学，赵惕蒙主讲脉学，吴爱棠主讲医学史和国文，黄善卿主讲中药学，孙晓初主讲儿科学，曾芷青主讲国文，廖幼民主讲《伤寒论》和脉学。1934 年和 1935 年，该校相继招收第二批学生 35 人、第三批学生 36 人。1936 年，江西国医专修院第一批本科生毕业，同时专修院更名为江西中医专门学校。1937 年，江西中医专门学校在庐山举办为期 3 个月的专题研究班，召集已毕业的学生和将毕业的学生继续深造，聘谢双湖、沈叔樵讲授《伤寒论》和古文。1938 年，日军轰炸南昌，江西中医专门学校沦为废墟，师生离散，学校被迫停办。至此，学校共招收学生 3 期 106 人，毕业 35 人。

抗日战争时期，南昌沦陷，南昌神州国医学会停止活动，江西中医专门学校被迫停办，但江西中医界人士并未停止中医人才的培养。1942 年，南昌中医谢双湖、杨志一等人赞助吉安罗瓒、胡澍群等人发起成立吉安启轩中医学院，谢双湖、杨志一、姚荷生、张海峰等人都到该校任兼职中医教师。

抗战胜利后，南昌重新成为江西中医界活动的中心，南昌神州国医学会恢复活动，1945 年，由江公铁出任会长，姚荷生、卢荫曾任副会长。1947 年，许寿仁发起在南昌创办江西中医学校，由许寿仁、江公铁等 10 余人组成董事会。1949 年春季，江西中医学校开始招生，学制 3 年，许寿仁任校长，吴公陶任董事长，聘江公铁、吴公陶、徐克明等授课。

在中医界为争取生存而积极参加全国中医社团、创办中医学校之时，旴江流域中药界的经营者也在逆境中顽强地生存着，甚至取得了不错成就。1833 年，清江黄金怀在南昌府学前街开设黄庆仁栈药店，至 1903 年黄庆仁栈药店达到鼎盛时期，其营业额约占南昌药业总数的 1/4，一直到今天，皇庆仁栈也是江西最有影响的大药店之一。1890 年至 1911 年，徐卿生、胡惠冈、谢品纯等 5 人集资开办樟树最大的中药"咀片药店"，经营饮片 600 余种、成药和草药近 700 余种。其饮片炮制技艺独具一格，为国内少见。1913 年，清江危海珍、杜季良、谢子谨和高安胡秉泉、胡惠周等 5 人集资创长春药号。药号有秘藏《古方成药》手抄本，自制膏、胶、丸、散、酒等制剂 50

余种，咀片 700 余种，行销全国，其炮制技艺独具一格，为国内少见。抗日战争胜利后，曾经因日军轰炸而背井离乡的药商陆续回乡，1945 年，南丰县城内又有中药店34 家，乡镇也有 63 家。1947 年，樟树药市回暖，行号已有 72 家，从业人员 624 人。1949 年，金溪县秀谷镇有药店 13 家，浒湾镇有药店 15 家。曾经跌入低谷的盱江流域药业有了复苏的迹象。

近代以来，虽然历经战乱和接二连三的"废除中医"潮，但包括盱江流域在内的江西中医药界在逆境中顽强拼搏，保住了盱江医学的根基，培养了一批中医药人才，为盱江医学在新中国的发展奠定了基础。

（彭贵珍）

第四章

盱江医学与日本汉方医学

XUJIANG

早在周代末期，随着我国与周边国家的官方往来，中医药的对外交流已经出现了。到汉代，我国中医药已发展到相当水平，《黄帝内经》《神农本草经》《伤寒杂病论》等巨著的出现，以及造纸术的发明，为中医药文化的传播提供了有利的条件。闻名于世的"丝绸之路"，更是促进了中国与海外的医药交流。唐代，国家统一、，生产力提高，交通发达，鉴真东渡日本，僧人法显、玄奘等数次西行，使中外医学交流得到进一步发展。宋、元时期，我国对外贸易发达，海陆交通先进，医药交流较前更加频繁，规模更为庞大。明代初期，郑和7次远航，远达非洲东海岸，中医书籍被译为多种文字在海外传播。

　　明代中后期，出现了资本主义萌芽，社会经济繁荣，包括盱江流域在内的一些江南地区，在农业、手工业和商品经济发展的前提下，对外贸易和文化交流日益频繁。这一时期盱江名医名著大量涌现，在当地发达的印书业和便利的水运交通条件下，盱江医学开始了对外传播。龚廷贤、危亦林、陈自明、李梴等人的代表著作流传至日本、朝鲜、越南等周边国家，并对这些国家的传统医学产生了深远的影响。

第一节　龚廷贤医学思想在日本的流传

　　明朝中后期，航海技术突飞猛进，中日两国之间的贸易往来日益频繁。中国的医书出版后，可通过浙江、福建等沿海地区直接海运，或者从陆路经过朝鲜和对马海峡传至日本。龚廷贤的著作大部分都在初版不久即能为众多日本医家所推崇并推广流传，就是得益于交通的进步。此外，日本汉方后世派与中国名医戴曼公、王宁宇等人，对龚氏医学思想在日本的流传也做出了重要贡献。

一、《万病回春》与汉方后世派

1. 日本汉方后世派的创立

16 世纪，在日本兴起了一个新兴的汉方医学流派——后世派。它以曲直濑道三为主导，并以其门人弟子为主要发展力量不断壮大，逐步成为日本汉方医学中兴的先导。随后，由曲直濑道三（1507—1594）及其养子曲直濑玄朔（1549—1631）为代表，并由其门下弟子为中坚力量形成的"道三流派"，更是标志着日本医家开始尝试创立具有日本民族特色的医学体系。

16 世纪前传入日本的中医典籍已不胜枚举，如《黄帝内经》《神农本草经》等，公元 608 年开始，日本便开始了向中国的求医求学之路，不断有人来华学习，并带回许多医家著作，真正将岐黄之术也运用于日本民众的临床诊疗中。但实际的临床经验和学术见解只作为家传，对其他人则秘而不授，医学流派也因此未能形成。而曲直濑道三改变了这一局面，他所提倡的后世派，作为日本汉方之主流，推广至全国，其热潮在日本持续了 200 多年，也带动了后来其他学术流派的兴起。

田代三喜（1463—1537），可称为后世派祖师。他从 15 岁开始学习医术，于 1487 年 23 岁时来中国学习李东垣、朱丹溪等医家学说长达 12 年之久。1498 年携《类症辨异全九集》《大德济阴方》等医书返回日本。回国后，三喜大力宣扬李、朱医学，指导治疗，施惠于民，使当时流行于日本的宋代局方逐渐被遗弃。

曲直濑道三为后世派创立人。于 1531 年师承田代三喜，刻苦研读达十余年，直至 1544 年三喜去世。1545 年返回京都，从事医疗活动，疗效甚佳。1546 年于京都开设"启迪院"，以传授医学知识为己任，广招门徒，名贤辈出，使李、朱医学在日本得以进一步传播。1574 年曲直濑道三撰写完成日本第一部察证辨治全书——《启迪集》，书中记载引用了大量的中国医籍，被引用次数最多的 10 部医书中有江苏医家周文采的《医方选要》和盱江医家陈自明的《妇人大全良方》。《启迪集》为日本后世派的代表作，曾一度被日本人视为金科玉律而崇奉。

后世派作为日本主要的汉方医学流派之一具有较为鲜明的特点。在学术思想上，以《黄帝内经》为基础，以李杲、朱丹溪等金元医家的学说为主导，博取各家之长；在临床诊疗中，注重辨证论治，提出简明切要的临证诊疗原则和方法；在医书编撰方面深入浅出，积极促进中国医学"日本化"。后世派的兴起与发展为后来日本汉方体系的形成打下了坚实基础。

2.《万病回春》对后世派的影响

《万病回春》（简称《回春》）为龚廷贤于万历十五年（1589）所撰，自序谓："祖轩岐，宗仓越，法刘张李朱及历代名家，茹其精华，参以己意，详审精密，集成此书。"书名取"万病得此，可以回春"之意。全书8卷，卷一首载《万金一统述》采摘《内经》等要旨为医学启蒙；次载药性歌、诸病主药、形体脏腑经脉、运气、医学源流等；卷二至卷八论述各科病证190种，有病因病机、治病方剂，并附医案。卷末《云林暇笔》有医家十要等医德要求。由于内容丰富，辨证详明，治方切用，对后世有较大影响。

《万病回春》在学术上尊法李东垣，其内科部分所论及的90个病证中，有43个病证附有医案，共96案，其中用补中益气汤（作为主方，或与他方合用，或疾病后期调治）者有23个病症共32例，占所附医案总数的1/3。日本汉方医学后世派也主要尊崇李东垣与朱丹溪，因此又称"李朱学派"，而《万病回春》正是当时与后世派医学思想一致的最新医著，因此很快被后世派领袖及其门人弟子所接受，同时临床疗效较为确切明显，于是逐渐为后世派所赏识并推广使用。

后世派的实际创建人为曲直濑道三，被后世尊称为日本医学的中兴之祖。道三得到由朝鲜传入日本的《万病回春》，并在晚年予以刊印出版。后世派的第二代传人曲直濑玄朔是当时的医坛领袖，曾于1611年组织多人校勘、刊刻古活字版《万病回春》，并为之作跋。玄朔视此书为道三学派诊疗之宝典，将一部朝鲜版传于他的最得意弟子兼女婿冈本玄冶。玄朔的著作《众方规矩》，为江户时期医师手册性质的书籍，里面就大量引用了《万病回春》的处方。由于曲直濑氏的推荐与介绍，引起了日本医学界对龚廷贤医学思想的广泛重视。

冈本玄冶苦研《万病回春》，受益甚大，著有《玄冶方考》《玄冶方口解》，书中对《万病回春》方多所引用。僧铁牛题玄冶像赞道："医道贤哲，医门神圣，验灵济世，万病回春，奥彦修术，继龚生尘。"其弟子甲贺通元著有《古今方汇》，亦引用许多《万病回春》方。玄朔的三传弟子、日本汉方普及著作大家冈本一抱著有《万病回春指南》，该书对于《万病回春》中的要点均加以日译，谓："《万病回春》为云林龚廷贤之才编辑，起废愈痼之术不可胜举，本邦医工，专以为据。"并录有"龚云林传"，记载了龚廷贤获"医林状元"称号等事迹，这些均有利于日本医家对于龚氏著作的学习。被称为后世派中兴人物的香月牛山，在其著作《牛山方考》《牛山活套》中也引用了大量的《万病回春》方。通过大量临床实践检验，《万病回春》逐渐成为后世派的临床宝典，是江户时期日本医学界极为流行的书籍。据今人小曾户洋统计，自1611年至1714年103年间《万病回春》在日本至少翻印了18次。

二、戴曼公与日本痘科

1.戴曼公东渡传播盱江龚氏医学

清朝末年学者王韬在所著《扶桑游记》中说，明亡后到日本的朱之瑜、陈元赟和戴笠是当时在日本最有学问的三人。朱之瑜传播儒家学说，陈元赟创传柔道、传播公安派文学，戴笠济世救人并传播书法。这三个人在日本都受到极大尊崇。

戴笠（1596—1672），杭州人，字曼公，原名观胤，字子辰。南明弘光政权灭亡后，改名为笠，以行医为生，主要活动于桐乡、吴江一带。明亡后东渡日本削发为僧，改名性易，字独立，又称就庵、天外老人、独立一闲人、荷锄人、偈芳。其远祖居会稽剡溪，到曾祖一辈移居杭州。父戴敬桥曾在吏部为官，母陈氏生了6个儿子，戴笠最小。康熙时编纂的《桐乡县志》记载在家时"博学能诗，兼工篆隶"，无意于科举仕途而自行钻研医书，志在以医术济人，曾在浙江嘉兴濮院镇行医为生。

明天启元年（1621），在他25岁那年，杭州发生一场大火，他家在火灾中被毁，从此浪迹各地。在四处漂泊中，他有幸遇到太医院医官龚廷贤，拜师门下。龚氏这时已是耄耋之年，将毕生医术倾囊相授。清顺治二年（1645），史可法率领扬州人民阻挡清军南侵守卫战失败之后，清军对扬州城内人民展开连续10天的大屠杀。同年，清军攻破嘉定后，因嘉定百姓拒绝剃发，清军3次对城中平民进行大屠杀。这时，年已五十的戴笠，家族兄弟凋零殆尽，仅以医术糊口养家。

清顺治七年（1650），戴曼公加入有顾炎武等名士参加的"惊隐诗社"。诗社初名"逃之盟"，意即作暂时的逃避而潜谋再举，是由抗清义军领袖发起组织的明遗民聚集文人组织，后因重要成员惨遭杀害而解散。诗社所作诗歌在歌吟山水之中，带有浓厚的眷念故国之情和不满新朝之恨。清人朱彝尊《静志居诗话》曾引其诗。其一曰：

一鉴湖山似画中，四时流赏古今同。

波舍倒影三千顷，堤饮垂桥十二虹。

有美楼台占地胜，无私花柳答天功。

江声不息东奔急，愁切难回据犬戎。

清顺治十年，日承应二年（1653）八月，58岁的戴曼公自感反清复明无望，从广东番禺东渡日本以避祸。他先来到了长崎，寄住在早来日本两年的同乡医生陈明德（颍川入德）家。在这里他认识了日本学者安东守约，二人有数次诗文交流，结下深厚友谊。次年6月，佛教临济宗传法，一代高僧隐元应长崎兴福寺僧人邀请赴日传法。戴笠和隐元见面，受其影响，在当年12月皈依依禅门，改法名性易，字独立。

第2年，当戴曼公60岁时，隐元赠诗《示独立禅人六旬初度》：

错过娘生六十春，于今更莫惹纤尘。

撞头磕额如麻苇，独立乾坤有几人。

日万治元年（1658），戴曼公跟随隐元来到江户，受到日本河越城主松平伊豆守信纲的尊崇，没过多久又回到长崎。万治三年（1660）再次东行，在幻奇山居住3年后回到长崎，但是遇到长崎大火，从此云游四方，以旴江龚廷贤所传之术济世治病，救人无数，被日本人视为神医。不仅千里迢迢来求医问药的人众多，而且拜在他门下学习医术者亦不在少数，其中以池田嵩山和佐伯玄东最为著名。池田嵩山把学得的治痘秘诀在家族中世代相传，曾孙瑞仙在幕府医学馆中首次开设痘科，成为日本最早的痘科专科医生。佐伯玄东是岩国藩的藩医，他也深得曼公所传龚氏医术的妙趣，并子孙相承，使藩医地位世代巩固不衰。戴氏另一弟子北山友松子（北山道长）是清初渡日医人马荣宇与日本人所生之子，其著作《北山医案》《增广医方口诀集》《医方考绳愆》《纂言方考评议》等在日本也颇有影响。

日宽文十二年（1672）四月，在戴曼公东渡19年后，他的长孙也来到日本，这时他才知道妻子已经过世。他把自己家里的谱系家世详细成文交付长孙。这年十一月，戴曼公卧床不起，一天忽然索要笔墨写下一首谒子：

啮啮尘尘傍海村，不忘残梦绕空轩。咄，任他冻折梅花影，接却江南白玉魂。

题罢溘然长逝。侍者奉遗嘱护葬于日本宇治的黄檗山万福寺。据王韬《扶桑游记》称，戴曼公去世后"京师医流每逢祭日设祭，可谓不忘本者矣"。而据日学者小松原涛称，在戴氏生前就十分尊崇他的松平伊豆守信纲在于河越附近专门建了一座平林寺，在寺庙中另辟戴溪堂，将其弟子高玄岱所撰的碑铭立于一旁，以祭祀曼公。

2. 戴氏传人创立日本痘科

痘疹即天花，是天花病毒通过呼吸道或者直接接触而感染产生的疾病。人类感染病毒后，经过短暂的潜伏期急性发作，发病之初有高热、头痛、肌肉痛等症状，继而发疹、出痘、结痂，落痂之后患者痊愈。重症天花的病死率通常高达25%～30%，病愈者终身免疫，但会留下失明、男性不育及皮肤麻点等后遗症。由于牛痘接种术在全世界范围的推行实施，天花成为人类历史上第一个被消灭的传染病。但在此前，天花曾经在世界范围内流行，严重威胁人类生存。

大约在4世纪的时候天花由印度等地传入我国，晋代的《肘后备急方》就有相关记载，此后流行日益广泛，成为危害严重的疫病。历代医家也对本病的诊治进行了不懈的研究和总结。唐代前人们对天花疾病的症状、危害有了较为正确的描述，对天花的预后也有了初步认识，提出天花热毒引起的病因说。宋元时期，已经能够对天花、水痘、麻疹等疾病加以区分，提出了天花由胎毒引起的病因说，并认识到天花的传染性，提出了一些判断天花预后的方法。明清时期，对天花的免疫性有了明确认识，指出每个人一生只会出一次天花，患病后机体具有自动免疫能力，当下次天花流行的时候不会再感染。在16世纪或者更早的时候，我国出现了人痘接种术，开始了天花的预防实践。

清代《张氏医通》的作者张璐提出种痘最先出现于"江右"，随后传入河北、山东等地，然后传遍大江南北。古人在地理上以东为左西为右，所以此处"江右"即是"江西"。现代学者黄辉也考证认为，江西是种痘术开展最早的地区之一。盱江流域所处的江南是天花较早传入的地区，历代疫情反复感染者众多，当地医生也因此积累了丰富的经验。盱江名医龚廷贤、危亦林、万全、喻嘉言等在代表著作中关于痘疹的诊断、治疗、预后判断等都有诸多记载。龚廷贤出身世医御医之家，其家族又以小儿科见长，因此对痘疹颇有心得，著有《痘疹辨疑金镜录》一书。戴曼公得晚年龚廷贤所传，也深得痘疹治疗的旨趣。

大约在6世纪，天花经由朝鲜半岛进入日本，于735年引发了日本列岛的首次天花疫情，之后的8—9世纪，以大约30年为间歇期反复流行；从10世纪开始，平均间歇期逐步缩短为10～20年；18世纪以后则缩短至10年以下。疫情的频繁爆发使得对痘疹等疾病的研究上升到一个高潮。

戴曼公刚到长崎时，适逢痘疮流行，祸殃于民，民间有"痘疮最惨毒，十儿九夭疡"的说法，是当时日本人民最为苦恼的病证之一。戴曼公将龚氏痘科医术和自己的心得《痘疹治术传》《痘科键口诀方论》等医书传授给门徒池田正直、高玄岱、北山友松等，扶持他们成为一代名医。

戴氏弟子、岩国藩主吉川氏的要臣池田正直把学得的治痘秘诀传给其子信之，信之又传给其孙正明，至四世孙池田瑞仙继承祖业，成为治痘疮的医术权威，并被幕府任命为主治痘科病证的医官，使痘科大行于日本。戴曼公在日对痘科医术的传播，极大地解除日本人民因痘疮之疾带来的痛苦，故被日本医界视为恩人。

池田家族从戴曼公处所学的以舌诊诊断痘疹是其一大特色，在日本，以"池田"家为名流传的痘疹著作就有50余种，如《池田先生唇舌因》《池田家痘疹秘传绿》等。其中有关唇舌图的书籍，名称虽不尽相同，但唇舌诊部分的内容大体是一致的。有的书只抄录了唇舌诊的图谱，没有文字。据记载，池田痘疹著作最流行的时候，书肆的人潜到池田家的藏书地，偷盗唇舌及面部图诀后，誊写翻刻以获利。民间草医，获此图诀后，便伪称是池田家族的入室弟子，得戴氏真传，甚至以池田某某为名行医。

三、王宁宇与腹诊

日本江户时代前期，中国明朝灭亡，清朝建立。此间前后，明朝一些遗民为避开战乱或拒绝服从清朝统治，陆续渡海抵达日本，其中有不少医林人士。

王宁宇（1558—1660），号五云子，又号紫竹道人，太原人，一说福建人。其父为太原守令，战败后王宁宇经朝鲜到达日本。浅田宗伯《皇国明医传》介绍，王氏自庆安年间（1648—1651）因医术高超获准在长崎等地行医，后至江户白金町开业。王氏临证处方专主龚廷贤，疗效显著，声望极高，被称为"东方巨工"。跟随其学医者颇多，弟子森友益、森云仙是德川幕府医官森氏的始祖，王氏弟子一脉相承，自成一派，对日本医学的发展产生深远影响。

腹诊是通过诊察患者胸腹部的病变证象，以判断内在脏腑、经脉、气血津液等方面的病理变化，从而指导临床治疗的一种诊断方法。中医腹诊源远流长，影响广大，近300多年来，在日本汉医界也得到了广泛的重视与运用，现已成为汉方医诊病必不可少的手段之一，在临床各科普遍采用。

《内经》论腹诊涉及方法、原理，并将腹诊运用于辨证论治中。《难经》关于腹诊的记载，突出体现在腹部的五脏分区及诊动气两个方面。并将腹诊运用于肥气、伏梁、息贲、痞气、奔豚等特异性疾病的诊断。《伤寒论》397条原文中涉及腹诊者有144条，《金匮要略》全书24篇中有腹诊内容记载者10篇。仲景将腹诊运用于鉴别不同病证，辨别病位、病因、病性，指导治疗，判断预后，将腹诊与辨证论治有机地结合在一起，使腹诊具有临床实用性。这些经典著作中的有关论述为后世腹诊理论的发展奠定了基础，之后历代医家将腹诊广泛运用于临床，积累了丰富的经验。这些经验随着中日医学文化的交流也传到了日本。

从16世纪末开始，在全面接受中医药学的基础上，日本医学界致力于医学思想创新，使中国医学"日本本土化"，其中，腹诊作为以《内经》《难经》及《伤寒杂病论》为渊源，逐渐兴起的独特诊法得到了很大发展，并逐渐形成了难经派、伤寒派和折衷派三大流派。

在日本古代医籍中，早期腹诊提倡者有五云子为始者之说。五云子即王宁宇，在日本庆安四年（1651）东渡日本，后因医术高妙，获准留居长崎行医。之后，王宁宇前往当时江户的白金町开业行医，前来就医、从学者极多，其后门人数辈多为医官，因此成为日本一大医派。时至今日，日本还将中药的包装方法，称为五云子或道三包。其著作《五云子腹诊法》《五云子腹候治》《五云子腹候》及《诊腹总论及各论》

是日本腹诊最早书籍。

1931年苏州国医书社出版的《诊病奇侅》附载的《五云子腹诊法》由"腹诊论""腹诊总论"及"腹诊口诀"三部分组成，其理论所据《难经》之"动气学说""肾间动气""命门"，同时也涉及李东垣"脾胃学说"之痞气、病气等。书中介绍的腹诊方法：患者采取仰卧位，两足平伸，两手自然放于身体两侧。五六息后患者腹肌基本放松，这时医生以手掌平按腹部，自乳下、中脘及脐下顺序按之。书中"腹证各论"中附有十一幅"腹形图"，列有每种腹形的主病和成因以及其他见症。书中还探讨了分虚实、辨生死的诊法，如按之全腹松软腹力弱者为虚证；腹厚腹肌紧张富有弹性按之疼痛者为实证；心下胀满而脐下无力者为肾虚；心下软而脐下有力者为肾精充实之候等。特别提出，若欲辨生死，须仔细观察关元穴。此穴享先天之元气，为三焦之根本。按此穴观其动，辨有力无力，有力者生，无力者死。

日本医家有说此书非五云子本人亲笔，而是由其弟子根据五云子讲述而整理成书。五云子的腹诊心得对日本腹诊的发展有一定贡献，如江户时代中期荻野台州的《台州腹诊》就是受五云子腹诊术启发而编写成册的。

四、龚氏名方在日本的应用与研究

近现代汉方家研究《回春》方者不少，如浅田宗伯（1848—1903），所著《勿误药室方函口诀》收载《回春》方很多。《药学大事典·汉方药常用处方集》（1982）收方300首，其中《回春》方34首，占11.3%。保险医疗批准的汉方制剂114种，《回春》方占38种，达33.3%。石原明认为《回春》对日本后世派的重大影响是因为龚氏"不事空论，贯彻临床，收载新方，记有验案，很切实际应用之故"。

日本汉方医学杂志中对运用龚氏方的治验和体会时有报道，如村田恭介于1980年报道用《万病回春》方"疏肝汤"治疗胸胁痛；山崎正寿等于1980年报道用《万病回春》方"肾气明目汤"（即滋肾明目汤）治疗白内障、视神经炎、糖尿病性视网膜炎；山田光胤于1981年报道用《寿世保元》方"祛风败毒散"治疗慢性湿疹等皮肤病；平林达郎于1981年报道用《万病回春》方"加味八仙汤"治疗面神经麻痹；矢数道明于1981年报道用《寿世保元》方"提肩散"治疗肩背痛；山内慎一等于1983年报道用《万病回春》方"回首散"治疗急性颈肌痛；高桥邦明于1984年用《万病回春》方"清上防风汤"治疗寻常性痤疮；问濑明人等关于《万病回春》方"温清饮"对免疫反应的影响的研究报道；西本隆于1988年用《万病回春》方"清肺汤"治疗消化道白塞氏病的报道等。这些事例都反映了龚氏医方源于实践，疗效较确切，有强大的生命力。

直至今日，日本汉方医学界仍非常重视龚氏医学。1981 年 10 月在北京举行的"中日《伤寒论》讨论会"上，日本代表团成员山田光胤介绍："现在日本汉方医学，主要依靠《伤寒论》《金匮要略》《千金方》《外台秘要》《和剂局方》《万病回春》等医学著作作为理论支撑。"把龚氏《万病回春》和中医经典著作《伤寒》《金匮》，唐宋名著《千金》《外台》《局方》并列，足以说明对其的重视与褒奖。下列一些事例，也证实了这个提法，如日本厚生省（国家卫生部）药物局 1975 年监修的《汉方处方手册》，共收藏处方 210 个，除去《伤寒》《金匮》方 81 个、日本经验方 32 个外，中国汉以后历代医家方有 87 个，而龚廷贤方就占了其中 23 个（笔者按：有数方非龚氏创方），该书为日本当前医师处方及汉方制剂者之指针，充当了类似汉方药典的作用，足见龚氏影响之大。又如日本现代汉方医学大家、后世派代表人物矢数道明在其巨著《汉方治疗百话》中的许多章节中都介绍了应用龚氏方后收到显著疗效的经验，其中有他个人的，也有其先辈的，这足以反映《万病回春》《寿世保元》等书自江户初期直至现在近 400 年在日本汉方界受推崇的情况，我国据之编译的《汉方治疗百话摘编》中所选的 79 篇经验中运用龚氏方者 15 篇，如"清上蠲痛汤"治疗头痛、"托里消毒饮"治疗急性化脓性颈部淋巴腺炎、"神效汤"治疗阑尾术后肠狭窄、"疏经活血汤"治疗下肢脉管炎、"分消汤""平肝流气饮"治疗肝硬化及慢性肝胆疾患等均有显著疗效。该书所选 37 篇方剂中，有 3 篇是专门讨论《万病回春》方"温清饮""芍归补血汤""清肺汤"的临床应用。此外，该书的其他篇章里还引用了不少龚氏的医论和医方。矢数道明的汉方治验多有明确的现代医学的诊断，便于后学者选择适应证和重复验证，实用价值较高。最近日本还出版了《和训万病回春》及松田邦夫著的《万病回春解说》。

温清饮又名温清散、解毒四物汤，由当归、白芍、熟地黄、川芎、黄芩、黄连、黄柏、栀子组成，为四物汤与黄连解毒汤的合方。近代公认其出自于明代医家龚廷贤所著的《万病回春》。此方主治"妇人经水不住，或如豆汁，五色相杂，面色萎黄，脐腹刺痛，寒热往来，崩漏不止"。此后，明代宋林皋所著《宋氏女科秘书》、清代沈金鳌所著《妇科玉尺》均对该方有所记载，因此在清代以前成了主要治疗妇科虚热型崩漏下血的专方。现代医家研究表明，本方除治疗妇科病外，对多种皮肤病（痤疮、带状疱疹、银屑病、异位性皮炎）、反复口腔溃疡、白塞病、皮肌炎、糖尿病等均有良好疗效。日本汉方医学界更是将此方列为多种疾病的首选方剂。

通导散是由张仲景的桃核承气汤脱胎而来，由承气汤与活血化瘀药组成，用于腹腔瘀血证。在日本的汉方医学中，这类处方统称驱瘀血剂。日本现代汉方医家矢数道明在《临床应用汉方处方解说》一书中指出，通导散在日本后世方（相当于中国的时方）中是唯一的驱癖血剂，为森道伯之常用方。森道伯是"汉方一贯堂"的创始人。矢数格在《汉方一贯堂医学》中详细记载了森道伯使用通导散改善瘀血证体质的病案经验。所谓瘀血证体质，意指体内有瘀血的一种特异体质，其病证主要表现为月经不调、不孕症、脑中风、动脉硬化、肝胆疾患、神经精神病症、痔疾等，常见临床症状为头昏、眩晕、肩凝、心悸、便秘等，其脉象与腹诊所见，酷似胀满燥实的大承气汤脉证。早在森道伯之前，汉方医学的古方（相当于中国的经方）派医家就已经对腹腔瘀血证的机理和驱瘀血剂的应用做过阐述。

第二节　其他盱江医家思想及医籍的传播

一、李梴《医学入门》在日本的传播

李梴，字健斋，江西南丰人，具体生卒年不详。据《南丰县志·方技》记载，李梴早年习儒曾考中秀才，负有奇才。隆庆、万历年间因为生病而学医，后客居福建行医为生，声望甚高。晚年有感于医学庞杂初学者门径难寻，于是闭门谢客潜心编书。以明代中医启蒙书——刘纯的《医经小学》为蓝本，将明以前各科实用医书的内容进行摘选分类编排，用歌赋形式为正文，本人的见解则以注文的形式补充说明。李梴说作此书的目的是为了"医能知此内外门户，而后可以设法治病，不致循蒙执方，夭枉人命"，所以将本书命名为《医学入门》。本书首卷叙明堂图、历代医家传略、运气等；卷一记经络、脏腑、诊断、针道、灸法；卷二至卷三为本草；卷四至卷八为内、外、妇、儿各科疾病证治及急救方等。

《医学入门》编成后，初刊于明万历三年（1575），因内容广博又通俗易懂，受到极大欢迎，此后国内外刊本多达30余种。其中"历代名医姓氏"载明以前名医215人；诊法重视脉诊与望诊，并强调问诊重要性，主张初学者必先学会问诊，列举了应询问事项55项。本草2卷，按药性的寒凉温热及其效用，把900余味药分为治风、治热、治湿、治燥、治寒、治疮、食治7门。本书除分类明晰，简明实用，便于初学者入门外，在针灸、脏腑学说等方面也颇有创见。

脏腑学说中，李梴提出："心者，一身之主，君主之官。有血肉之心，形如未开莲花，居肺下肝上是也。有神明之心，神者，气血所化，生之本也，万物由之盛长，不著色象，谓有何有，谓无复存，主宰万事万物，虚灵不昧者是也。"将解剖之心与主神明之心明确分开，是其一大贡献。再如，脏腑之间的关系通常指脏腑相合理论，即脏腑表里相合，肺合大肠，心合小肠，肝合胆，脾合胃，肾合膀胱。李梴依据古书《五藏穿凿论》（已佚，作者不详），又根据自己的临床经验加以发挥，提出"五脏相通论"，认为"心与胆相通，肝与大肠相通，脾与小肠相通，肺与膀胱相通，肾与三焦、命门相通"。李梴的"脏腑相通论"经临床实践检验，每每获效。现代临床报道有用"心胆相通"治疗心病怔忡、胆病战栗、胆胀并胸痹而获显效。在西医方面，近年来"胆心综合征"的治疗已引起人们的重视。

《医学入门》在针灸方面有很多独到的见解。提倡取穴宜精简，"百病一针为率，多则四针，满身针者可恶"。以未病部位为主穴，已病部位为应穴，先下主针后下应针。还根据针刺捻转的左右、手足的上下、左右、经脉、呼吸、男女、午前午后、数序的奇偶等阴阳属性，结合经脉循行与针刺方向的顺逆，创立了一套以针芒方向为主的"多元阴阳迎随补泻法"。他推崇子午流注法，演绎成六元开穴法。还创造性地通过用不同方法针刺合谷、内关、三阴交以实现汗、吐、下的治法。书中介绍的针法及穴位对后世医家影响也很大，有的一直沿用至今，如痞根穴"专治痞块"，现在临床上用此穴灸法治疗子宫肌瘤，取得了较好的疗效。

《医学入门》内容全面，于临床也有实效，从医学史、中医基本理论、诊断、中药、方剂、针灸、临床各科、养生到医德，涵盖医学教育的各个方面，十分适合初学者使用，所以成书后不仅在国内成为畅销的入门书籍，更远播周边国家。于江户时期传入日本，受到道三学派古林见宜的重视。古林见宜（1579—1657）自幼家传习医，其祖父枯村在中国学医多年，明帝曾赐以蜀锦，返回日本后大行医术。父亲本秀亦为名医。见宜曾习日本医术，读《本草》《内经》《千金方》《和剂局方》等书，在曲直濑道三弟子曲直濑正纯门下学习丹溪之学，兼通张仲景、刘河间、李东垣三家之说。古林见宜与同窗堀正意开办"嵯峨学舍"，招收四方有志之士，传授医学知识，学生多达3000余人。他以丹溪学说为中心，也十分看重李梴，经常研读《医学入门》，并为门下讲解。古林见宜认为习医不能无规格，李梴的书把和医学相关的重要内容都进行了分类编排，又加以注释，可作为医家教诫来规范习医者。他谆谆告诫门下弟子："初学者得此如无玩心，足以得入其门，庶几可得尽其医道。"还特意让人把《医学入门》用大字排版印刷，供弟子们学习背诵。

本书在日本流传甚广，评价很高。当时日本学医者都认为，没有读过《医学入门》不足以为俗医，读一遍始可为小医，要成为太医也应该以此为阶梯而登大雅之堂。据日本学者中泉信行统计，江户时期本书至少翻刻有16种版本，其中除了中文版本外，也有用日本文字加以注释的版本。

二、《神应经》在日本的传播

《神应经》是中医针灸学的重要著作，也是盱江医学席氏针灸学派的代表作。席弘，字宏远，后世尊为梓桑君席真人。其先世历代均为朝廷医官，宋高宗时随驾南渡，随后定居于江西临川席坊，专以针灸为业。从南宋高宗至明代洪熙元年，近300年间，席弘针道传承十二世，代有传人从未间断，这在针灸学史上是仅此一家，着实难得。到第十世传人肖轩席真人友欲（字信卿）时，家传的席氏针灸外传于江西丰城人陈会。这之后陈会又将席氏针灸广泛传播，促进了当时江西针灸的兴盛繁荣，对盱江医学流派的形成也起了重要的推动作用。陈会之后，在江西丰城、清江一带经络点穴疗法流行，尤其是当地的"打五百钱"，据说是非常神奇的点穴功夫，至今仍有传人。清末民初的著名针灸学家黄石屏就非常擅长点穴疗法，曾给慈禧太后和袁世凯看过病，后来悬壶于上海，享誉沪上。这些与陈会对席氏针灸的传承不无关系。

陈会曾将自己的所学和经验用歌赋的形式总结成《广爱书》12卷，又考虑卷帙过大，不方便学习，于是从中选择必须熟记的内容，纂为《广爱书括》，为《广爱书》的简约版本。后又从中选取治病最常用的119穴内容总成1卷，作为教授学生的教材。陈会弟子刘瑾得其真传，又在宁王朱权府中为医。朱权爱好道与医，尤其重视针灸，认为"良药虽众，至于却病，莫若一针之捷"。朱权王府中收罗了擅长针灸的医生十多人，刘瑾针术疗效在众人之上，因此最受重用。刘瑾受命于朱权，重校陈会所传《广爱书》，从中只取切于实用的内容编为1卷，改名为《神应经》，收录548证，211穴。朱权又命刘瑾将自己的针灸经验编为一册，名为《神应秘要》，收录64证，145穴。

《神应经》设有百穴法歌、折量法、补泻手法、穴法图、灸四花穴法及临床诸风、伤寒、痰喘咳嗽各种病证，最后为逐日人神所在，共三十科目，内容十分精练，切于实用。其中记载的独特的进针出针、催气取气以及各种补泻手法，一直受到后世医家的推崇。明代杨继洲编撰《针灸大成》时将《神应经》内容收入卷八；清代修《四库全书》时，也将此书收入子部医家类。直到今天，《神应经》的针灸思想仍然在中医临床中应用、研究。

本书初刊本为明洪熙元年（1425）刻本，前有洪熙乙巳四月二十一日朱权序，有"咸跻寿域"印章及"神"字花押。初刊本国内本已不存，南京图书馆藏有一明刊残本所载与成书于1601年（万历辛丑）的《针灸大成》引文相符与《四库全书总目提要》所见亦相合但从其对"传宗图"的删改和多处缺刻和误字可知其非初刊而属明代重刊本。幸初刊本早期远传至日本1473年（明成化九年，日本文明五年）日本僧人良心携传本访问朝鲜；次年朝鲜韩继禧为重刊《神应经》写序表明对"遗方之献"的重视。日本正保二年（1645）日本田原仁左卫门又据朝鲜重刊明成化十年本刻板印行成为目前得以较广流传的本子，藏于中国中医科学院、上海图书馆、大连图书馆及台北故宫。

《神应经》传入日本后，对汉方医学的针灸学术产生了深远的影响。日本针灸是中国针灸医学在国外繁衍的一个分支。中、日两国的学术交流源远流长，自古以来，针灸医学由中国大陆和朝鲜半岛源源不断输入日本，其在日本的发展经历了从无到有、盛衰往复的曲折过程。室町时代（1333—1573）约相当于中国元末、明初，随着1467年应仁之乱的爆发日本进入战国乱世，京都罹遭兵火，许多珍贵的文献化为灰烬，针灸医学也进入黑暗的衰退期，医官制度形同虚设，针博士、针师等名实俱废，针灸沦为民间疗法。

日本永禄十年（1567），汉方后世派宗师曲直濑道三有感于本国针灸学的衰退，编写了日本首部针灸专书《针灸集要》。这部书内容丰富，撰用《素问》《灵枢》等经典，以及《金针赋》《针灸聚英》《针灸资生经》《针灸大全》《十四经发挥》等中国优秀的针灸著作，集中日两国针灸之大成。其中《针灸大全》即为杨继洲的《针灸大成》，卷八则为刘瑾《神应经》的全部内容。《针灸集要》和曲直濑道三的《秘灸》《指南针灸集》《启迪庵日用灸法》《仰伏同身寸法》以及樵青斋洞丹《烟萝子针灸法》等针灸专门著作此后成为日本针灸学术的奠基之作。

三、《世医得效方》与日本正骨术

《世医得效方》是我国古代重要的医学著作，为元代盱江医学家危亦林所撰。全书共20卷，依据元代太医院的医学十三科分门别类，收载有效方3300余首。卷一至卷十为大方脉杂医科（内科），卷十一至卷十二为小方脉科（儿科），卷十三为风科（风邪所致疾病），卷十四至卷十五为产科兼妇人杂病科，卷十六为眼科，卷十七是口齿兼咽喉科，卷十八为正骨兼金镞科，卷十九系疮肿科，卷二十为孙真人养生书，针灸科散附于各科之中。书中简便易行的针灸秘法和实用有效的家藏秘方是一大特色。《四库全书提要》称该书"是编积其高祖以下五世所集医方，合而成书……所载古方之多，皆可以资考据"。该书内容庞杂，广泛涉及内、外、妇、儿、骨伤、五官等各科疾病，但以骨伤科成就最为突出。

危亦林继承了唐代蔺道人的骨伤科经验，系统地整理了元代以前的骨伤科成就，并在此基础上做了很多的创新和发展，使得骨折和脱位的处理原则更加完整，处理方法趋于完善。在书中卷十八专辟"正骨兼金镞科"一章，首次记载了脊柱屈曲型骨折及其悬吊过伸复位法和固定方法。脊柱骨折悬吊整复法的记载要比 Arthur G. Davis 创设的方法（1929）早了约 600 年；创新性地将四肢部的骨折和关节脱位归类为"六出臼、四折骨"，并为之创立了很多沿用至今的整复方法。此外，该书还首次记载了用于全身正骨麻醉的"草乌散"，将药物内服正骨麻醉法提高到了一个相当的科学水平，为中国乃至世界的骨科学以及外科学和麻醉学做出了巨大贡献。

《世医得效方》刊行后，对国内外医家产生了极大的影响。骨伤科是中医学术分科中极具特色的一科，在中日医学交流的过程中，日本汉方对于中医骨伤科的研究是必不可少的，随着骨伤科研究的深入，日本汉方形成了独具日本特色的骨科理论学术。

《世医得效方》传入日本后便成为构筑日本古代正骨术的重要基石之一。

早在唐代，我国的正骨术就随着按摩术被引入日本。明末清初，少林寺僧陈元赟将少林武术和按摩正骨术带到了日本，创立了"武医同源"的柔术，日后逐渐流变成柔道。江户时期，有 3 本正骨专著先后问世，被日本医学界视为正骨术的经典奠基著作，其中两本都明显受到了《世医得效方》的深刻影响。

第一本是高志凤翼的《骨继疗治重宝记》，是日本最古的正骨专著。著者高志凤翼，名心海，字玄登，号凤翼、慈航斋，生卒年不详。正骨医，出生于大阪，曾随汉儒穗积以贯（1692—1769）学习汉学。本书刊行时高志凤翼的年龄尚未满 30 岁。有学者认为高志凤翼就是在清代移民日本的高志凤，但也有人认为此说法证据不足。

《骨继疗治重宝记》以元代危亦林《世医得效方》、明代王肯堂《疡科证治准绳》为蓝本，汇编了明代以前多种中医专著中关于骨关节损伤以及治疗的内容，由上卷总论、中卷各论和下卷药方所构成。作者一反当时日本医学界用中文（汉字）写作的常规，采用了易懂的万叶假名与难读的汉字混合的写法，并配有许多插图，这就使得原本只有极少数文化程度相当高的医家才能读懂的中国医学专著成为一般医者人手一册的读物。

《骨继疗治重宝记》极其重视《世医得效方·卷十八》，全面继承并实践了《世医得效方》的"六出臼、四折骨"理论。所谓的"六出臼"是指四肢肩、肘、腕、髋、膝、踝六大关节的脱位，"四折骨"则是指肱骨、前臂骨和股骨、胫腓骨四大长骨干骨折。然而，囿于当时的医疗诊断技术水平，往往把近关节处的骨折误诊为脱臼。《骨继疗治重宝记》将该理论完全收录，并将上肢、下肢的脱臼和骨折分别论述。

危亦林将髋关节比作杵臼关节，再把髋关节脱位分为前方脱位型和后方脱位型：

"此处身上骨是臼，腿根是杵，或出前，或出后，须用一人手把住患人身，一人拽脚，用手尽力搦归窠，或是锉开。又可用软棉绳从脚缚倒吊起，用手整骨节，从上坠下，自然归窠。"《骨继疗治重宝记》中载有的"脚大腿根臼前方脱位治法之图"和附图说明，也完全抄录于《世医得效方》。

第二本是二宫彦可的《正骨范》。二宫彦可（1754—1827）出身于静冈县滨松地区的疡科世家，他将老师吉原元栋大师的正骨术从中国正骨疗法和荷兰医学的两个角度进行整理，编辑成了《正骨范》。这本书被后世称为"汉（中国）兰（荷兰）和（日本）折衷派"的代表作。该书载有当时幕府医学馆汉方大师多纪元简和幕府西洋外科医官兰方专科桂川国瑞的序文，可见其学术地位之高。

在这本书中二宫彦可收进了"九鸟散""整骨麻药"和"草乌散"3张麻药方剂，其中草乌散与《世医得效方》中所收录的同名方在组成上只差一味紫金皮。危氏指出：如若"骨折损伤、肘臂腰膝出臼蹉跌，须用法整顿归元，先用麻药与服，使不知痛，然后可动手""治伤损骨节不归窠者，用此麻之，然后用手整顿""麻倒不识痛，或用刀割开，或用剪剪去骨锋者，以手整顿骨节归元……或箭镞入骨不出，亦可用此麻之，或用铁钳拽出，或用凿凿开出，后用盐汤或盐水与服立醒"。如果草乌散"服后麻不倒，可加曼陀罗花及草乌五钱……若其人如酒醉，即不可加药"。并特别强调对老幼体弱和出血量多的病人要慎用或少量，"相度入用，不可过多"。还专门注明，如创痛较重，麻醉效果不佳者，可于原处方中加大坐拿草、草乌的剂量，即各加五钱，再加上曼陀罗花五钱。这些用药经验都被日本医家全盘接收。此外，进行第一例乳癌手术的华冈青洲所开发的麻沸散也受到来自《世医得效方》草乌散中曼陀罗花的极大启示。

《正骨范》中还记载了被视为禁忌证候或预后的十不治证，最初也是来自于《世医得效方》，但是比较《世医得效方》的原文可以发现，《正骨范》对十不治证的内容和表述做了比较大的修改和增订，并根据临床危重性的高低重新对十个项目做了有创意的排序。日本学者的"拿来主义"和改良精神于此可见一斑。

此外，危亦林记载了两种借助患者自身重量来进行的肩关节脱臼复位法，一种是"杵撑坐凳法"，另一种是"架梯坠下法"，这两种复位法在由华冈青洲的门生们所整理、反映华冈青洲精湛整骨技术的《春林轩治疗图识》中得到了一定体现。尽管有人认为华冈派的这种复位法是受到了法国外科医生的影响，但是，《春林轩治疗图识》一书图示中人物均为唐人风格而不是欧洲人，充分反映了华冈派尊崇中国医学的想法。

四、喻嘉言与日本汉方古方派

17 世纪初，在中国医学界出现了研修《伤寒论》的重要医学流派——错简重订派，他们对《伤寒论》提出质疑，展开讨论，甚至批驳，这些争论犹如颗颗火星，一举点燃了中医界对《伤寒论》的研究热潮，并由此产生了不少伤寒学术大家。

错简重订派创始人为明代新安名医方有执。他认为，《伤寒论》由王叔和编次时多所篡乱，后人注解仅依文释析，多有悖于张仲景本义。因此他呕心沥血 20 年，对《伤寒论》重加整理、编订，完成《伤寒论条辨》8 卷。方氏以"错简"为由，重新编次《伤寒论》，实乃大胆创举，影响很大。此后，喻嘉言、程应旄等人宗其说，在复古的名义下，用自己的观点对《伤寒论》加以解释，认为符合自己流派观点的文字是张仲景的旧文，那些不适宜的部分全是王叔和等后人窜入的，应当排除。喻嘉言推崇方有执之论，认为"《伤寒论》一书，天苞地符，为众法之宗，群方之祖"，但因"杂以后人知见"，致仲景之书"反为尘饭土羹，莫适于用"。喻氏在《伤寒论条辨》基础上，对于《伤寒论》条文重新进行编次阐释，写成《尚论张仲景伤寒论重编三百九十七法》8 卷，简称《尚论篇》。

《尚论篇》成书后随着同一时期出现的《伤寒论》研究著作一起传入日本，带动了日本汉方界《伤寒论》研究。仲景学说开始在日本广为流传，日本医学主流从倡导金元医学的"后世派"转向以《伤寒论》研究为主的"古方派"，并在 18 世纪达到高峰。

在古方派的草创时期，其代表人物为名古屋玄医。名古屋玄医（1628—1696），字富润，又字阅甫，晚号丹水子。他早年曾攻读后世派李朱医学，40 岁后，得到喻嘉言《伤寒尚论篇》《医门法律》等书，遂刻意复古，认为只有"抑阴助阳"才是医学的根本原理，开始排斥李朱医学，大力阐述仲景学说的重要性。他在日本首次将仲景著作作为经典而推崇，为古方派的形成建立了功勋，被后世尊为古方派鼻祖。

（李丛　徐一博）

第五章　盱江沿县医学文化遗址遗迹

XUJIANG

一、广昌

（一）地理、建制

广昌位于江西省抚州市南部，武夷山西麓，是盱江源头所在地。东邻福建省建宁县，南接石城县，西连宁都县，北毗南丰县，居赣、闽、粤之交通要冲，是抚州市的南大门。县境东西宽 45km，南北长 55km，总面积 1612km²，辖 5 镇 6 乡 1 场 129 个行政村，总人口 24 万。

广昌建县于南宋绍兴八年（1138），系由南丰县分出南部的三个乡而成，迄今已有 800 余年历史。因道通闽广，隶属建昌，故得名广昌；又因盛产通心白莲，故又雅号"莲乡"。

（二）地方文化

1. 盱河戏

盱河戏是流传于广昌县境的一个古老剧种，别名大戏、土戏。原先只唱高腔，后与皮黄诸腔相结合，遂形成以唱皮黄腔为主，兼唱高腔、昆腔的大型剧种。因该剧种只流行于盱河流域，1981 年正式定名为盱河戏。

据广昌县甘竹舍上曾氏族谱、甘竹大路背刘氏族谱和曾以清公祠内木匾记载：明代永乐年间（1403—1424），甘竹舍上曾家出现了一个专演《孟姜女》的宗族戏班——孟戏班，剧中角色戴着面具，表演粗犷豪放，具有古傩的艺术特点。明弘治年间（1488—1505），甘竹大路背刘家又兴起了另一种孟戏宗族戏班——刘家孟戏班，其剧本酷似明传奇本《长城记》，而曾家班本源于南戏旧目。清道光年间至光绪年初，受皮黄戏及京剧、汉剧、祁剧、抚河戏等剧种的影响，融合诸家风格，逐渐地形成以"孟戏"表演风格为基本的、融合各家特长的别具风采的地方大剧种。

盱河戏的音乐属多声腔体系，以唱高腔为主，结合昆腔、弹腔及吹腔，还吸收了极少量的民歌小调。盱河高腔，曲调悠扬清雅，悦耳动听，具有"歌板舞衫、缠绵婉转"（汤显祖）的特点。盱河高腔的演唱形式是一唱众和，锣鼓伴奏，多在后句的下半句帮腔，小锣小鼓过门，并有"杂白混唱"的特点。盱河高腔曲牌调式齐全，有的曲牌转换几个调式，还有套曲。曲牌中的主牌子用于抒情和叙事，副牌子用于行路观景和对叙交谈，小牌子表达祈祷、感叹、欢庆、逗乐等情绪，念牌子有节奏无旋律，配以锣鼓，渲染感情。近年来，盱河高腔越来越受到人们的关注，据专家考证，在盱河高腔（刘家班）中保留了明朝南戏"四大声腔"之一的海盐腔的遗音，并认为其中《点绛唇》《阮郎归》《绣带儿》《香柳娘》《山坡羊》《下山虎》《绵搭絮》《小桃红》《不是路》《江头金桂》《沉醉东风》《步步娇》《腊梅花》等主要由生、旦演唱的声腔为海盐腔。清初朱彝尊的《鸳鸯湖棹歌》写道："曲律昆山最后时，海盐高调教坊知。"这种海盐高调，在进入江西时"体局静好"的雅调之音，其演唱是以本嗓行腔，多于中音区回旋，只有帮腔部分才把调门翻高。为了适应它的演唱风格，在唱区腔中使用的乐器，也改以小锣小鼓，使其伴奏与声调更加柔和，较之"金鼓喧阗"的弋阳腔，显得格外的悦耳动听。

在行当组合方面，早期盱河戏角色行当由三生、三旦、三花脸组成，称"九门楼"。清末以后，盱河戏兼演乱弹，生、旦、花脸三行各增一角色，即副末、贴旦、四花，发展为"十二门"。"四花"，又称"外花"，实为文丑，三花则为武丑。

盱河戏的高腔由于长期作为宗族性的演出，在舞台风格方面，显得更加古朴、典雅、凝重、规整，各种表演的程式均有名目。当剧中人物去掉面具而改为化妆以后，在表演上就特别重视"八挂"的功夫（即面部表情），尤其强调"眼神"的作用，其眼法有"对眼""分眼""冷眼""笑眼""媚眼"等程式。

盱河戏的化妆，最早承袭了古傩面具的固有风格，但旦角的发型，梳为两圈高盘的环髻，生脚的勒额水纱绑成"人字"形状；净角的脸谱，除常用红、黑、白三色外，在构图上别出心裁，往往根据人物的品德和性格特征，划出一些图案或用文字表现，这种做法都有人物形象图案美的深刻含义在内，别具一格。

盱河戏原有的班社分为两种：一是甘竹乡曾、刘两姓的孟戏先后组建过三个戏班。如甘竹舍上曾家后来分为黄泥排和赤溪两处，成立两个孟戏班，除唱高腔还兼唱乱弹腔。一是专唱乱弹腔的戏班，有合顺班、福庆班等，出现了陈立庆、曾金生、罗火明等著名艺人。

清末民初，孟戏开始衰落，渐次失传。中华人民共和国成立后，专业剧团在演出弹腔的同时，着手对孟戏高腔挖掘抢救，组织音乐工作者记谱，集中民间艺人研讨孟戏，并派专业剧团人员继续学习。1980年再度整理，排演了《姜女送衣》《滴血寻夫》两折戏，参加了江西省古老剧种汇报演出，引起了国内戏曲史专家的高度重视。1981年将原地方剧团改为广昌县盱河戏剧团，重点演唱孟戏的高腔，为保存和发展高腔做出了贡献。

盱河戏的传统剧目多达268出，其中刘家班《孟戏》《三夜本》、曾家班《孟戏》《二夜本》为代表剧目。

有文献记载，南戏于宋元时期就在南丰流行，这些南戏中《孟姜女送寒衣》，于明正统年间的战乱时落入到广昌甘竹镇曾村家族中，剧中的秦朝三位将军（蒙恬、王剪、白起）被曾姓奉为福主供奉。

每年新春曾姓家族戏班必演《孟姜女送寒衣》（二夜本），并以高腔曲牌体谱唱，迄今已有500年的演出史。而生活在广昌大路背的刘家，受曾姓影响于明万历间也演孟戏，其剧本是从宜黄班请来戏师傅传授的传奇戏《长城记》（三夜本），至今也有400年的演出史，其曲调保留当年宜黄班演唱的海盐腔的遗音。海盐腔居明代四大唱腔之首，被誉为我国古老剧种中的"活化石"。

近年来，孟戏的研究受到越来越多的关注，这与其保留了著名的明代四大声腔之一的"海盐腔"有很大关系。海盐腔来源有两种说法，一认为出自元时与贯云石（即元散曲家贯酸斋）交情甚好的澉川人杨梓，另认为出自南宋时张滋。尽管两说所论及的海盐腔产生时间有先后，但都认为其产生于浙江海盐一带豪门贵族的私人乐部，并由他们就当时流行的南、北曲加工发展而成。海盐腔最晚在明成化年间（1465—1487）已经流行，到嘉靖、隆庆间（1522—1572），逐渐取代了北曲杂剧在戏曲舞台上的地位。海盐腔为曲牌联套体结构的传奇体制，演唱时用鼓、板、锣等打击乐伴奏，不用管弦；清唱时不用锣鼓，只拍板或拍手。因其"体局静好"，而为官僚士大夫喜爱。在明万历十八年（1590）刻本《金瓶梅词话》中多处描写了"海盐戏文子弟"的演唱活动，其所附插图中有一幅描绘海盐弟子在厅堂上演《玉环记寄真容》的情景：大厅两侧摆筵席坐客，厅上边为门，女客垂帘观戏；厅下边设鼓乐，三个乐工伴奏，不见管弦；中间铺地毯，两个演员在地毯上扮演玉箫和王小二。这生动地展现了海盐腔演出的真实景象。在明嘉靖四十年（1561）大司马谭纶从浙江返乡守孝时把轻柔婉转的海盐腔带回家乡宜黄，由此海盐腔在临川、南昌及江西其他地方广泛流传开来。

在20世纪80年代，江西省戏曲研究家流沙等人在盱河戏中发现了已认为绝迹的海盐腔的遗响，这在戏曲界引起极大反响，也引起了海盐人的浓厚兴趣。为了进一步挖掘海盐腔，2000年6月，在杨梓的故乡澉浦镇南北湖，召开了我国首次"海盐腔"学术研讨会，云集了全国各地的学者及专家，对海盐腔展开了深入、细致的研究，并开始筹建海盐腔艺术馆。2000年10月，抚州举办汤显祖诞辰450周年晚会，抚州艺术实验剧团演员用海盐腔表演了折子戏。2002年5月，海盐举办"2002年中国·海盐南北湖旅游节"，抚州艺术实验剧团应邀前往海盐演出，其轻柔婉转的曲调及翩翩舞姿令海盐人回味无穷。据悉，广昌孟戏因保留了古老悠远的海盐腔余韵，正在申请联合国教科文组织的"人类口头和非物质遗产代表作"。流沙先生认为，孟戏研究不仅填补了古南戏的空白，也为中国戏曲史研究、民俗研究以及海盐腔研究提供了活的戏曲文物。孟戏研究的意义将超越国界，走向世界。

2.莲文化

广昌县有1300多年的种莲历史，是驰名中外的白莲之乡。每年农历六月二十四是广昌传统的"莲花节"，其活动形式多样，内容丰富多彩。"莲花节"又叫"莲花生日"，是广昌莲文化的重要内容，也是莲农酬莲神、庆丰收的传统节日，其规模之大，影响之广，辐射赣、闽、粤三省边境。广昌莲农纪念"莲花生日"的活动与旧时白水寨（今赤水镇）附近的太和（即太禾，下同）"太子庙会"融为一体。每年农历六月二十四，莲农们便开始着手赶制有莲花等各种吉祥图案的米糍，馈赠亲友，驱邪纳福，互祝吉祥如意；六月二十六纪念"莲花生日"的活动达到高潮。这天清晨，莲农成群结队，鼓乐喧天，礼炮齐鸣，华盖蔽日，彩旗招展，抬着莲神七太子的塑像，前呼后拥，过村上街游行。莲农以莲神引人，以莲通商，提高莲乡知名度，从而吸引了赣、闽、粤三省的边民和商贾云集白水寨，到处人山人海，莲贸兴隆，人气旺盛。

水有源，树有根，太子庙会与莲花生日融为一体的纪念活动，经历了一个漫长的历史过程。它起源于白莲栽培的生产劳动。劳动创造了人类社会，人类也希望过着没有天灾、战祸的美好生活，太和莲神七太子的神话故事就是伴随着人们征服自然、改造社会邪恶的强烈愿望应运而生。

相传，在很早很早的时候，有一年正值今广昌莲区白莲栽插季节，由于兵荒马乱，民无宁日，使得广昌县白水寨附近的太和村莲农弃家而逃，躲进江家寨避难，一连数日，吃不上一口饭，喝不上一滴水，妇幼老弱贫病交加、气息奄奄……正当莲农们仰天长叹，无计可施之时，七个头戴荷叶帽、手拿莲花棒、肩背莲荷篓的莲神七太子前来解困，送茶送饭，充饥解渴。荷叶水、莲花饼，清香爽口，莲农们吃了精神陡长，信心倍增。莲神七太子除暴安良，驱邪扬善，随后，大展神通，手捏泥人，抢栽抢种，帮助莲农重建家园。一夜之间，所有的莲田荷叶依依、碧波涟涟，在莲神七太子的帮助下，白莲生产终于重归往日的繁荣。从此每年农历六月二十四至二十六莲花盛开之时，莲农们便要在全村举行盛况空前的赏莲、品莲、酬神活动，以此纪念莲神七太子的功德。这就是广昌"莲花节"的由来，也是人们向往美好生活的直接体现。

旧时广昌白水寨莲农有一首口口相传的民谣：广昌好，盛夏荷丛开。农历二十四莲花节，"七童"莲神镇邪来；除暴安良拂清气，民乐喧天舒心怀。舒心怀，白莲香飘海内外。这首民谣充分反映了莲乡历代先民酬莲神、庆丰收的盛况，描绘了广昌莲农以莲会友，发展经济的历史画面，衍化成至今颇有影响的"莲神太子庙会活动"。

（三）医学文化景观

1. 血木岭

血木岭是旴江源头，位于广昌县驿前镇姚西村后，广昌、宁都、石城三县交界处，也是三县古道汇合点。因其是广昌的南屏障，所以又称南障山、南当山。因山间长有许多野生中药鸡血藤，故得名"血木岭"。又有传说岭下本有一村叫"里木村"，清末太平军翼王石达开起义军南下到此，清兵进剿，血溅山岭，血木岭因而得名。

血木岭长约 5000m，北南走向，地势南西高、北东低，山峦起伏，沟谷纵横。主峰为灵华峰，海拔 998.48m，江西省五大河流科学考察组 2007 年 3 月在距峰顶约 20m 处立"抚河发源地"字碑。另外，峰顶还立有三角柱形广昌、宁都、石城三县交界碑，界碑三面分别刻有三县县名。

在这块石碑的旁边，有一个小水窠，一股如家用水龙头大小的水从水窠壁上的一个泉眼里流出，这就是旴江的源头。泉眼位于海拔 971.83m 处，两边是碧绿的山坡，密树修竹守护着这条涓涓细泉流向幽深的峡谷，一路汇集终成旴江第一流。

2. 莲乡姚西村

广昌是驰名中外的白莲之乡，白莲是良好的药物和珍贵的滋补品，具有固肠补肾、益精健脾、养心强筋的功效。除莲子肉外，莲薏（心）、莲须（雄蕊）、莲节、荷叶、荷莲、花梗、莲花、莲密（莲鞭）等均可入药。广昌白莲色白粒大，晶莹如珠，加工精细，味美清香，与"湘莲""建莲"同为莲子中的佼佼者，而广昌白莲又以姚西村的通心莲最为出色。姚西村位于驿前镇西南，这里出产的莲子秀洁圆润、白如凝脂、味甘清香，可谓"莲中珍品"。每年值莲花盛开的季节，万亩白莲，万花齐开，吸引了众多游客前来观光。该村已成为中国种植面积最大、观赏性最强的"莲花第一村"，也是旴江流域生态环境最优美的地方之一。自古以来，广昌就流传着这样一首民谣：广昌夏日胜春华，绿荷仙子吐莲花，朵朵红云映千里，粒粒白莲香万家。

二、南丰

（一）地理及建制

南丰县位于江西省东部，抚州市南部，属抚河流域，旴江中上游。东靠黎川县、福建省建宁县，南接广昌县，西毗宁都县、宜黄县，北邻南城县。南丰县总面积 1909.28km²。其地势中间低，东南及西北高，以直通南北的旴江为界，东南面属武夷山脉，西北面属雩山山脉。

南丰县始建于吴太平二年（257），因县境内常产一茎多穗之稻，故初名丰县，别号嘉禾。又因为地处北方的徐州也有丰县，为示区别，故名南丰县（图5）。

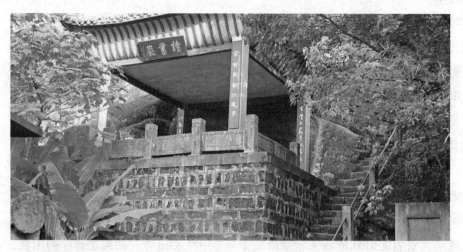

图5　南丰读书岩

（二）地方文化

1. 南丰傩舞

南丰傩舞被称为"中国古代民间舞蹈活化石"，有90多个传统节目。仪式舞是"驱傩"时跳的舞蹈，舞者奔腾跳跃，舞姿激烈诡黠，气氛神秘而威严。娱乐舞节目众多，内容来自神话传说、民间故事、古典小说和世俗生活。由于流传年代和师承关系不同，表演风格各异，既有以写意为主，动作舒展，舞姿优雅，古傩韵味犹存的"文傩"流派，也有以写实为主，动作强烈，节奏鲜明，融合武术技巧的"武傩"流派。同一个傩班中，又因节目内容不同，表演各有特色。

南丰有傩，自汉开始。相传，西汉初年吴芮将军随陈平征讨南粤，驻扎在军峰山，见山峰耸峙，认为容易为煞气所钟，带来刀兵之患，所以派部将梅钶举行祭山仪式，并传习傩舞以靖妖驱疫。唐朝末年，世代传习傩舞的余氏一族从饶州（今鄱阳）迁来南丰，将家族供奉的清源妙道真君神迁往金砂立庙奉祀，并按时举行家传驱傩仪式以祓除不祥。宋末元初，南丰人刘镗写四十八句七言长诗《观傩》，详细描绘当时傩舞剧在南丰演出情况，前几句为："寒云岑岑天四阴，画堂烛影红帘深。鼓声渊渊管声脆，鬼神变化供剧戏。金洼玉注始淙潺，眼前倏已非人间。"

明代，南丰民间傩十分活跃。宣德年间，县民吴潮宗出任广东海阳县令回归故里，在石邮建立傩庙，组织傩班开展活动。正德年间《建昌府志》记载："小儿辈带面具戏舞于市，似古傩礼。"这时候傩舞已经突破"索室驱疫"的傩仪范畴形成娱人娱神的舞蹈。清以后，南丰傩舞逐渐将戏剧表演、武术动作融合于傩舞表演之中，还从传奇小说、神话故事及民间传说中汲取内容创作新节目，世代相传，盛行不衰。

中华人民共和国成立后，南丰傩舞得到挖掘、整理、研究、创新，古老艺术再展新姿。"文革"时，傩面具、服装、道具被当成"四旧"，全部烧毁，傩舞活动被迫停止。近些年来，南丰傩舞得到迅速发展，傩仪也得到保护，南丰傩舞焕发青春。从1986年以来，县文联和县文化馆联合开展傩舞普查，其中多个节目编入《中国民族民间舞蹈集成》，南丰县亦被誉为"傩舞之乡"。

2. 橘文化

蜜橘是江西著名特产，果肉、皮、核、络均可入药。南丰橘果个较小，最大周径不超过七寸，以果色金黄、皮薄肉嫩、食不存渣、风味浓甜、芳香扑鼻而闻名。唐宋以来，南丰蜜橘均被历代朝廷列为贡品，故有"贡橘"之称。唐宋八大家之一的曾巩，曾写诗赞美家乡的柑橘："鲜明百数见秋实，错缀众叶倾霜柯。翠羽流苏出天仗，黄金戏球相荡摩。入苞岂数橘柚贱，宅鼎始足盐梅和。江湖苦遭俗眼慢，禁御尚觉凡木多。谁能出口献天子，一致大树凌沧波。"早在700年前南丰蜜橘就已驰名海内外，引种日本之后，成为江户时代至明治时代数百年的主要品种。

在世界上第一部柑橘类专著《橘录》中，作者南宋韩彦直对柑橘品种一一加以调查、分析，评述其优劣，在27个品种中他首推真柑："真柑在品类中最贵可珍，其柯木与花实皆异凡木。木多婆娑，叶则纤长茂密，浓阴满地。花时韵特清远，逮结实，颗皆圆正，肤理如泽蜡。始霜之旦，园丁采以献，风味照座。擘之则香雾噀人。"书中对真柑树的枝、叶、花、实的情况，以及果实的大小、皮泽、瓣络、口味的描述与南丰蜜橘是一致的。现代华中农学院编著的《柑橘》一书指出："乳橘：系我国古老品种，宋代《橘录》中的真柑，当时韩彦直评为最优良品种，浙江黄岩、温州栽培的乳橘，江西南丰、临川一带栽培的南丰蜜橘均属之。"

早在唐代，南丰就有柑橘生产，当时主要栽培的是实生（即籽实）繁殖的朱橘（南丰人称红橘）和火橘。宋元以后，由于蜜橘味美质高，经济价值好，蜜橘生产渐兴，蜜橘名称开始载入明正德《建昌府志》。清末民初曾是南丰蜜橘生产发展的辉煌时期，最高年产达12万担之多。但是到民国时期，因战乱和灾害的影响，蜜橘生产由盛趋衰，橘树被大量砍伐，橘园荒芜，产量急剧下降，一般年产只有1～2万担。到中华人民共和国成立前夕，南丰蜜橘面积不到3000亩，年产蜜橘不到2万担。中华人民共和国成立后，党和人民政府十分重视发展蜜橘生产，采取了一系列行之有效的措施，从政策上、技术上、经济上、管理上帮助和扶持橘农恢复和发展蜜橘生产。

截至 2017 年，南丰全县蜜橘种植面积达 70 万亩，橘农七成以上的收入来自蜜橘种植。南丰蜜橘产业涵盖了一、二、三产业，仅蜜橘直接产值每年就超过 30 亿元，整个蜜橘产业综合产值已经超过 80 亿元。此外，蜜橘精深加工展现了巨大的潜力和市场竞争力，"橘园游"和电子商务平台也正在兴起。

（三）医学文化景观

1. 曾巩读书岩（图6）

曾巩读书岩位于南丰县琴城南门，盱水河畔的半山腰，始建于宋代，相传是"唐宋八大家"之一的曾巩少年读书的地方。据《南丰县志》记载："明景泰年间训导汪伦建曾岩祠亭，清光绪年间祠圮，邑令吴鸣麒复即岩为亭。""文革"时被拆毁，后重新修建，是抚州市第二批市级文物保护单位。

读书岩深丈许，高八尺，宽丈余，天然石室，内有石桌、石凳和小洞，岩前有一块石台，宽阔平坦，石台之上建有亭阁，石柱陶瓦、油漆彩绘、檐牙高矗。石壁上镌刻着南宋理学家朱熹手书的"书岩"二字。池边石碑上刻着朱熹"墨池"手迹。读书岩前景

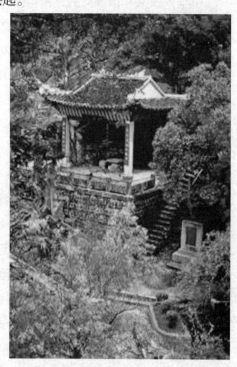

图 6　南丰曾巩读书岩

色秀丽、壮观，树掩亭台，红绿相间，盱水西来，倒影如画，美不胜收。

1983 年值曾巩逝世 900 周年，在读书岩旁兴建曾巩纪念馆，馆内展示了曾巩生平及主要成就，展品以图片为主，图文并茂，以年谱顺序介绍曾巩一生事迹。舒同书写"读书岩"金饰横匾悬挂于馆正中。

2. 石邮村

石邮村位于南丰县中部，属三溪乡管辖，距县城 12km，交通较为便捷。石邮村地势东西开阔、平坦，南北依山，山中溪涧汇成小河，自西向东流经村南，汇入盱江。这是一个风光旖旎，并以傩舞蜚声中外的千年古村。著名纪实摄影家晋永权曾和他的两名记者同事，从 1995 年开始在石邮村连续度过 5 个春节后，写出了介绍石邮村的专著《最后的汉族》，认为："我们很难找到这样地道的汉族村落了。它是人们研究汉族文化和组织形式的一块微雕艺术品。"

石邮村坐落在丘陵坡地上，四面群山环抱，聚居着 200 多户人家，建有 100 多幢

房屋。整个村子是一个典型的汉族村落，布局和建筑皆与傩或傩事活动有关。清朝末年重建的《吴氏族谱》中绘制的石邮村全图，犹如一个椭圆形的蛋，脱了一半壳，露出的是村舍，藏在壳内的是树林。傩神庙立在村子一头，依着清澈的柏丈河，恰似美丽的凤凰，脱颖而出，正昂起头朝着河对岸的荷石寨，跃跃欲飞。

从空中鸟瞰，整个村子就像傩舞的一张脸谱，布局和风格是典型的傩式建筑。傩神庙坐北朝南，占地 100 余 m^2，门楣石匾上"傩神庙"三个大字雄浑遒劲，门柱上篆有"近戏乎非真戏也，国傩矣乃大傩焉"的楹联，两侧演墙转折处，配有"爵禄封侯""平安吉庆"的石幡条屏。门前一块大空地，系跳傩场所，同时也用于搭台演戏。

散布各方的还有七座门楼、两个祠堂和万寿宫、师善堂，其中以东祠堂和村中"世沐恩光"门楼为佳。东祠堂坐落村东头，高大宏伟，气势堂皇，采用全木结构，房梁门窗都有雕刻，龙凤花鸟栩栩如生。祠堂旁有一棵树龄 1300 年的古樟树，虽逾千年，依然枝繁叶茂，巍峨挺拔，村民年年在这里祈福傩神、傩树，保佑村里"风调雨顺，五谷丰登，人丁兴旺，万代长盛"。村里有两个牌坊，孝行坊和烈女坊。孝行坊系全木结构，斗拱巧妙，雕刻精细，风格独特，实属罕见，是为了表彰一个叫吴驹的大孝子，危急关头替父殉难的美德。

石邮村民世代耕耘，为官经商者较少，故豪宅大院不多，以小巧民居为主，每座房屋厅堂前都有一块露天空地，叫作"月宫"，因为屋檐与厅堂的屋檐近在咫尺，天空在两檐之间只能露出一个月牙形。建月宫是为跳傩的需要。跳傩时，厅堂当舞台，月宫为观众席，显示出台上台下，形成一个自然的舞台。

村里实行独特的"头人"制度，世代传承的吴姓头人有 24 位，20 世纪 80 年代中期经协商，又增加了 12 名。头人制度自乾隆时期遗传下来，是类似封建家长制一样严格的宗法制度。村落像个大家庭，头人是家长。凡村里不守祠规，藐视族长的不肖子孙，或者是伤风败俗者，都要受到头人的管制，轻则罚打，重则赶出村子。头人也是傩班的领头，决定傩班的人选和经费开支。傩班 8 个弟子，进班时由头人严格挑选，跳傩中有头人监督，圆傩后，头人要进行评价，好的表扬，差的批评，表现太差的甚至要开除。头人还严格执行傩班的晋升规则。傩班 8 个弟子，分有等级，从大伯、二伯排到八伯，有着不同的权利和义务。进傩班得从老八做起，先从挑担子干重活一步步前移升级。

石邮人笃信傩神，当跳傩的人戴上面具后，就有了一种威严，村里人都把他们看作神的化身。面具是木雕的，既有宗教人物，如开山、钟馗等，也有世俗人物，如傩公、傩婆等，每个面具都有自己的名称，背后更有离奇的传说。当地人把面具当作圣物看待，凡人是不能随便触摸。跳傩的规则包括内容和动作都不允许有任何更改和走样。

跳傩一般是在农历正月初一到十六，初一叫"起傩"，十六叫"搜傩"。"起傩"之后，傩班开始四处巡回，十六回村"搜傩"。"搜傩"仪式极其热烈隆重，四邻八乡的乡亲们在这一天夜晚往往都要赶到石邮村自己的亲戚家中来，村里往往也要摆上几桌到几十桌，集中招待一些来此地观傩的"上面人"。

"搜傩"当晚，整个村庄沉浸在一派狂欢、神秘，而又不失庄重的气氛之中。人们拥挤在傩神庙里，神案上早已摆上硕大无比的蜡烛，庙内熏香弥漫，灯火通明，人声鼎沸。仪式开始前，头人口中念念有词，引领傩班众弟子跪在神案前，面对神龛上的面具三叩九拜，执问卦，祈祷傩神降下吉意。庙门外，几十只火铳随鞭炮一起并列，鞭炮、火铳、鼓声四起，傩班开始挨家挨户"索室殴疫"，所到之处，每户都在厅堂内供好了"三牲傩饭"，虔诚恭迎。之后，傩舞表演正式开始。

八个傩舞节目按顺序为开山、纸钱、雷公、傩公傩婆、跳壶酒、跳凳、双伯郎、祭刀。跳傩动作古朴稚拙，神奇诡秘，给人一种凝重、深沉、神秘、威严的感觉。近几年，石邮傩班频频在国内外各大城市展演，也不断有国内外专家、学者前来观傩和考察，中央、江西、天津电视台及香港凤凰卫视中文台都拍了专题片。2005年6月石邮傩班在"中国（江西）国际傩文化艺术周"中外傩艺术展演中又获金奖。

三、南城

（一）地理及建制

南城县是临川文化发源地之一，素有"赣地名府、抚郡望县"之称。位于江西省东部，抚州市中部，居盱江下游，盱江由南而北经城垣贯穿全境。县域面积1698km²，辖9镇3乡150个村。城区面积12.9km²。总人口32.6万（多为汉族江右民系）。

南城建县于西汉高祖五年（前202），迄今已有2200多年的历史，因地处豫章郡之南，故称南城，是江西省建县最早的18个古县之一。抗战时期，南城作为赣东地区的政治、经济中心，1941年3月，遭到日军飞机的轰炸，全城几乎被夷为平地。中华人民共和国成立初期，政府无财力短时间恢复南城这座城市的昔日繁荣，遂将行政专署迁往抚州，南城属抚州专区（今抚州市）。（图7）

（二）地方文化

南城当地药文化发达。南城县明清时期归属建昌府，"建昌帮"与樟树帮合称

"江西帮"，为全国十三大药帮之一。其药技流传于赣闽40余市县，影响远涉台、粤、港及东南亚，至今药界还流传着"樟树个路道，建昌个制炒""药不到樟树不齐、药不过建昌不灵""南城客，建昌帮，人参鹿茸用船装"等谚语。明末清初，建昌府以医药为业，基本垄断江西、福建、广东、湖南、湖北等省，台湾、香港等地，新加坡、马来西亚至今仍有立业商药者。建昌帮药文化是盱江医学文化的重要组成部分。（图7）

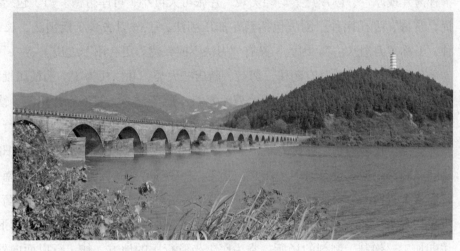

图7　南城万年桥

建昌帮药业源于东晋，兴于宋元，于明清鼎盛时成帮，衰落于20世纪30～40年代。清朝后叶，建昌帮药业繁荣，城区有40余家中药店及18家大药商。圩场都有不少历代不衰的传统"水药店"，县内药工达1000余人，用于药业的房屋有800多处。繁荣时期，南城县直接或间接以药业为生的人众多，有俗语言："南城只只大屋都有吃药饭的人。"而且，每年都有大量的南城人下赣南，走福建，以药业谋生。有很多人在福建城乡以药业营生入籍，故福建有民谚称"无建不成村"。

建昌帮药业以中药饮片加工炮制和集散经营销售两方面著称。在饮片炮制方面，工具、辅料、工艺独具传统风格，讲求"形、色、气、味"。片形以"斜、薄、大"为特征，色泽以鲜艳、有光泽等为特征，气味以药味纯正、香气浓郁为特征。建昌帮药业的工艺充分运用或借鉴烹调技术。在建昌帮炮炙十三法中，尤以炒、炙、煨、炆、蒸法工艺特色多。如"煨附子"保留了唐代"煻灰火中炮炙"的煨制法，别具一格。又如炆法，宜用陶坛砂罐，忌用铜锅铁锅，用文火慢煮，使饮片更滋补。常见建昌帮特色饮片有：煨附片、阴附片、阳附片、淡附片、姜半夏、明天麻、贺茯苓、童便制马钱、山药片、泡南星、醋郁金、炒内金、炆熟地、酒白芍等。

在辅料方面，建昌帮药业有选料独特、遵古道地、制备考究、一物多用的特点，其中尤以谷糠炒最有特色，使"南糠北麸"成为南北药帮炮制流派的显著区别。其他辅料如白矾、朴硝、童便、米泔水、硫黄、砂子等的运用，也各有特色。

建昌帮最具特色的加工工具是雷公刨，为全国有名的3种中药加工刀之一（另两种是禹州的大圆形禹刀，樟树药帮的小刀面汉刀）。由于樟建两帮工具有所不同，因此，过去中医药界有"见刀认帮"之说。雷公刨又称药刨，适合刨制长、斜、直、圆各种薄片或厚片，刨片片形均匀美观，片张可大可小、可厚可薄。刀工包括拈个、斜捏、直握、手托四种；刨法包括药斗加压刨法、手按刨法、压板刨法、长斗刨法四种，习称"刀刨八法"。因此，又有"刀法不同，建刀更有用"之说。

建昌帮药业的经营有药栈、药行、药店三大类，并以栈为主。药栈属批发部，分生药栈、生熟药栈。生药栈专门经营生药材、原药材，一般不经营熟药（饮片）；生熟药栈兼顾药材、饮片，一般是前店后栈，以栈为主，以饮片店为辅。药行主要接待外地行商，代客购销、存货为职，资金不多，行里的药材大都是过路货。旧时在南城县盱江码头附近，来自河南、江苏、浙江、福建等省的行商都建有会馆，南来北往的行商将大量白术、茯苓、浙贝、麦冬、白芍等药材通过药行中转至各地。药店则以门市零售各类中药饮片和丸、散、膏、丹为主，多以前店后坊或前店后堂的形式出现，坊即加工、炮制、制剂的场所，堂为医生坐堂行医的地方。栈、行以面向外地为主，店则面向本地为主。

建昌帮的帮规戒律虽不见文字，但数百年来自成规矩。如在外遇到落难或无业同乡，店号均有招待3天吃住、给工作或介绍工作的规矩，离店时还给些盘缠。师带徒一律耳传心授，无本本相传，以防泄密。一些有特色的饮片的炮制（如煨附子等），视为帮内绝技，仅在南城、南丰少数几个地方制作，直至中华人民共和国成立后才逐步公开。

几百年以来，建昌帮药业在药界赢得了信誉和地位。20世纪50年代，"建昌府"中药传统炮制技术被编入《全国中药炮制经验集成》。南城县还组织编撰《建昌帮中药传统炮制法》专著，并制作了经专家鉴定的200个"建昌帮"特色饮片标本。2008年6月，建昌帮药业被列入第二批省级非物质文化遗产名录。

（三）医学文化景观

1. 明代益王府遗址

时建昌府辖南城、南丰、广昌、新城（今黎川）。万历八年（1580），析南城八都为泸溪县（今资溪县），归建昌府所辖。明朝，朱元璋有两支后代曾先后封藩建昌府。第一支是仁宗第六子朱瞻堈，于永乐二十二年（1424）被封为荆宪王，通称荆王。宣德四年（1429）就藩建昌，正德十年（1445）徙蕲州。第二支是宪宗第四子朱佑槟，他是当时江西三大藩王之一。南昌一带是宁献王朱权系统的势力范围；鄱阳一带是淮靖王朱瞻墺系统的势力范围；建昌南城一带则是益端王朱佑槟系统的势力范围。三大藩王中，以益端王的势力最大，延续时间最长。益王对于建昌府特别是南城县的政治、经济、文化产生了很多负面影响，但也有积极的一面，对于经济，文化建设也有过功劳。

首先，益王对中药建昌帮的形成与壮大有着不可抹杀的功绩。宋时，官府设立迁建昌军药局，推广《局方》各种膏丹丸散中药，讲究药材优质，提倡处方规范化，建立起建昌药业的职业道德标准。明代益王封藩南城以后，进一步推动以南城为中心的建昌医药业的发展，益端王朱佑槟是明太祖朱元璋的六世孙，明宪宗朱见深的第四个儿子，他6岁封益王，17岁就藩建昌。通医术，辨医方，刊印丹溪学派医书《玉机微义》，设"医学（校）"，建"良医所"，聘"良医正"和"医学教授"，设"惠民和剂局"，征收药材，精制丸散，使药材加工炮制步入手工作坊式生产模式，使药材集散交易兴隆，使以医药出营四方者与日俱增。

建昌自古多名医，形成了以盱江流域为中心的"盱江医学"流派。益王府里也有一批技艺精良的名医，樊胡曾任良医正，方脉神异；程氏也是益府的良医正，医治无不神应，著有《程氏医彀》一书。历代益王对以医济世的行为多有奖赏，如：1637年铅山密密教首领张普薇发动起义，次年攻至建昌府，建昌官兵大败，伤者数百人。当时有"换骨谢仙人"之称的建昌府名医谢廷高，自费医治官兵，不出月余伤者都能自立行走。益王命移镇于建昌督战的江西巡抚解学龙奖励其白银50两。

惠民和剂局征收南材、精制丸散，使药材加工炮制走上了手工作坊式生产道路。明末清初政权更替之时，益王后裔及建昌药商豪商为躲避清兵的洗劫，纷纷隐姓埋名逃亡福建、广西等地"吃药饭"，以医药立业。又由于南城地理位置优越，水路、陆路都很便利，是入闽、粤之要道，自明代药材集散交易日益兴隆，以医药出营四方者与日俱增。这样，对于"建昌帮"药业的形成和发展，起了积极的推动作用。到清代乾隆时，建昌帮盛极一时，药材贸易活跃，市场广阔，范围达福建、广东等我国东南沿海和南洋地区，建昌帮成为全国医药十三大药帮之一，有"药不过建昌不灵"之说，盛行时间长达300多年。时至今日，建昌帮药业仍为南城的经济发展做贡献。

益王府的大致范围是：东至大岭头，西至天主堂，南至生产路小学，北至天一山水塔一带，占地10多万 m^2。王府入口处有两道牌坊，前坊叫"十柱坊"，三门十柱，结构奇特。石柱上部祥云盘龙，镂空雕刻，坊上横额有"屏藩帝室"四个大字，昭示其设藩之目的。益王府也像皇宫一样建有"三大殿"，前殿（承运殿）、中殿为正殿

（圆殿）、后殿（存心殿）。殿前为盘龙大理石（今实小办公室前，已毁）。中殿殿基高6尺9寸，殿四周有走廊，檐柱采用整块的巨石雕凿而成，殿内的柱子为巨大的木柱，直径都在50～60cm。益王府内遗留下来的木柱碎石有几块现存麻姑山仙都观门前停车场樟树下，可以看出当年益王府大殿的气派。由于历代王朝的更易，战争的骚扰，这座豪华富丽的益王府，只留下一点残垣断壁，"十柱坊"为益王府仅存的一部分珍贵艺术品，也毁于1967年。如今金水桥是其遗留的唯一见证，正在维修当中。

2.麻姑山（图8、图9、图10）

麻姑山离城十余华里，属武夷山系军峰山之余脉，海拔不到1000m。《名山志》上说："中国有三十六洞天，七十二福地，分布在九州四海，唯独麻姑山，既有洞天，

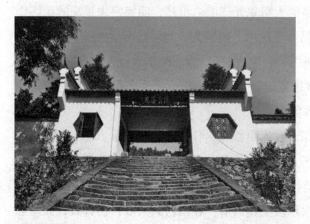

图8　南城书院

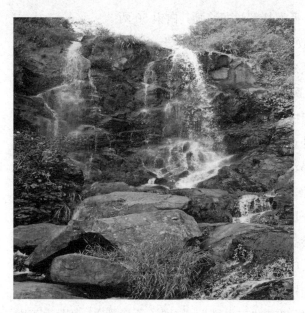

图9　南城麻姑山瀑布

又有福地，秀出东南。"据道教经典《云笈七签·卷二十七·洞天福地》记载，麻姑山为道教三十六小洞天之中的"第二十八洞天"，七十二福地之中的"第十福地"，皆仙人居处游憩之地。唐开元年间，因本山道士邓紫阳奏立麻姑庙而得名。

东晋著名医药学家葛洪曾经在此炼丹修行，留下的遗址有"葛仙丹井""炼丹灶""炼丹室"等。葛洪在南城的医药活动有力地推动了当地人对药物制备和应用的认识，这为后代建昌药业的兴旺起到开创性作用。此外还有临川人邓思瑾和邓延康两人，隐居麻姑山修行传道、炼丹制药。

古传麻姑山有三十六峰、十三佳泉、九十九座庙宇、五大潭洞，世人以为通天之境，祥瑞多福，咸怀仰慕。这里不仅有奇特壮观的飞瀑"玉练双飞"，还有千古流芳的"鲁公碑"，著名的

"半山亭""仙都观""神功泉""龙门桥""丹霞洞"。麻姑山不仅是道家名山，也有佛教寺庙，还是聚徒讲学、藏经储书之所。这里不仅诞生了"三见沧海变桑田""麻姑献寿"等古老道家神话，也创造过唐大历年间景云禅师一次剃度男女15000人的佛事辉煌。

唐大历六年（771），任抚州刺史的颜真卿再次登临麻姑山，游览仙坛，书兴大发，挥笔写下了记述麻姑仙女和仙人王平方在麻姑山蔡经家里相会故事的楷书字碑——有唐抚

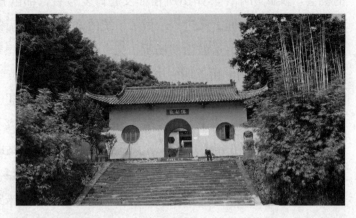

图 10　麻姑山仙都观

州南城县麻姑山仙坊记（简称《麻姑山仙坛记》）。全文900余字，笔力刚健浑厚，开阔雄壮，布局充实，大气磅礴。至此，麻姑山又以它独特的书法艺术而饮誉天下。由于世称文、书、碑三绝的颜真卿"天下第一楷书"《麻姑山仙坛记》的流布，后世的骚人墨客、仕宦商贾、白丁布衣比肩继踵，慕名而至。中唐大诗人白居易专为麻姑山作诗。与白居易生于同一年，晚年与白唱和，时称"刘白"的刘禹锡，也在麻姑山留诗一首。中唐而后，自宋迄清，李觏、晏殊、曾巩、李纲、杨万里、文天祥、王十朋、程矩夫、揭溪斯、何文渊、张异、罗纪、谢一夔、罗汝芳、汤显祖、罗伦、李梦阳、施闰章、蒋士铨等历代名公巨卿都与麻姑山结下了不解之缘。明代墨客金章登麻姑山后留下了"读罢幽碑增夙慨，思余正气凛秋穹。神仙事缈文章在，不拜麻姑拜鲁公"的感慨。李觏在《感兴》诗中写道："境入东南处处清，不因词客不留名。屈平岂要江山助，却是江山遇屈平。"大旅行家徐霞客第一次在麻姑山住了两日，下山后仍觉游兴未尽，数日后又重上麻姑山，饱览仙山景致后方依依离去。

历代君王的推崇也使麻姑山声名大噪。唐太宗李世民诏示天下信奉道教，当时九州之内，求仙炼丹蔚成风气，麻姑山这座紫霭苍岚的仙山颇得青睐，这里的山泉被用来炼丹，酿制的麻姑酒被列为贡品。开元二十七年（739），麻姑庙落成，天宝五载玄宗李隆基又复命"增修仙宇，塑立诸像，显耀祠宇"。入宋以后，从真宗、仁宗到高宗，八代帝王对麻姑仙女及仙都观都有诰封，其中"真宗赐御书百余轴""高宗赐御书法帖十轴于仙都观"，封麻姑仙女为"真寂冲应仁佑妙济元君"，把麻姑山的名声推上了一个高峰。然而好景不长，到了元末，由于战乱频仍，一场"劫火焚烧宫宇，片瓦

不存"，营建发展了 700 年的麻姑山遭到空前的劫难。

明朝开国皇帝朱元璋定鼎金陵，诏示天下修复名山大刹，麻姑山获得了重新修复的机会。洪武初年，麻姑山所在郡发起修复号召，郡邑官民纷纷募捐集资，整修了部分古迹。万历年间，又进一步做了系统的修复。这之后的麻姑山既有仙都观、三清殿、老君殿这样一些道教活动场所，又有云门寺、望云患碧涛庵等一批佛教寺庵；既有十贤堂、三忠祠、岳王庙一类的"纪念馆"，还有育英堂、又元堂一些儒教"讲习所"。清康熙年间，官府组织人力物力，多次对麻姑山景点进行修葺增建。麻姑山学馆内备有专人负责搜集采补古今名人诗文字画，现仍保存有历代名人序、记、诗、赋900 余篇。清同治五年（1866）黄家驹编撰的《重刊麻姑山志》对清前期麻姑山的景观描述说："盛朝定鼎之后，海宇升平，渐次修葺，蔚为巨观。"

可是到了清末民初，由于社会动乱，又给麻姑山带来灾难，迭遭兵燹，名胜古迹存者寥寥。中华人民共和国成立以来，麻姑山自然景观得到全面保护和修缮。1992 年，南城县筹集资金重建了仙都观仿古建筑群，重刻了大字《麻姑山仙坛记》，修建了 160余米长的现代书法碑廊，竖立了进山石牌坊，修筑了高山人工湖。与之配套的宾馆酒店也陆续兴建。1993 年 6 月 18 日，江西省省长吴官正视察了麻姑山第一期工程建设情况，对麻姑山恢复名胜采取迁建古建筑的做法深表赞许，并在重刻《麻姑山仙坛记》的仙都观即兴挥毫，赋诗一首：久闻麻姑传说多，古来墨客费琢磨。观下还有一池水，春风总改旧时波。

四、黎川

（一）地理及建制

黎川县地处江西省中部偏东，武夷山脉中段西麓，东与福建省的光泽县、邵武市毗邻，南与福建省的泰宁、建宁二县紧靠，西同南丰县接壤，北同南城、资溪二县相依，是由赣入闽的东大门之一。县域面积 1728km²，辖 6 镇、8 乡、1 个垦殖场，总人口 25 万人（多为汉族江右民系）。

黎川历史悠久，建县已有 1750 余年，历经三次建县。三国吴太平二年（257），分豫章郡另置临川郡，又分南城县另置南丰县、东兴县和永城县。而东兴、永城两县范围，正是今黎川地域，该两县当时与原所属县南城一起，均隶属临川郡，此为黎川第一次建县。此后东兴、永城两县被撤销。唐武德五年（622），在黎川地域复建制东兴、永城二县，隶属抚州，此为黎川第二次建县。南宋绍兴八年（1138），将南城东南五乡（丰义、旌善、礼教、东兴、德安五乡）析出另置新城县，县治设在黎滩镇，所以新城县又别称黎川,属建昌军管辖,此为黎川第三次建县。

民国三年(1914),全省划四道分领八十一县,原建昌府各县隶属豫章道。当时,全国实行统一定名,因江西、河北、浙江、贵州等四省都有新城县,故江西省的新城县奉命改称"黎川县"。

(二)地方文化

1. 商贸之乡

黎川不仅风光秀丽、景色宜人,也是江西通往福建的门户之一,连接闽赣的商贾之乡。这里至今保留着闽赣交界的古驿边关——杉关,历来被视为军事要塞,有"闽西第一关"之称。陆路交通外,黎川的水上交通也十分便利,盱江水系的支流黎滩河穿县而过。因此早在200年前,这里就成为周边各县市的主要物资交流集散地。如今的老街还有着当年商贾文化的缩影,保留着制秤等特色手工艺作坊,可以想见当时工匠忙碌、商铺林立、交易不绝的盛况。

黎川流传着一首歌谣:"对铺二丈隔骑楼,长街十里不打伞;三山九景十八行,古风犹存明清街。"大凡到过黎川的人都知道,黎川县城所在地有一条绵延数里、依河傍水、保存明清建筑风格、散发古色古香气息的原汁原味的老街。

古风多留偏远处。黎川地处江西东部边陲,与福建四县(市)接壤。该县始建于三国吴太平二年(257),迄今立县1752年。1000多年的文化渊源,十多个世纪的史迹沧桑,造就了黎川众多风韵独特、雅趣沛然的名胜古迹。神秘传奇的船形古宅,与天同游的绝胜古塔,双龙饮川的新丰横港,古风犹存的明清老街……弦更辙易,代改朝换,腥风血雨,天灾人祸,老街建而毁,毁再复,现存老街的建筑多为明清时期留下的,宋代以前的建筑据考略有遗风潜隐。

黎川古时水运便利,是赣闽周边数县的商品集散地。商贾云集,商贸繁荣,必然带来商铺林立,街市兴旺,黎川十里老街就是伴随其时商市的旺达孕育而生。老街沿河傍岸而建,与本县境内的主河道黎滩河如影随形,逶迤相伴。几个世纪的灾袭人患、沧桑变迁,老街现存较完整街面2.6km,明清时期二层进、三层进、四层进的老式大厅屋至今原貌保存的尚有80多个;老街小巷横布,巷中有巷,纵横交错,曲径通幽,共有长短不一、曲直相间的巷道34条。

老街古时是分段命名,南门口至县中医院名为"前步街";县中医院至新丰桥名为"南津街";新丰桥至陌头上名为"陌市街",也称"磨市街"。老街东南西北四座城门雄伟高大、古色古香,并分别冠以吉祥儒雅的名称:迎福门、昌文门、通济门、朝宗门。

明清时期，尤其是清代以后，老街最繁华、最具商业价值的当称南津街；大厅林立、豪门高宅最集中的地段则是陌市街；而散发出浓浓宗教气息的各式堂馆庙则主要分布在纵穿街市的各条巷道中。

南津街从明清开始至20世纪三四十年代，是远近闻名的"繁富甲新城"的地方。由于紧邻河埠，达江通海，交通便利，自古船帆似织，商贾如云，白天卖吆买应，入夜笙歌达旦。黎滩河畔的彭家码头，古时是南津渡口最重要的货物转运站，南昌、武汉、上海等地的物资，逆抚河而上再转溯黎水，在这里卸下，由商贩的独轮车或挑夫，源源不断运往福建光泽、邵武、泰宁、建宁、顺昌、将乐直至福州。而武夷山一带的山货和八闽的海鲜，则通过彭家码头经水上通道顺水而下直达南昌，再转武汉、上海等地。由于古时陆路交通欠发达，黎川就成为赣闽两地的水上交通枢纽和重要通衢。特殊的地理位置，使南津街商铺比比皆是，商品琳琅满目，商贩南来北往，商市繁闹似节。1936年的一项统计资料显示，老街有商业行当23种，各式商店748家，从商人员1959人。

陌市街是黎川老街的另一亮点。这里大厅林立，豪门突显，"进士第""大夫第""登科厅""高山景行"墙隔厅挨，目不暇接。其时风行，有人登科考中进士，风光返家大兴土木，荣建"登科厅"；有人进京升任大夫，衣锦返还以彰荣华，"大夫第"街面矗立；学生金榜高中，为谢师感，为老师兴建"高山景行"，仅以"山、景、行"命名的大宅院就有30多座，"三山九景十八行"之说由此而来；有人生意发达了，为显富贵，豪宅拔地而起，杨家大屋、刘家大屋、江家大厅、邱家大厅、凌云厅、果园厅……数不胜数。据黎川黄氏家谱记载，清代黄文豹考中进士，儿子亦中进士，后来其孙又考中进士，并先后出任山西垣曲、安徽宿县和稠县令，于是在陌市街建造了一幢气势恢宏的"世进士第"。陌市街头的"叶三益大夫第"可以称得上老街明清建筑的代表作，一扇大门高大宏伟，三层大厅气势不凡，七个小厅穿插横巷，这座豪宅名曰"七星伴月"，其形多变，其势雄浑，实属罕见。

漫步老街，名人故居，可圈可点；大师风范，可敬可佩。明代黎川籍时负盛名的文学家、理学家邓元锡故居保留至今；南宋著名思想家、教育家朱熹寓所风格依旧；篁竹街近郊那座"朝朝风扫地，夜夜月为灯"的"赤溪风月亭"，"桃花流水年年在"，让人览物思贤、面亭起敬，北宋著名思想家李觏勤奋读书、严谨治学的精神历久不朽、永激后辈；近代章回小说大师张恨水少年时代也曾在老街深处的篁竹街生活了几年；中科院院士、倡导"绿色教育"的教育家杨叔子同样在老街的学堂留下了琅琅书声。

徜徉老街，宗教建筑，繁星散布。老街幽巷中的"念佛林"，曲径拐弯处的"卫理公会"，静谧之地显现眼前的"耶稣堂"，繁华街市中的城隍庙，分散在各个巷道的龙江会馆、南昌会馆、抚州会馆、天主堂、福音堂现今大多完好可观。此外还有关帝庙、土地庙、娘娘庙，真可谓举头见庙，俯首有堂，无不彰显古时黎川风格各异的名胜古迹和民风社俗，令游人驻足怀旧，流连忘返。

黎川明清老街在突出其商业功能和居住特色的同时，又彰显了不同的宗教风韵，蕴含了丰富的文化内涵，体现出不凡的人文品位。曲径通幽，古朴凝重，气势不凡，国内罕见，让人体味到一种豪华落尽的萧散冲淡之趣，悟觉出老街 一首陶诗，外枯而中膏，似淡而实美。

黎川的商贸文化也使这个边界小县与一位近代文学大师，《金粉世家》的作者张恨水先生结下了不解之缘。黎川的南津码头是江西与福建两省的交通枢纽和货物的集散地，前清晚期的地方官署便在此设置厘金局，负责征收木竹和盐税。张恨水的父亲就由省府派往黎川厘金局工作，一家人便在黎川生活。张恨水在这里第一次喜欢上了《千家诗》，第一次接触了小说，开始了他的文学之旅。

县城还保留着商会旧址，记录着昔日繁华景象。

2.客家擂茶

客家人热情好客，以擂茶待客更是传统的普遍的礼节，无论是婚嫁喜庆，还是亲朋好友来访，即请喝擂茶。客家人制擂茶，以妇女见长。其擂茶有一套称为"擂茶三宝"的工具：一是口径50cm且内壁有粗密沟纹的陶制擂钵；二是用上等山楂木或油茶树干加工制成的约85cm长的擂棍；三是用竹篾制成的捞滤碎渣的"捞子"。制作擂茶，用一把好茶叶，适量芝麻，几片甘草等，置入擂钵，手握擂棍沿钵内壁顺沟纹走向有规律旋磨，间或钵中间擂击，将茶叶等研成碎泥，即用捞子滤出渣，钵内留下的糊状食物叫"茶泥"，或称"擂茶脚子"。再冲入沸水，适当搅拌，再佐以炒米、花生米、豆瓣、米果、烫皮等，就是一缸集香、甜、苦、辣于一体的擂茶了。品尝擂茶时，茶桌上荡溢出一片诱人的清香，一口试饮，口舌生津，满腔留香；二口深饮，神气仙人，通体舒畅。

（三）医学文化景观

新丰桥位于江西省抚州市黎川县城日峰镇，初建于宋、明时期，该桥原为木构便桥，明弘治九年（1496）由县人捐资重建，改为石墩木梁结构，五墩六孔，为廊桥式，抚州市市级文物保护单位。

新丰桥横跨县城南津街与篁竹街两岸之间，黎滩河支流熊村水与社苹水汇合之处。桥中段两侧均建有亭宇，亭槛悬挂有"远古青山无墨画，潺湲流水有声诗"的雕木榱联；桥之两端，置店屋数间；桥头进出石阶下首，竖立高大石拱门。桥面由条石铺砌，造型、功用独特。明清以来，此桥就是重要的交通要道，旧时为黎川县城通往福建省邵武、建宁、泰宁等县的必经津梁，现今仍为县城至西南各乡镇的主要通道之一，包括本地出产药材在内的货物日夜运输，络绎不绝。

自明代重建到今 500 年间，历经水灾火患、战火缤纷，先后多次塌毁，均为县人捐资献工修复。1984 年 8 月，桥墩木架骨突然起火，烈焰熊熊，桥身烧毁殆尽。1985 年省人民政府拨款重建，原江西省省长方志纯特为书写桥额。1986 年 12 月告竣。重修后的新丰桥，保持了古朴庄重的原貌，仍为五墩六孔，全长 98.6m，宽 4.3m，花岗石砌墩，梁架与廊屋立柱皆为钢筋混凝土结构。长廊计 21 楹，碧蓝琉璃瓦顶，水泥预制浮雕图与条栅靠背长椅连续相间，组成夹道桥栏。两端城楼式桥堡，三层四面，碧瓦红墙，门外数十级整齐排列的台阶，南端通篁竹街，北端与人民路街市相连，成为连接黎滩河两岸交通的纽带。远望新丰桥，长廊飞渡，桥堡耸立，青瓦铺顶，飞檐翘角，横跨于黎滩河上，古风犹在，气度不凡。

另有菖蒲桥，位于陌市街头，因当年河滩长满菖蒲而得名。这座木质结构的桥梁，于 20 世纪 30 年代末期被水冲垮，此后一直以浮桥的形式维系了多年，后因经费困难而浮桥中断。此桥当年也是一条繁忙的通道，它北通陌市街，南达潭溪乡的怀泉寺、三都、团村，直至德胜，以至沟通福建泰宁、建宁等县。

五、资溪

（一）地理及建制

资溪县是江西东大门，也是江西入福建的重要通道。东与福建省光泽县接壤，南与黎川县毗邻，西与南城县交壤，北与金溪县、贵溪市相连，总面积 1251.03km² 。总人口 12.6 万人（2012 年）。辖 2 乡 5 镇和 5 个国有林场，70 个行政村。境内无大江大河，但小河山涧遍布，县中部一条隆起地带将全县分成东西两部分，东部河流以泸溪为主，属信江水系；西部河流以欧溪为主，属抚河（盱江）水系。

资溪春秋时属吴，战国时属楚，秦朝时属秦，三国时属吴境，晋朝以后归属多变。明朝万历六年（1578）始置县治，时名泸溪县，民国三年（1914）更名为资溪县。民国时期疆域历经多次变化，直至民国三十六年（1947）始成现今规模。

（二）地方文化

畲族民俗文化。新月畲族民俗村位于县城以南 20km 的山凹中，是江西几个为数不多的少数民族居住地之一，2004年被国务院评为全国少数民族团结进步村，是具有浓郁民族文化韵味的景区。畲族文化主要表现在服装、美食文化和独特竞技表演等方面，其舞蹈、射弩、武术和板凳功夫，吞食玻璃瓦片、火功、刀功等传统技艺具有鲜明的民族特色。"女儿红"、千层糕、仙筒煲、三鲜粽子、南瓜饼是畲族美食文化的代表。

（三）医学文化景观

1. 大觉山

大觉山位于资溪县境内，包括道地药材在内的野生动植物资源丰富，境内山清水秀，山峦苍郁峻拔，溪流清澈萦回，自然风貌原始，空气清新，气候舒爽宜人，成功入选"新赣鄱十景"。2017年新晋为国家5A级景区。

景区分为东、西两大片区。东区以浩瀚如海的30万亩原始森林为中心，这里汇集了各类植物达1498种，并有40余种一、二级国家保护动植物，被专家誉为"天然氧吧""动植物基因库"。

西区以宗教文化特色为主体构成。大觉岩寺是中心景区之一。大觉岩寺位于闽赣两省交界处的武夷山脉西部的莲花山上，海拔1300多米。此岩洞像狮子张开的口，故又称"狮子岩"。大觉岩为一天然石室，"岩形若檐上复"，下辟一门，平展如削。岩洞前高后低，深约20m，宽约60m，高约9m，宽敞明亮可容纳2000余人。岩前绝壁悬挂，古木覆盖顶端。寺庙就建在这个天然的岩洞里。

大觉岩寺初建于东晋咸和元年（326），距今已有1600多年历史。唐代，杭州灵隐寺大觉禅师云游至此，看到此地风景优美，山深僻静，远离尘世，是修身养性的好地方，便在此建庙，弘扬佛法。后圆觉法师在此主持，他为了纪念大觉禅师，遂将狮子岩改名为"大觉岩"，山谓之大觉神山，寺名大觉岩寺。后又与道教、儒教共存一处，从"心、身、理"不同方面弘扬祖国宗教文化。

1000多年来，历经多次兴毁，最后一次毁于"文革"中。1985年经政府批准重建，是资溪县开放最早的寺庙。

今大觉岩寺依着洞形，建有大雄宝殿、观音殿、地藏王殿、祖师殿四个殿堂，建筑面积约1600m²，塑有40尊佛像。大觉岩寺东面还有一座高3.2m的三层石塔，名为"石缘宝塔"。由于大觉岩寺历史悠久，毁坏时间短，因而在闽赣两省佛教信徒中影响较大。虽然路途遥远，但到大觉岩寺朝拜的信徒甚多。每逢观音菩萨三个节日（农历二月十九观音圣诞日、六月十九观音成道日、九月十九观音出家日），上山朝拜和观光者络绎不绝。

关于大觉岩的来历，有一个传说。大觉岩最初叫狮子岩，相传古时候9只狮子来到大觉岩，看到这里风景绝佳，就在这里住了下来。不久它们把周围的野兽都吃光了，再待下去就要饿肚子了，于是就商议留1只狮子下来，其余的都走。但是，9只狮子没有一只愿离开这儿，于是他们发生争吵，继而厮打起来。力气小的不是被打死，就是逃往他方。最后只剩下一雌一雄两只狮子，旗鼓相当，相争不下，一直斗了七七四十九天，最后雄狮被打败了，而母狮也累得张着大嘴喘气，喘着喘着，它身子变硬了，变成了一座大山，身上的毛变成了满山的树木，翘起的尾巴变成了岩旁的大石笋，张大的嘴巴变成了狮子岩。唐以后狮子岩更名为大觉岩。

大觉岩寺内有一汪清泉，名聪明泉。传说此泉原为油、盐、米洞，洞中会流出油、盐、米等食物，恰好可维持寺中来人食用。后有一和尚起了贪心，想多出油、盐、米拿去卖，半夜偷偷将洞挖大，被佛祖发现。佛祖恶其贪得无厌，将洞口堵塞，从此该洞再未流出过油、盐、米，千百年来一直流着一股清泉。传说喝了此泉泉水，人会变得更聪明。因此，家中有读书人的香客，不顾路途艰难，都要带点回去给读书人喝。

2. 泰伯公园

泰伯公园是专为纪念北宋"一代儒宗"李觏而建，位于资溪县城郊外，园内塑有李觏雕像、文鼎台，并将李觏诗文和传说勒石刻碑，为纪念李觏（1009—1059）诞辰1000周年，还新建了李觏纪念馆。

李觏（1009—1059）字泰伯，世称盱江先生，北宋思想家、哲学家、诗人。北宋建昌军南城（今属江西）人，因避战乱，迁家至资溪长山叶源，即今高阜镇港口村，至其后代迁家至嵩市镇三口村。

李觏自幼聪明好学，六七岁始"习字书"，12岁就能写文章，14岁父亲去世，母亲"垦阅农事，夜治女功"（《先夫人墓志》），得免冻馁之苦。李觏服丧3年，17岁始出外游学。20岁以后，文章渐享盛名。李觏也像其他读书人一样，想通过科举，登上仕途，干一番事业。但是，他在科举仕进的道路上却一再受挫，未能如愿。后隐居著述。南城立学，被聘为郡学之师，创立盱江书院，教授自资。

六、金溪

（一）地理及建制

金溪县是临川文化的发源地之一，位于江西东部、抚河中游，东与贵溪县、鹰潭市、资溪县交界，南和南城县接壤，西与抚州市相邻，北连东乡、余江两县。面积

1358km^2，辖 8 镇、5 乡、1 国营华侨农场、1 省级工业园区，人口 30 万。

春秋战国时，金溪始属吴，越灭吴后属越，楚灭越又属楚。秦时，属九江郡。汉初，属淮南国，后属豫章郡南城县之地。东汉时金溪属豫章郡临汝县地。三国时，属吴国临川郡临汝县地。后周显德五年（958），南唐以临川县的上幕镇及靠近该镇的归政乡设置了金溪场。宋淳化五年（994），临川县的归德、顺德、顺政连同原来的归政共四乡被立为金溪县，属抚州管辖。

（二）地方文化

建县千年以来，金溪地方文化有过三次历史高峰。远在唐朝，金溪是江南名重一时的冶银重镇，出金产银，山间溪水色泽如金，县名"金溪"因此而得，至今仍留存银坑遗址和千年冶银碑文，是目前国内古代矿冶最早的实物性文字记载。两宋时期，金溪是江西陶瓷业的重要生产地，民间流传"先有小陂窑（金溪具有代表性的窑址群），后有景德镇"。明清之际，金溪浒湾雕版印书极盛一时，"籍著中华""藻丽嫏嬛（意为比天宫藏书还多）" 300 余年，是清代四大印书中心之一（四堡、浒湾、武汉、北京），传说乾隆下江南时专程到过浒湾书铺街。（图 11、图 12）

江西有句民谚：临川才子金溪书。临川出才子，如晏殊父子、曾巩、王安石、陆九渊、吴澄、危素、汤显祖、李绂等可谓名闻宇内，至今临川中学高考清华、北

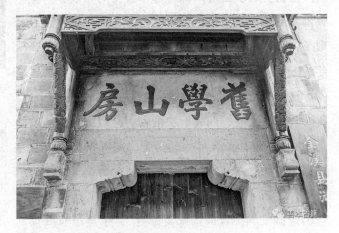

图 11 金溪旧学山房

大的录取率仍然很高。金溪与临川山水相连，浒湾居二县之交，明代中晚期因抚河黄金水道而兴，迅速成为赣东闽西一个商业重镇，并快速向书业、纸业特色转型。"金溪书"主要就是指金溪浒湾的雕版印书，这也是临川文化中一道靓丽的风景。

金溪名人勤于著述，同治版《县志》记载，金溪历代著书立说者共 249 人，著书510 多种。同时，金溪重峦叠嶂，盛产竹木，雕刻版材及造纸原料丰富，又出产优质石墨，这些都为印书提供了得天独厚的自然条件和人文条件，使得金溪作为临川文化的主要区域，又有"江南书乡"的美誉。明清两代，浒湾镇以木刻印书著称于世，成

为江西最大的印书中心。中华人民共和国第一任文化部部长郑振铎曾在厦门大学《学术论坛》上发文将江西浒湾与北京、汉口、福建四堡一起誉为明清时期全国四大雕版印刷基地。《江西省地理志》曾载："金溪浒湾男女皆能刻字，所有江西全省读本、经书小说皆由此出版，名曰江西版。"

（三）医学文化景观

1.龚廷贤家乡

龚廷贤家乡为金溪霞渐龚家，即金溪县合市乡龚家村，旧名下渐里。村子里保留有龚廷贤故居，是龚廷贤出生成长的地方，这是一处明代建筑，也是当地年代最为久远的民居，具有很高的文物价值。据村民介绍，这栋房子以前共有4个房间，大门的进门处有天井，房子周边有土砖筑成的围墙，大厅里曾挂有龚廷贤画像，每年过年的时候，村里人都要到这里来祭拜。后来因为无人居住就逐渐破败了，只能从仅存的屋檐和零落的墙柱依稀想象当年的旧模样。

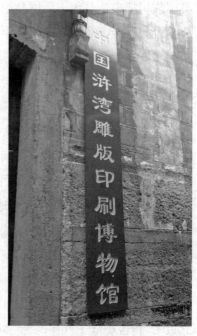

图12　金溪浒湾博物馆

在村子的西头还保存有龚廷贤墓（图13）。墓碑石为明代所立，四周石块堆砌，碑出土高85cm，宽50cm，厚20cm。碑石呈方形，中间镌刻着"明太医院御医赐医林状元龚廷贤墓"一行铭文，左边是"天启四年岁次甲子季冬"，右边是"孝男宁国守国定国安国孙乾郎福郎复郎立"，字迹虽有些模糊，但尚可辨认，后经县政府拨款修缮，每年的清明时节，都有族人前往祭奠。

为纪念龚氏一家三代医官，该村现在还保存着官帽牌坊和官帽井，被四邻村民称为"官帽村"。官帽井在村东头，被人工雕琢成官帽形状，现已废弃不用。官帽牌坊为古时进村的总大门，牌坊状，上刻有"渤海流芳"四个大字，字迹清晰，牌坊顶上正中雕有一个明代式样官帽。关于"渤海流芳"四字的来历当地有两种说法：一说因古代名医扁鹊

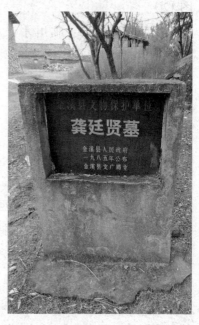

图13　龚廷贤墓

为渤海人，"渤海"即指代扁鹊，"渤海流芳"意为赞颂龚氏医术高明堪比扁鹊；另一说，龚氏一姓原为阮姓，居住朝鲜，公元前11世纪阮元出使周朝被分封于龚丘，于是改姓为龚。后历经九代传至龚选公和龚遂公两兄弟。龚遂，西汉南平阳（今山东邹县）人，宣帝（前73）时为渤海令，并加封为都尉史。因为政有道而深得民心，当地百姓送"渤海流芳"四字以彰其政绩。（图14）

2. 浒湾镇书铺街

浒湾镇，古名"金冠里"，地处古代金临驿道中段，又处抚河岸边，这里水势平缓，便于航运，近与抚州、南昌相连通，远可下鄱阳湖，进长江，进而联系各大城市，堪为黄金水道。

从明清至民国时，该镇一直为全县商业中心，也是赣东主要商品集散地之一，为赣东四大重镇之

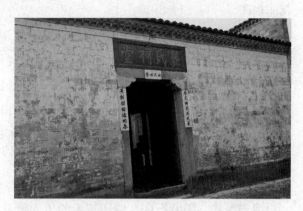

图 14　龚氏祠堂

一。浒湾镇书铺街分前、后两条，由当年各印书商号建成的庭院组成。两街道相向平行，中间有谯楼巷贯通，谯楼巷上空搭有三座谯楼供打更人居住。这些铺栈、书店、作坊建筑式样大同小异，均作纵深式加厢楼，高瓴格式，而且大都首尾衔接，曲径相通。大门门面开在前书铺街的，其后门则开在后书铺街；而大门开在后书铺街的，其后门就一定开在前书铺街，这样方便往来，也加强了业务联系和信息沟通。如余大文堂刻书房的大门坐落在后书铺街，其后门就坐落在前书铺街。在余大文堂的廊柱上至今仍保留着3副对联："琅函宝籍徵对瑞，玉检金泥广国华""宋艳班香开绮丽，韩潮联海溯渊源""雨粟以来多著述，结绳而后有文章"。

前书铺街街口有石拱门，上本嵌"籍著中华"横方石匾，"文革"中被拆毁。门前十数步有用石柱、石板咬接为栏的洗墨池，是当年盥洗木刻印版的地方，池旁原有乾隆壬寅年（1782）立的高6尺、宽3尺并镌有如斗方大小的"聚墨"二字的石碑，碑的上部横刻着"流芳百岁"四字，也在"文革"中被毁。后书铺街街口石拱门悬嵌着道光癸卯年（1843）合坊鼎建的一方石匾，刻有"藻丽嫏嬛"四个大字。前书铺街与后书铺街相贯通的灞陵桥巷交会处原有一方同治十一年（1872）的"严禁淫词小说"禁书碑，列举禁书约200种，如《西厢记》《红楼梦》《水浒》《今古奇观》《笑林广记》《牡丹亭》等，可惜"文革"中亦遭毁坏。

明清时期，浒湾镇以木刻印书著称于世，成为江西最大的印书中心。南宋陆九渊

逝后，其子与门人编成《象山先生全集》多次刊印，元代危素未入仕即在家刊印《云林集诗稿》，可见浒湾木刻印书，其始应不晚于宋元。明朝末年随着建阳印书的凋败，大量书籍及书版流入浒湾，浒湾刻印日渐兴盛，乾隆、嘉庆、道光年间达到鼎盛。全镇有两仪堂、余大文堂、世德堂、文奎堂、文林堂、善成堂、可久堂、红杏山房、旧学山房等60余家书店堂号，刻字印书工匠上千人，经史子集、戏曲话本、书法碑帖都能刻印。

浒湾刻书校勘精、讹误少，用墨讲究，制墨时墨胶中常加入名贵中药犀角、牛黄、麝香等以防蛀、增香、加固。这些量大质优的刻本不仅在本地受到欢迎，而且行销全国。在全国的一些大中城市，尤其是地处长江中下游水路交通畅达的口岸，如南昌、九江、安庆、芜湖等，都设有分号分店，浒湾的木刻印书通过这些渠道遍销全国，影响很大。据清代李文藻《琉璃厂书肆记》记载，在乾隆己丑年（1769）即有江西金溪人在北京开书店，并占领琉璃厂、打磨厂绝大部分市场，售卖本地刊印新书，故有"籍著中华""藻丽娜嬛"之誉。

清末民初，随着石印、铅印技术的传入普及，浒湾的木刻印书业受到极大冲击，到了民国中期，已濒临淘汰。原刻木版因没有经常印刷而遭霉烂、虫啮鼠咬，以至残缺。民国三十一年（1942），日本入侵，浒湾四分之三的店铺毁于战火，木刻书籍和木刻版也遭受灭顶之灾。现在尽管书铺街仍在，但居民的生活大都与印书业无关，只作为文化景点迎接慕名而来的四方学者、游客。书铺街上能够辨认出的印书堂号遗址只有余大文堂、文奎堂和旧学山房三家，其中旧学山房遗址被改建为"中国浒湾雕版印刷博物馆"，展出相关文字、图片及音像资料。

浒湾镇发达的印刷业也为当地医学著作的刊行及传播提供了便利的条件，间接地促进了旴江医学的发展。在浒湾所刊刻的书籍中医学书籍占有相当比重。如本地名医龚廷贤代表著作《寿世保元》《万病回春》即经多次刊刻，另旧学山房刻《眼科秘旨》《得心集医案》，渔古山房刻《陈修园重订景岳新方砭》《时方妙用》，大文堂刻《黄帝内经素问灵枢合编》《神农本草经读》《脉诀规正》《医宗必读》《疮疡经验全书》《眼科大全》《本草备要》《备用良方》《求偏琐言》，二仪堂刻《珍珠囊药性赋》《陈修园医书二十四种》《伤寒辨证录》《医学心悟》《本草三家合注》，三让堂刻《景岳全书》《三指禅》等。所印医书从经典理论到临床各科，从诊断辨证到治疗心得，从医理探讨到方药用度，靡不悉备。医书的大量刊刻以及在全国各地书肆商号的售卖，扩大了旴江医家学术思想的影响，与此同时也促进了旴江医学与外埠医学的进一步交流融合，可以说对整个中医学的发展起到了积极的推动作用。

3. 何源太山

何源太山，又名云林山、崖山、天门岭，位于金溪县东部，距县城35km的何源镇东部，距道教发源地江西龙虎山风景区10km，属于武夷山脉东北端，天旭山山麓，主要由琵琶峰、中源寺峰、马头岭、花山、蒸盖岭、东峰、三老峰、高冠峰、天门岭、笔架峰等山峰构成。它与贵溪县仙岩、龙虎诸峰，皆参差相接。琵琶峰海拔700m。《江西名胜志》载："琵琶峰在崖山。"中源寺峰位于北源峡谷，因昔日有中源寺而得名，现寺早毁，只留有一地名，当地人称"庙上"。

何源太山与诸多名人有渊源。诗曰：一亩闲云独自耕，草庐寂寂诵黄庭；又言辟谷归山后，月夜时闻铁笛声。这首诗是南宋著名道士白玉蟾描写十六代天师张应韶在何源龙须井隐居时的情景。张应韶，字治凤，一生博学经典，精通道术，后隐居于金溪县何源龙须井上，擅长辟谷之术，能百日不进食。善吹铁笛，与妻儿耕作自娱。后来他的儿子张颐（一作张顺）长大后便出任贵溪县尉。

特别值得一提的是，盱江名医龚廷贤曾隐居于此且在此采药，龚廷贤也因此自号云林山人。

4. 仰山书院

仰山书院（图15）坐落在金溪县秀谷镇王家巷，为一处保存完整的古代县级书院，现改造为"陆九渊纪念馆"。陆氏家族因经营药业而振兴，陆九渊本人对医学也有着特别的情怀。

书院环境幽雅，大厅正中安放着陆九渊半身塑像，四壁陈列介绍先生生平事迹的图片。上堂还辟有金溪历史人物展厅、书画和石刻展室等。正厅右侧为"先儒祠"，是学子们春秋两季开学时祭祀先生的地方；正厅左侧为居室、厨房等，是学生和先生们歇息、用膳的地方。

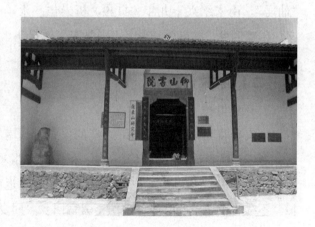

图15　仰山书院

书院历史悠久。清乾隆二年（1737），知县阎廷佶倡捐，买县城学岭巷右边桂氏房屋改为义学。嘉庆二十一年（1816），知县万国荣率城内善士李庭藻等，拆旧建成48间房的书院，并请江西学政王鼎赠写"仰山书院"于门额，表示对陆九渊等先哲崇仰，所捐田亩、店房岁收租息为书院的办学经费，并聘请名师名儒讲学。咸丰十一年（1861），仰山书院焚毁于战乱。同治八年（1869），城西善士王履亨、王履泰、王履恒三兄弟捐钱三千六百串，并倡捐金溪籍旅湖南商人二千余串兴复书院。光绪二十八年（1902），在"废科举，兴学堂"的教育改革中，知县杜麟光会同学士乡绅把仰山书院改为金溪县官立小学堂，民国元年（1912）又改为县立高等小学，是当时金溪的最高学府。1992年，仰山书院划归县文物管理所管理，省、县拨付专款对书院进行了一次比较彻底的维修。1993年在书院开设了陆九渊纪念馆。1996年4月金溪"陆象山研究会"也设立在书院内。

七、乐安

（一）地理及建制

乐安县是临川文化发源地之一，位于江西省中部腹地，抚州市西南部。东与崇仁县、宜黄县交壤，西与永丰县、新干县相邻，南连宁都县，北靠丰城市。全县总面积2412.59km²，设9镇7乡，辖175个村委会，1651个村小组，总人口36.5万人。

乐安是一座千年的古邑，春秋时属吴，战国初属越，周属楚，秦属于九江郡，西汉属豫章的南城县，东汉属临汝县，三国时属吴国的临川郡，隋属崇仁县。北宋景德四年（1007），宋真宗以其"洞天名山屏蔽周卫，而多神仙之宅"，下诏改"永安"为"仙居"。南宋绍兴十九年（1149）析崇仁、永丰2县置乐安县，辖天授、乐安、忠义、云盖四乡，并以乐安乡名而得县名，属抚州。

（二）地方文化

1. 乐安傩舞

乐安傩舞是沿袭古代驱鬼逐疫的仪式，与南丰傩相比，有一文一武之说。其由来，源于流坑董氏第六世祖董敦逸。相传，在北宋徽宗初年，身任监察御史的董敦逸奉旨出使契丹议和，并被迫在契丹滞留多年。返朝时，他把当地的跳傩仪式带回京城。不久，敦逸被奸臣谗言中伤，罢官回乡。回乡时，敦逸又把傩具带至流坑，并向村民传授跳傩仪式，一直相传至今，被村民视为一种驱邪祈福、强身健体的活动。

每年到了小年（农历十二月二十四），便开始组织村中青壮年，先行演练傩舞，并兼及习武。大年过后的初二，各房傩戏班先出游一次，走遍全村，即示意当年的傩舞活动正式开始。傩舞戏班来到戏台，先由"神首"焚香点烛，燃放鞭炮，并高声报出喜庆人家的姓名和喜事，接着乐器奏响，表演开始。

表演者各自头戴相应的傩面具，衣着戏装。表演时，随音乐的伴奏，只舞而没有说唱，风格古朴粗犷，富有意趣。表演又分"文场"和"武场"。流坑傩舞的主要剧目有:《钟馗扫台》《天官赐福》《安庙装香》《书生进考》《跳财神》《出六将》《出三官》《出和合》《出真定》,还有《周公与桃花女》《闯辕门》《斩蔡阳》《取经》等剧目。最后,全体演员脱去面具一起登台,各展其技。顿时,喝彩声、鼓掌声交响,剧场气氛非常热烈。演完全场一般要四五个小时。

2.乐安花鼓戏

乐安花鼓戏是流行于乐安县的历史悠久的民间小戏剧种。

乐安的戏剧历史,可以上溯到五代时期,南唐帝王后裔避隐于乐安招携,将宫廷戏剧文化在此传播,至今供娱乐表演的招携瓦子堂遗迹仍存,足以表明当时民间演出的兴盛。另一传播途径是每逢春秋二季大华山的朝神拜仙的祭祀活动,闽、浙、粤各省的信士香客汇集于乐安,带来"唐代歌舞"与"宋代南戏"等演出。在明代以前其中最具地方特色的是元宵花鼓戏。

乐安花鼓戏起源于花鼓灯。明代以前乐安南部山区的民间花鼓灯非常活跃,玩灯者多唱《十条龙灯》《十盏明灯》等十字小调,在宗庙或院落里赞礼唱彩。后来吸收民间娱乐"扭扇神"的表演形式和民歌的对唱艺术,形成了"扭单台""对子戏"的表演,后来发展到上演生、旦、丑三个角色的小戏,这是花鼓戏的雏形。谷岗小港的花鼓戏在发展过程中,吸收了部分宜黄戏的皮黄声腔特性,也融入了部分宜黄戏的节目内容,同时又受赣南采茶戏、湖南花鼓戏的影响。到清代康熙、乾隆年间,乐安花鼓戏已发展到可演多角的整本戏和连台戏,并发展到乐安县南部山区及吉安、赣州等边沿地域,流传与影响较大。

花鼓戏班演出时登台的角色只有生、旦、丑三个,因而俗称"三角班",奉信"清源菩萨"为祖师,一般为8人,即演员4人,伴奏及场记4人,组成人数号称"七紧八松"。虽然人数不多,但其演出形式多样,有凑八仙、走单台、小戏、整本戏五种类型。较有影响的剧目有《大八仙》《小八仙》,十字调50多种;小戏八出,即《送宝》《一束根栽禾》《南山种麦》《打补钉》《打彩龙船》等;整本戏八出,即《曹妹子逼嫁》《青龙山》《毛洪记》《韩湘子》《蔡郎别店》《绵羊记》《刘文昔》《梁祝姻缘》等。

花鼓班社组成为一家一班社,所以又叫"家庭班"。班社名称都以人们熟悉的名角的名字命名,如小港的"邓明照花鼓班"七代闻名;也有以班社所在地名命名,如小港班、芳草班、努坪班等。民国时期,花鼓班的组合形式有了扩充和变化,乐安与邻县的花鼓戏名角相邀组成花鼓班,使花鼓戏班进入多姿多彩、全方位融合交汇期,并在此基础上,结合宜黄戏、丰城戏、京剧等多种演唱艺术发展演变为一种新的剧种——采茶戏。

（三）医学文化景观

1. 乐安古樟林

樟树在旴江流域自古被视为"神树"，栽培历史悠久，樟树也具有很高的药用价值。在乐安镇南村头存有大片樟树风水林，沿乌江绵延10余里，与"千古第一村"流坑村相依相伴。该古樟林以其面积之广、古樟之多、树龄之长被誉为"中国第一古樟林"。经上海大世界基尼斯总部审定，乐安牛田古樟林，面积70公顷，古樟总数2907株，其中国家一级古树288株、二级古树1563株、三级古树1056株。该古樟林树龄大多在数百年以上，最长的一棵超过千年。由于年代久远，不乏生长奇特的古树和动人的传说。有一棵树干形似马鞍的古樟，相传民族英雄文天祥途经水南洲时，曾经跨过这棵古樟，人们为了纪念这位民族英雄，将之称为"马鞍樟"。传说中的名木还有"三仙樟"（仙女）"阎王樟"等，漫步林中，樟香袭人，鸟语蝉鸣，令人神清气爽。沿河畔有600余米长的黄金沙滩，是天然的浴场和理想的休闲度假区。

2. 流坑古村

流坑村位于县境西南部，坐落在距县城37km的乌江之畔，四周青山环抱，三面江水绕流，有900余户，近5000人，建于五代南唐昇元年间（937—942），面积约3km²。全村以董氏为主。宋时以董氏科第而勃兴，成为江右聚居的大家族。元代遭毁。明清时绍继祖业，兴教办学，修谱建祠，并发展竹木贸易。明中叶渐次形成了七横一竖八条街巷，族人按房派宗支分巷分区居住。巷口设置望楼，门楼间以村墙连接围合。巷内鹅卵石铺地，有良好的排水系统。

村中现存500余幢建筑中，明清古建筑及遗址260处，建筑均为砖木结构楼房，高一层半，格局为二至三进。建筑装饰讲究，有木、砖石雕及彩画、书法艺术，并有匾额188方，楹联72幅，门头墙壁题榜362方。重要建筑群18组，戏台、书屋等文化建筑6处，牌坊5座，宗祠48处，庙宇8处，另有古水井、风雨亭、码头、古桥、古塔、古村门及古墓葬32处。

古民居基本保存完好，组群完整，街巷仍为传统风貌，是中国古典民居建筑的标本，江西古代文化的缩影，中国古代农村文化的典型，具有重要的历史、保护、研究和观赏价值。前国家文物局局长张文彬为之题书"千古第一村"。2001年6月，经国务院批准，流坑村古建筑群被公布为第五批全国重点文物保护单位。2003年10月，经建设部、国家文物局评定，流坑村被命名为"中国历史文化名村"。

八、宜黄

（一）地理及建制

宜黄之名，自三国吴太平二年（257）置县以来，一直使用至今。其名之由来，古籍记载的有三说：一说因县城（县治驻地）在宜水、黄水汇合之侧，以宜、黄二水名县；二说因县城在宜黄水侧，以宜黄水得名；三说因县立于水侧，以水为名。为什么有三说？谁为妥当？史无评论，故今采用者各取所喜，有持一说的，也有袭用二三说的。有学者将三种说法综合分析并加以考证，得出一可信度较高的说法。

学者金祖孟先生在地名构成论述里指出："宜黄是由二河名合成的。"哪二河呢？清同治十年（1871）《宜黄县志》载："宜、黄二水（河）合而名县也。"为什么以此二水名县？明代兵部尚书谭纶（宜黄人）在《宜黄城记》一文中说："宜黄居临汝上游，当宜水、黄水合流之间，故名曰宜黄。"以上记载充分说明，宜黄之名，是因县城（县治驻地）与宜、黄二水相关而得之。这一结论已为现状实际所证实，十分可靠，只要查阅古今任何一张地图就一目了然，无可非议。

宜黄县境内有 36 条支流，以宜水、黄水、蓝水、曹水和梨水 5 条支流为主，它们组成了全长 116km、流域面积 1983km^2 纵横交错、独立完整的宜黄水水系。

关于宜、黄二水，有一个美丽的传说。很早以前，军峰山上有一位大仙，把一条白龙和一条黄龙养在瓶子里。若干年后的一天，大仙出去云游，白、黄二龙正在瓶内嬉戏时，忽见天空中有一只翩翩飞舞、五彩斑斓的凤凰，便兴奋地破瓶而出。凤凰被惊得忽东忽西，白龙在东，黄龙在西，夹着凤凰穷追不舍，追到县城处，凤凰蓦然化作一座形如凤凰的山峰，也就是今日的凤凰山。白、黄二龙望着凤凰山依依不舍，泪如泉涌，白龙便化为宜水，黄龙化为黄水，两水并合成宜黄水，从此日夜在山下流淌，陪伴着凤凰。

宜黄县地处江西省中部偏东、抚州市南部，背靠临川区，东接南城、南丰两县，西邻崇仁、乐安两县，南与赣州宁都接壤。面积 1944km^2，人口 24 万，辖 12 个乡镇。

宜黄春秋时属吴国，战国初属越，楚灭越后属楚，秦统一后属九江郡，西汉为南城县域，东汉分属临汝、南城县地。三国吴太平二年（257），分豫章郡之临汝、南城立临川郡。同年，析临汝地立县，是为建县之始。因县治在宜、黄二水汇合侧，故名宜黄，属临川郡。南朝开皇九年（589），废临川郡设临川县，废巴山郡设崇仁县，宜黄并入崇仁县。北宋开宝元年（968），南唐后主李煜割崇仁县之崇贤、仙桂、待贤三乡置宜黄场，场署设仙桂乡长春里，仍属崇仁。开宝三年（970），升场为县，隶抚州，设县治于黄填镇（今凤冈镇）。开宝八年（975），南唐土地尽入于宋，改抚州为军州，抚州军归宋。自此宜黄设县及县名均未变动。

（二）地方文化

宜黄戏，是赣语戏曲之一，发源于宜黄县，迄今已有近 400 年历史，中心流传地区为江西的宜黄、南城、南丰、广昌等县，远及赣东北、赣南、闽西一带。宜黄戏班在明朝就很出名，中国杰出戏剧家汤显祖的剧作《临川四梦》，最初就是由宜黄班演出的，并因此有"宜伶""宜黄子弟"之说。但那时的宜黄班先唱弋阳腔，"弋阳之调绝"，相继兴起的便是徽州、青阳两腔的流行。2006 年 5 月 20 日，宜黄戏被国务院批准列入第一批国家级非物质文化遗产名录。

（三）医学文化景观

1. 曹山宝积寺

曹山宝积寺（图 16）位于宜黄县城西，始建于唐代咸通（870—873）年间，由佛教禅宗南岳青源法系弟子本寂禅师所创，已有近 1200 年的历史。

本寂俗姓黄，名元证，法号本寂，系福建莆田人，19 岁在福建灵山出家，25 岁受戒，得到江西宜丰洞山高僧良介禅师真传，来到宜黄弘扬宗法。他在曹山传法 31 年，弟子过百，信徒数千，圆寂后就葬在曹山寺西侧的凤形坑，享年 62 岁。1743 年，

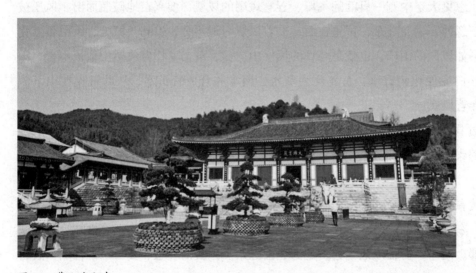

图 16　曹山宝积寺

清雍正皇帝加封为"定藏元证禅师"，名扬四海，被称为"曹洞宗"，为禅宗五大派系之一，至今在中国、日本、东南亚、朝鲜等国家和地区，有千余座曹洞宗派系寺庙和上千万信徒。曹山宝积寺被称为"曹洞宗"祖庭。

曹山宝积寺坐落在形如莲花瓣的曹山之中，环山绕水。宝寺周围现有本寂墓塔、雨花岩、油盐洞、千年银杏等14处景点。清初以后，寺庙一直衰落，民国时只有部分殿堂和少数佛像，到1969年殿宇全毁，直到1982年，宝积寺迎来复苏契机。1985年，省政府把曹山宝积寺和本寂禅师墓塔列为全省第一批风景名胜点，1994年8月，县人民政府批准曹山寺对外开放。1999年开始陆续从国内外请进20多座汉白玉佛像，成为江西玉佛最多、最全的寺院。

2004年曹山寺开始进行重建，2009年11月12日举行了隆重的开光仪式。兴建修复后的曹山宝积寺成为江南一流的集佛学院、佛学研究、观光、谒拜为一体的中国佛教禅宗祖庭和现代仿唐建筑丛林。

2. 谭纶墓

江西省宜黄县境内峰峦叠翠，古树参天。出县城约5km处，山峦兀然拔地而起，形成一道约数百米宽的天然屏障。山上苍松林立，云缭雾绕，飞瀑直下，山下是片开阔的板栗林，透过板栗林，远远就能看见坐落在半山腰那气势非凡的谭纶墓了。

谭纶（1520—1577），江西宜黄人，字子理，嘉靖进士。初任台州（今浙江临海）知府，练兵御倭。嘉靖四十二年（1563）任福建巡抚，率戚继光、俞大猷等，平定境内倭寇。隆庆元年（1567）任蓟辽总督，与戚继光训练军队，加强北方防务。后官至兵部尚书、太子太保。

谭纶墓坐北朝南，由祭道、神道、基体三部分组成。

祭道：南端入口处是一对石狮守护的双层歇顶的门楼，砖石镶嵌的祭道约300m长。门楼正额挂有御制的"文武忠孝"横匾，门楼内设亨堂，亨堂里摆放谭纶塑像。可惜门楼、亨堂早年已毁，唯有那对悲泪欲滴的石狮被泥土淹没，幸存至今。

神道：约100m长，石牌坊是四柱三门为一组，共三组，中间牌坊比两边的更高更大些。每个石柱顶端均有石雕的狮马鹿象分别对应压座，中间牌坊正反额间镶刻"敕葬太子太保兵部尚书谥襄敏谭公之墓"巨匾。一条卵石拼花石板路沿左山斜坡而上，接着便是5层石板台阶。第一层设石虎1对，意示谭纶的生肖；第二层设石羊1对，指谭纶孩提时代；第三层设引马1对，喻为谭纶戎马生涯；第四层为2尊武将，高2m多，披铠甲，象征谭纶将军南征北战；第五层为2个文官，一手捧着朝筒，一手扶着玉带，象征谭纶进京为兵部尚书，辅佐皇上。按当时明朝贯制，封王坑莹神道只能设石人二，谭纶墓却设有石人四，可见皇帝对谭纶的恩宠。

墓体：墓长 30m，宽 20m，沿山坡砌磋 3 层，每层高 1.2m，左右两侧各呈半圆砌红石阶梯至墓顶。墓下层为墓碑，上层建有圆形雕花照壁，照壁正中为宽 1m、高 1.4m 的石刻"奉天诰命"御制碑。碑身仿牌楼式歇山顶，碑旁各有 50cm 宽的石雕华板。碑前封土上为圆形墓顶石，墓顶石整体两层，通高 80cm，下层为扁圆形石座，周长 2.58m，上层为一球形，周长 2.1m，雕二龙戏珠图案，云彩填贯其间。据有关专家说，这是江南古墓罕见的墓顶石。整个墓葬居高临下，气势雄伟，举目视野开阔，山川村寨尽收眼底，被人们称之为"江南第一古墓"。

值得一提的是，谭纶墓所有石雕、石刻艺术都非常精湛。人石、马石、羊石、虎石雕工精致、浑厚，栩栩如生，呼之欲出，尤其是新出土的"神道碑"小而字多，就当时的石刻工艺，算得上是一大"宝额"。此碑青石质，高 87cm，宽 54cm，厚 3cm。碑文为直书正楷阴刻，共 33 行，行 62 个字，全文总计 1984 个字，内容叙述了谭纶生平事迹和去世后朝廷对他的哀悼，是一块于文、于工艺都有益于后人研究的宝贵史料。

九、崇仁

（一）地理位置及建制

崇仁县地处江西中部偏东，抚州西部，东北接临川，东西毗宜黄，西南邻乐安，西北连丰城。县境总面积 1520km²，总人口 42 万，现辖 7 镇 8 乡，161 个村居（委）会。

崇仁县建制沿革历史悠久。崇仁原辖地曾建立过新建县、西宁县，历经三国、西晋、东晋、南北朝和隋朝，共计 332 年。南北朝时期还建立过巴山县，历时 53 年。隋朝还建过巴陵县，历时 5 年。隋开皇九年（589）开始，置崇仁县，因原崇仁乡得名，自此一直隶属抚州。

（二）地方文化

1. "三角班"采茶戏

崇仁人雅爱文艺，喜欢通过戏曲方式抒发内心的情感。崇仁采茶戏，系由本县民间歌舞发展起来。明末，本县的新春灯彩活动，常有茶灯女手提花篮灯，唱《十二月花》或《十二月采茶》等小曲。花鼓灯的演唱者，常为一旦一生，唱民间小调。民国初期，有航埠洋陂张家村张保仔，以本县的茶灯戏为基础，逐步发展成"三角班"。

初期的崇仁"三角班"角色通常是一旦一丑，再加上一个"坐堂"（锣鼓或二胡手），演唱单台戏和一些小戏。所谓单台戏，即由一人（常为旦角）登台演唱，音乐唱腔都一戏一曲。还有一种叫"板登戏"，即坐唱艺人（常用二胡伴奏自拉自唱）经常活跃在农村茶楼酒店、村户人家之中，他们主要演唱"三角班"剧目还兼带教戏，通过他们也促使了"三角班"的广泛流传。

民国初，1934年航埠张家村"三脚班"艺人张佑民带班从宜黄、临川来到崇仁，成立一个职业"半班"名"佑民堂"，此后职业班社相继成立，半班便以崇仁为中心进入一个大发展时期。

此时一些唱傀儡戏的艺人也相邀演唱"半班"，并将傀儡戏的很多剧目移植为"半班戏"，一些伴奏曲牌和一些唱腔大大丰富了"半班"戏的音乐。后在抗战时期，又吸收了一些丰城、高安的丝弦班的部分剧目和"本调""小花调"等腔调，使"半班"得到更大的发展。1949年之前，由于国民政府对民间艺人进行捉拿关押，使"半班"班社解体，艺人流离失所，"半班"戏受到严重摧残。

中华人民共和国成立后，成立了崇仁县采茶剧团，随后农村业余剧团也纷纷相继建立。专业剧团在创作剧目中也取得了优异成绩，获得了演员表演奖，深受各地群众欢迎。1964年10月，县采茶剧团编演的现代小戏曲《秧》，被选为江西省赴京汇报演出剧目。1982年，县戏剧家张齐根据"临川四梦"改编的七场大型采茶剧《牡丹亭》，荣获文化部、江西省政府颁发的优秀文艺作品二等奖。

2. 萱华古傩——跳八仙

崇仁萱华"跳八仙"是古时候迎神大赛时所跳的一种舞蹈，俗称"打把戏"，是江西傩舞的代表之一。"跳八仙"为杨、詹两姓祖传的民俗活动，每10年举行2次，在农历正月期间演出，由杨姓与詹姓轮流主持，当地有一首民谣唱道："瑞上詹家人，十年两届神，戴起木面壳，笑煞几多人。"

崇仁傩文化历史悠久，原沙堤乡萱华村一带的"跳八仙"，据说明代洪武之前便出现了。因附近的枧头庙内诸神显应，倾动四方，引发杨姓与詹姓两家自古以来的迎神大赛，"跳八仙"便是大赛的主要内容。至于《八仙舞》究竟由何时何地传来，未见文字记载，但"八仙"中没有汉钟离，而是刘海手持金蟾入舞，这一奇特现象，旁证了该舞最早源于唐朝，因为到了唐代民间才出现了《刘海戏金蟾》的传说故事。

《八仙舞》历来只在前河、里河、詹家等三村两姓间世代秘传，一般是父传子，所扮角色，形象、动作不得随意变更。平时，面具、道具由各个角色的扮演者自己保管，每逢"迎赛大神"之年，都要提前一个多月重排，直到动作熟练，父辈点头，方能在"请神"之日"开傩"，严防变形走样。因此，从明洪武年间（1368—1398）至今六百余年，《八仙舞》一直保持着古朴、原始风貌，没有后人加工、改编的痕迹，是一种原生态民间文化。加之形象惹人捧腹，表演活泼幽默，因而每逢庙会搬演之日，都能倾动八方乡邻。

（三）医学文化景观

1. 相山

相山是崇仁县境内南部的一座大山，位于今相山镇西 10km 处，与乐安县的公溪镇接壤，面积 35km²，主峰海拔 1219.2m。相山风景秀丽，山势陡峭，山峦起伏，连绵百里，为县内第一高峰，素有赣东名山之称。《县志》中描绘，近看"有崖、有岩、有湖、有瀑布、有桥""多怪石异草"；远望"双峰耸峙，直逼霄汉"。

相山古称巴山。相传东汉年间，豫章太守栾巴在任时，除暴扬善，人民安居乐业。他曾巡游至此，因迷恋此山风光，于是隐居在此一直到老。后人为了纪念他，就把这山叫"巴山"，把所在行政区域称作"巴山郡"（后改崇仁县），把县治所在地命名为"巴山镇"。宋朝时县令孙懋为了避"巴"字讳，因栾巴政绩显著，官拜汉沛臣相，乃改名为"相山"。

2. 黄洲桥

黄洲桥，是赣东较大的石拱桥，自古连接湖、广数省通途，历代命名不一。

该桥最早由客籍人黄氏始建于宋淳祐八年（1248），景定三年（1262）竣工，后毁于火灾。黄氏逝后，葬于西门河畔。后人为纪念其建桥功德，将河畔那片荒洲称为黄洲。咸淳六年（1270）重建，竣工时，请状元文天祥题匾为："黄洲桥"。此后屡毁屡复，期间，曾先后改为"德平桥""天启桥"。清顺治十三年（1656）到道光十六年（1836），因水、火、兵灾，几修几毁，期间，曾做浮桥，联 36 小艇，上铺平板，舟楫往来，定时启闭，达数年之久。道光十六年（1836）七月，由富商谢廷恩（今河上镇段家谢村人）独资重建石桥，桥面建有廊屋及观音阁、韦驮龛，南北有牌门，至十九年冬落成，知县欲授名"谢公桥"，谢氏坚辞不受，仍名"黄洲桥"。

民国期间，建临八公路，曾修建一次，拆除了桥面店屋。1932 年冬，蒋介石调兵"围剿"苏区，来到崇仁，登临黄洲桥，故曾一度改为"中正桥"。

十、抚州市

（一）地理及建制

抚州市是江西省下辖地级市，位于江西省东部。总面积 18817km²，占全省总面积的 11.27%，下辖 2 个区、9 个县，总人口 400 万。

抚州沿革历史悠久。夏禹时地处扬州域，春秋时为百越之地，战国时属楚，秦时属九江郡，汉改九江郡为豫章郡。汉高祖五年（前202），建南城县，属豫章郡。东汉永元八年（96），分南城一部置临汝县，县治设在今抚州市，属豫章郡。

三国吴太平二年（257），分豫章郡的临汝、南城两县地置临川郡，这是抚州境区建郡之始，隶属扬州，以临汝为上县，南城次之。同年，将南城、临汝两县分拆后，临川郡管辖临汝、南城、西平、新建、西城、宜黄、安浦、南丰、永城、东兴等10县，郡治在临汝。普通三年（522），分临川郡之地建巴山郡，另置巴山县。临川、巴山郡同属江州。临川郡辖临汝、南城、西丰、宜黄、安浦、南丰、永城、定川8县，郡治在南城，同年迁治临汝。

隋开皇九年（589），隋文帝灭陈，实现统一，派洪州（今南昌）总管杨武通到临川郡安抚，同时改革现行体制，废临川、巴山二郡置抚州（取安抚之意），隶属洪州总管府。抚州辖临川、南城、崇仁、邵武四县，郡治在临川。大业三年（607），改抚州为临川郡。唐武德五年（622），改临川郡为抚州，隶洪州总管府。抚州辖临川、南城、崇仁、邵武、永城、东兴、宜黄、将乐八县。此后下辖各县多有改变。

北宋初年，抚州为南唐辖地。开宝八年（975）宋灭南唐，抚州归宋属江南西路。南宋绍兴元年（1131），抚州、建昌军改属江南东路；四年，复属江南西路。元朝至元十三年（1276），改抚州军为抚州路，与建昌路同属江西行中书省。明代改抚州路为抚州府，改建昌路为肇昌府，同属江西布政使司湖东道。清雍正九年（1731），抚州、建昌两府改隶江西省南抚建道，辖县、治所不变。民国元年（1912），废府及直隶州，原抚州、建昌两府所辖11县均直属江西省。

1949年7月1日，以临川市和临川、崇仁、宜黄、南城、黎川县正式组建抚州分区，分区行政督察专员公署设于临川市羊城镇。1950年9月，改抚州分区为抚州区，1951年改称抚州专区。1973年2月，抚州专区改为抚州地区。1979年5月，撤销抚州地区革命委员会，成立抚州地区行政公署。1987年8月，根据国务院的批复，撤销临川县与抚州市，设立临川市（县级），由于种种原因，这一建制直至1995年1月才正式实施。2000年6月23日，国务院批复同意撤销抚州地区和县级临川市，设立地级抚州市和临川区，市人民政府驻临川区。抚州市辖原抚州地区的南城、黎川、南丰、崇仁、乐安、宜黄、金溪、资溪、东乡、广昌和新设立的临川区。

（二）地方文化

抚州，素有"文化之邦""才子之乡"的美誉，经过千年岁月孕育生成的"临川文化"，与"庐陵文化"并称为"赣文化"的两大支柱。

吴林抒先生在《临川文化概论》中阐述道："临川文化是指以武夷山和雩山山余脉

环绕的抚河水系，以临川古邑为汇合中心，经受历史时空的孕育，人们在自然和社会环境生存发展中精神行为的升华。其人文、风物、哲学、教育、文学、艺术、科学、技术、医理、学术、宗教、民俗、体育、语言、建筑、美食等，实行向性组合，辐射昭武、南岭、庐陵、洪都和浙皖、瓯闽部分领地，而形成独具特色、自有特征、承上启下、继往开来的区域文化。它是地方社会经济发展的心力资源，建构赣文化的重要支柱，华夏文化的一朵奇葩。"

中国整体文化历来有着明显的南北分野。"燕赵多慷慨悲歌之士，吴越多放诞纤丽之文"（梁启超语）。长江流域及以南的文化系统与黄河流域及以北的文化系统，形成两种不同的生态文化圈。临川文化属于南方文化圈，是荆楚文化、吴越文化、闽粤文化碰撞、交融的产物，呈现出一种典型的农耕文化特点——勤耕足食，诗书扬名。临川人注重实际，耕读皆心尽其力，体乏其劳，蕴含着一种内在的进取欲求和奋斗精神。但和追求稳定、畏惧变化、内向克制的传统农耕文化不同的是，临川文化表现出一种既恪守封建礼仪，又突破传统束缚的较为开放的眼光，以诗书求闻达，弃自守而进取。临川人不耽幻想，却有着活跃、聪慧的思维机制，不事冲动但又充满着进取拓展的创新意识，这与地理上处于水陆要冲，担负着特殊的文化交流作用不无关系。

（三）医学文化景观

1. 王安石纪念馆

王安石纪念馆坐落在抚州市赣东大道南端，占地面积二十亩，是一座具有江南园林意境和宋代建筑遗韵的仿宋府第园林式建筑群。馆内门楼、隐壁、水榭、碑廊、亭台、荷池、曲桥、石像（图 17）与主楼相得益彰，浑然一体，还辟有问月轩、蹄躅园、辛夷园、荆公亭、怀文堂等园林景观。

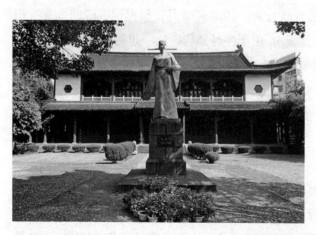

图 17　王安石像

主楼为两层陈列厅，一层介绍王安石生平史迹，分"故里情深""治善州邑""荆公新学""熙宁变法"；二层陈列"文学造旨""人文品格""终老金陵""千秋评说"等八个部分，展示了王安石一生业绩和改革家的胆魄、文学家的风貌，同时展示了王安石手书的《楞严经旨要》的复印件及其不同时代不同版本的王安石著作，以及后人对其的评论、著述、论文。纪念馆收藏有当代著名书画家刘海粟、肖娴、赖少其等赠给纪念馆的书画30余件。

2. 汤显祖纪念馆

汤显祖纪念馆坐落在抚州市城东南方向郇家山，地处温城公路旁，全馆占地面积180亩，由四梦村、娱乐村、度假村组成。四梦村内有清远楼、三生桥、四梦广场、瑶台、壁照、汤显祖像（图18）、半亭、毓霭池、破茧山房、毛泽东手碑、黄粱饭店等20多处景点，将汤显祖四部剧著——《牡丹亭》《紫钗记》《南柯记》《邯郸记》中的场景结合园林特点艺术地予以展现，同时还将汤显祖生平、"临川四梦"对后世的影响及汤显祖在世界剧坛和中国文学史上的地位进行展示。馆内还集中展示了抚州的林木资源，辟有玉兰园、山茶园，松柏园、桂花园和桃花岛，引种了香榧、银杏、金钱松，红枫等国家珍稀植物。

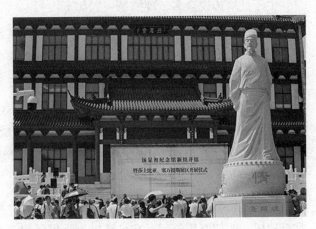

图18　汤显祖像

主展厅清远楼是一座仿明建筑的两层楼阁，一楼是展厅，通过绘画、照片等形式展示了汤显祖正直的一生及其流传千古的"临川四梦"；二楼则是戏剧舞台——四梦台，经常上演汤翁的"四梦"折子戏。

3. 名人雕塑园

名人雕塑园位于市行政中心南面，东临赣东大道，南至安石大道，西靠玉茗大道，北接钟岭大道，占地1000亩，是一个以抚州历代66位名人雕塑为主题，集学术研究、文化传承、教育娱乐、旅游休闲于一体的城市主题文化生态园。

雕塑园整体造型呈"如意"形状。园内布置有东、南、西、北、"天圆地方""牡丹亲水"6个广场和11座形态各异的桥梁，建有广场游步、石山瀑布、建筑小品等自然和人文景观。种有银杏、古樟、桂花等70多种名贵花草树木，分布在樱花园、海棠园、紫薇园、茶花园等传统名花园内。近300亩的湖面贯穿其中，形成一水连五湖的壮丽景观，湖内有高100m的"擎天一柱"喷泉，与北广场音乐喷泉遥相呼应，甚为壮观。

在名人雕塑园中，主要景观为王安石、汤显祖、曾巩、晏殊、陈自明等66位名人雕塑，分别坐落在才子园、英烈园、院士园、状元园、宰相园内，通过神采飞扬、独具特色的人物雕塑来展现抚州"才子之乡，文化之邦"千百年气势恢宏、生动形象的历史画卷。66位名人中有江西历史十大名医之一、旴江代表医家陈自明。

4.万魁塔

经抚州城西门方向，大约12华里到抚州北站大桥，立足桥上往北眺望，一座矗立的高塔映入眼帘，它就是已经历了近400年风风雨雨，但却依然耸立在抚河之滨的万魁塔。万魁塔当地又叫曾家塔，位于临川区展坪乡石港村委会榨下村，为省级文物保护单位。

关于此塔传说众多，现摘录一二如下：

传说一：未建塔之前，展坪石港周边一带经常闹水灾。据说一地仙路过，经详细查看后告村中老者：此地带下面有条体型巨大的鳌鱼，鱼头在河东，鱼尾在河西，经常追波嬉水所以常闹水灾，更为可怕的是该怪物5年后要换肩，如果它换肩时，尾巴一摇此地方圆数里将成为汪洋大海。又说如要治服，则要在此地建一座高塔，将鳌鱼镇住。于是人们纷纷捐资出力，只花了3年便建成一座塔，因临川自宋以来名人辈出，于是取名"万魁塔"。到了第5个年头时，因鳌鱼被万魁塔镇住，故展坪周边一带平安无事。

传说二：临川自宋后名人辈出，才气四射，外地人来临川任知府、县官到头来都难有建树。明朝万历年间，有杨姓进士临川任职。一天，略通风水的他到展坪临河考察，发现金石山旁气势磅礴的五峰，似5只猛虎，跃向北面的府衙县衙。再说府衙县衙所在的抚州城又叫羊城，加上杨与羊同音，这不是五虎攥羊（杨）吗？！如不逐出五虎，自己在此任职升迁无望。他便以当时临川经常发水旱虫灾为借口，散布说抚州城北地形呈"五虎攥羊"之势，所以境内凶多吉少，难得安宁。于是领建万魁塔，开清风门。塔为赶虎鞭，五虎往青风门跑了。但自此后临川宰相名人也就出得少了。

据《临川县志》清道光版载："万魁塔在招贤乡，明朱如容倡建，由于汝、临两水会于金石台圣地，作一华表而镇之，可以大文明而萃佳气。"《临川县志》同治版载："万魁塔建于明万历年间，重修于道光己亥秋。"万魁塔属砖石结构，园顶七层六面，面面有拱形门洞，塔内每层铺就木板。塔高约42m，腰围（周长）约32m，双层砖梯，均可并行两人登塔游览。万魁塔园型宝顶，用铜片相嵌，阳光照射下金光闪闪，数里之外均可观望到。塔顶上六檐各有隶书阳刻脊吻鳌鱼、风链，上悬挂风铃，每层之间有青砖垒成的双层腰檐，每层6条边，均有拱形洞门，从洞门外望，数里风光尽收眼底。塔门正上方，即塔的第二层南向嵌有大麻石石匾一块，上书隶书阳刻"万魁塔"三字，塔内迎面墙悬有清道光年间何元熙作的《重修万魁塔》青石碑记。

万魁塔建成后，风雨侵蚀，部分发生破裂，清道光庚子年（1840）进行了一次较大规模修整。据何元熙《重修万魁塔》记载："择吉兴工，经始于八月二十日，十二月十八日落成，费钱三百万有奇，记者完之，缺者补之，剥落者涂泽而黝垩之"。据有关资料反映，在此60年前，即1775年左右也曾进行过一次小修。

200年临川市对万魁塔进行了抢救性大维修。这次维修按照"修旧如旧"的原则，在尽量采用原有材料的基础上，补充了部分仿条石和仿古青砖，按原样进行了重砌。所有木构件均进行了防腐处理。塔壁四、五、六、七层用钢箍进行了加固，塔顶增加一层8cm厚钢筋混凝土，还为塔配置了避雷设施。

6. 金山寺

金山寺距临川区府30余千米，位于云山镇山岩陡峭、异峰突起的金山岭上。具体的初创时间和开山祖师名号已无从考证。宋元两代该寺几度毁于战火，明初又曾盛极一时。至明末再次废弃，寺内几尊佛像迁至山下，在樟源村前立庙，以继香火。此后的300余年，金山寺有名无实。

"重经高处寺，一与白云亲。树木有春意，江山如故人。幽轩含气象，偏影落风尘。日暮临归去，徘徊欲损神。"这是宋代王安石留下的一首五言律诗《金山寺》。

1936年初夏，僧普净从南岳云游来到临川，慕金山寺之名和看中此地挺拔山势之灵韵，住山洞潜修。此举感动了善男信女，纷纷捐款捐物，很快在废墟中搭起草棚经堂。孰料第二年爆发日本侵华战争，至1939年初春，日寇占领南昌后，对赣东地区多次空袭，临川首当其冲，遭到狂轰滥炸。金山岭毗邻省城，老百姓无法安生，刚聚集的僧人四处避难，千年佛寺重现的生机又被扼杀。正是此时，从临川县云山圳上胡家村，走来一位虔诚的少女——她就是后来重振金山寺大业的印空法师，当时俗名胡瑞澜。

胡瑞澜1921年出生于临川县，曾祖是清代进士，其父英年早逝。19岁时因生活所迫来到金山寺，拜本焕大和尚为师，剃度为尼，取法名"慧悟"（后改称"印空"，字源了），并立下了重兴金山寺的宏愿。

经过几年的艰苦努力，在三宝弟子、乡绅桂汝丹等人的助缘下，才于1948年建成一座大殿。开光之日，请来西藏贡噶活佛启坛，并主持将金山寺改为"密宗道场"，改寺名为"中华贡噶寺"。贡噶活佛在此弘法半年，一时声名远播。据《临川县志》记载："各地僧侣及省、县头面人物，纷纷前来朝拜，几乎踏破山门，香火盛极一时。"活佛下山后，该寺复名"金山禅寺"，释慧悟主持寺务。在承接香火、弘扬佛法的同时，慧悟在金山寺兴办了中医传习所，聘请名医教授中医药知识，培养了一批佛教医德兼备的人才，造福乡梓。中华人民共和国成立之初，金山寺尼众部分还俗，留下的60余人进了慧悟创办的尼众织布厂，自供自养，成为全省"放下木鱼，参加生产"的宣传典型。1955 年，慧悟前往云居山真如禅寺，受戒于禅宗泰斗虚云；次年，经虚云致函引荐，南下广州太平莲社，在市佛协办的志德文教印刷厂工作。期间，依然严守戒律，清净奉佛，当选为当地政协委员和佛教协会理事。

经过"文革"，金山寺已满目疮痍，面目全非。改革开放后，党的宗教政策逐步落实，1985 年春，应当地政府和临川僧众、信士之邀请，已更法号为"印空"的慧悟，从广州回到阔别近 30 年的金山岭，再次挑起复兴金山丛林的重任。她四处奔走化缘，筹集资金，在原址重建庙宇，恢复旧观。1987 年，印空法师于本焕大和尚座下接法，成为临济宗第 45 代传人。本焕赐偈云："常培无量诸福慧，真如法性水长存，印理明心广度众，空了一切化大千。"鉴于印空法师在国内宗教界的名声和影响，金山寺的重建得到各方的大力支持，佛协副会长明炀、江长妙湛、广州光孝寺住持本焕等，均登临金山寺，讲经传法，慷慨解囊。在各级政府的重视和得力弟子顿成等的鼎力辅佐下，金山寺扩建速度越来越快，几年间，先后建起了观音堂、金刚殿、地藏殿、大雄宝殿、斋业、赛房、客堂、龙泉庵等建筑，依山就势，错落有致，总面积达 5000 多平方米。寺中佛像不计其数（其中有数尊价格昂贵的缅甸玉佛），藏书 20 余万册（包括珍贵的《大藏经》二部）。另有巍峨的山门立于昌抚公路，盘山公路自山门通往金山之巅，千级石阶从峰腰直达金峰之顶。

在重建过程中，印空法师为了解决佛门"龙象匮乏"的状况，1994 年 9 月，经省人民政府民族宗教局批准，自筹资金，在寺内创办了"江西尼众佛学院"（全国仅两所）。学院开设居士班、基础班、初级班和中级班，学制均为 3 年，面向全国招生，培养爱国爱教的新一代僧人，金山寺为之声名鹊起，被人们誉为"赣东佛教城"。

十一、东乡区（县）

（一）地理及建制

东乡原为县，现为抚州市下辖的一个区，是抚州的北大门。地处赣东丘陵与鄱阳湖平原过渡地带，东临余江，西连进贤、临川，北连余干，南与金溪、临川接壤。总面积 1270km^2，下辖 17 个乡镇（场）和 1 个省级经济开发区，总人口 48 万人。

东乡建县于明正德七年（1512），主要由临川析出，因辖区大部在临川之东，故取名东乡。当时分抚州府临川县的东境，并割金溪和饶州府的安仁、余干及南昌府的进贤等县部分领地合而设置，隶属于抚州府。1949 年东乡县解放，东乡县隶贵溪专区，9 月贵溪专区并入上饶专区，东乡县隶属上饶专区。1968 年专区改称地区；7 月东乡县改隶抚州地区。2000年10月，抚州撤地设市，东乡属抚州市。2016年11月24日，国务院正式批复抚州市部分行政区划调整方案，同意撤销东乡县，设立抚州市东乡区，以原东乡县的行政区域为抚州市东乡区的行政区域。同年12月19日，江西省人民政府批复同意东乡县撤县设区。

（二）地方文化

1. 东乡灯彩

东乡灯彩是集舞蹈、小戏、杂耍、武术、音乐、说唱于一体的民间灯彩艺术，有罗汉灯、狮子灯、龙灯、蛇灯、车马灯、跳马灯等20多种，至今已有600多年的历史。据罗汉灯二十八代传承人孙进堂老人介绍，罗汉灯来源于一个优美的传说，由24个大小演员组成，通过武打和60多种高难度造型，表现人丁兴旺和众罗汉在民间做善事的情景。2008年登上了上海世博会的舞台，让国内外观众赞不绝口，现已列为江西省第二批非物质文化遗产，正积极申报国家非物质文化遗产。

2. "马步灯"闹元宵

农历正月十三到十五，东乡黎圩镇上池村热闹非凡，村民敲锣打鼓，奏起唢呐等民乐，跳起欢快的"马步灯"，开始闹元宵。上池村是王安石家族后裔村，王安石曾有多首诗歌记录和赞赏这里的风景和民俗活动。马步灯闹元宵活动迄今已逾千年，相传上池建村之时便开始兴起。

马步灯闹元宵活动从农历正月十三开始发灯，又称出头灯，在村中的世宦祠内举行，4个骑马的演员略为化妆后换上古装，由族人为其点彩，就在宗祠内开始演出。过去演完马步灯后，还要唱采茶戏，然后到梅林诗社和社公庙祭拜，再行走到各家各户赐福，直至次日凌晨。农历十四马步灯的活动精彩继续，十五元宵日达到高潮。"马步灯"的4匹马均为白色，由村民用竹篾扎成马形，共分为两部分，一部分是马头及前部，另一部分为马尾，整个道具大方轻盈，易于演员穿戴表演。表演时演员如走旱船，跑马时，臀部顶动后面，马步灯的尾部便四下摇动、逗弄，十分生动有趣。

（三）文化景观

祇园寺：由詹墟李致新（僧名释觉音）创建，位于詹墟乡张坊徐家村侧。到民国三十六年（1947）共接收僧尼30余人为门徒，寺内既有佛堂，又设医寓。

李致新（1903—1982），乳名牛姆，詹墟乡跳石村人，生于清光绪二十九年（1903）八月。幼年家贫，仅在私塾就读4年，少年从师学习雕塑工艺，所做佛像，栩栩如生。青年时候，贫病交加，更值社会风气败坏，因而悲观厌世，削发为僧，法号释觉音。此后，潜心研究佛经，并自习中医，先后云游庐山、西山及四川峨眉等名山胜地，深得各处名僧、名医指点，不仅对佛经的研究有一定的成就，在医学上也有很深的造诣。因连年战祸、有医无药，他亲自登山涉水采集中草药，为病者治疗疾患。对贫困病友，还减费或免费治疗，深受当地群众称赞。中华人民共和国成立后，入东乡县医院为医师，更加刻苦钻研，精益求精。1982年12月24日病逝，享年80岁。

十二、丰城

（一）地理及建制

丰城市位于江西省中部，赣江中下游地区，鄱阳湖盆地南端，东临进贤、临川，南连崇仁、乐安、新干，西接樟树、高安，北毗新建、南昌。市域面积2845km²，辖5个街道、20个镇、7个乡，总人口150万。

春秋战国，丰城先后属于吴、越、楚国管辖。东汉建安十五年（210），孙权据吴，析南昌县南境置富城县，以县建富水西而得名，属扬州豫章郡。晋太康元年（280），因原治"城郭未竣，人口未集"，移治丰水西（今荣塘墟），改名丰城县。元康元年（291），丰城县属江州，县名时有更改。传说晋永平年间，丰城县曾有"紫气冲斗牛星"，县令雷焕挖狱基得春秋干将、莫邪雌雄宝剑，因此，丰城别名"剑邑""剑城"。

（二）地方文化

1. 梅烛（板凳龙）

民俗活动主要有"社火"和龙灯，其中，又以隍城清溪村的"梅烛"（板凳龙）最为著名。传说在唐代李世民时，一条"露龙"为拯救久旱的土地而施以甘霖，却由此触犯天条被天庭斩首，老百姓为了纪念"露龙"，用竹子编成灯笼串成长龙来舞动。慑于天威，很多村庄后来不敢"顶风"舞龙，由于清溪李氏为皇族后裔，所以把这一传统民俗坚持下来，千年不变，逐渐形成了现在壮观的"梅烛"。清溪梅烛进行的时间定在每年正月十三晚上，这天人们早早便做好了准备，各家各户点上灯烛，专门负责传信的锣鼓在村中走家串户通知出板时间。按照习惯，每家出一丁，一丁一板，上面固定3个竹编灯笼，里面点起红烛。板凳有板无脚，前后各有孔洞，前面的洞里插着一根"丫"形树丫，以便插入前面板凳的后洞中和前面的板凳相连。各家按长幼顺序先插好，各房到时候也按大小衔接成一条长龙。掌灯时分，板凳龙齐聚祠堂口，等候族长引着四个球状圆灯到"牛王庙"请来龙头，然后与龙身相连，一下子整个龙体就像被激活一般，跃跃欲试矫健身姿。开始游龙时，要按照固定的路线绕村三圈，一时三百板一千灯近一里长的板凳龙像跳动的音符一般，在震耳欲聋的鞭炮和焰火中穿行自如，呼啸而至。人们也像着了魔一样，大小老少一齐跟着龙身奔跑，光焰交错，人声鼎沸，声势浩大，蔚为壮观。到了各家各户门前，各家自然也是点灯烧烛，鞭炮齐鸣，笑语欢声。到了最后，龙身舒展成一条长龙，到达村外田头，随着族长一声令下，长龙在瞬间化作千百小段，各家的人丁扛着拆解后的板凳拼命往各自家中狂奔，说是谁先到家谁先得福。梅烛也在这个高潮中圆满结束。

2. 花钗锣鼓

花钗锣鼓俗称"吹打"，属于汉族民乐，有 300 多年历史，分布于丰城河东一带，汉族民间婚丧节庆均演奏花钗锣鼓，其风格粗犷，节奏明快，音乐优美，曲调激越。花钗锣鼓由旋律（唢呐）和打击乐两部分组成，乐队一律是 7 人 10 件乐器，其曲调部分由两支唢呐演奏。花钗锣鼓的传统曲牌有 109 个，分单首牌子和套曲两类，其套曲的大部分段落粗犷悲壮，而单首牌子适合热闹场合演奏。

3. 丰城挂联剪纸

挂联，也称"挂钱""挂签""挂帘"，当地土话叫"铲挂联"，是不用剪只用刀刻的民间刻纸艺术，在当地已有 700 余年的历史。刻刀按绘制好的图案、花纹、字体，一刀一刀镂空。古朴、简约、粗犷的挂联剪纸依附于当地民间特有的生活环境和文化背景，在刻纸艺术上形成了具有自己特定的语言和审美风格。

4. 丰城社火

社火是江西宜春丰城的一种汉族传统民俗文化，已申报的省级非物质文化遗产。"社火"是源于人们对菩萨、历朝文臣武将的祭祀而来。从宋代起，各种祭祀活动流传开来，从而形成丰富多彩的"社火"文化。

（三）文化景观

1. 孔庙

丰城孔庙，古称学宫，始建于宋绍兴十三年（1143），为宋、元、明、清四代丰城学宫和祭祀孔子场所，是江西省最大孔庙建筑和历史文物古迹之一。庙宇采用古代民族宫殿式建筑结构，规模宏伟。以大成殿为中轴线展开，殿后建有明伦堂、崇圣祠、尊经阁、江山秀杰楼；殿东建有魁星阁、文昌宫、副斋署、剑匣亭；殿西建有正斋署、忠义孝弟祠、龙山书院、讲堂等。元、明、清各朝均有兴废，先后重修 26 次。民国二十三年（1934）修建后，改名"孔庙"。民国三十四年（1945），丰城县立中学设此后，院内建筑群逐渐拆毁。"文革"中孔子像被毁坏，仅存大成殿宇。2007 年市政府拨出专款对仅存的大成殿进行维修，现为市级文物保护单位。

2.龙光书院

龙光书院在丰城西南部荣塘境内，即丰城古县治之地，为宋代私办、宋高宗赵构赐名的一所著名书院，收入《中国书院辞典》。院落坐北向南，分前后两进。中轴线上，首为大门，门上石匾嵌有"龙光书院"四个黑色字；中为大殿，置先师孔子圣像；后为六经楼，藏经书3000余册；之后为仰止堂。院内东西两翼，前有左右庑，中两侧为讲堂、设衣亭、客馆、花台、读书室百间、会膳堂、心广堂（文明堂）等建筑，均属砖木结构。院内建筑面积达8000m²。院外附属建筑有山寺、望光亭、剑光祠、晚晴斋、仓廪等。整个院落占地面积25000m²。

十三、樟树（清江）

（一）地理及建制

樟树市，古称咢明，历史上曾是中国中原与岭南舟车孔道，自古有"八省通衢之要冲，赣中工商之闹市"之称。在历史上曾名清江县，是江西四大古镇之一，与瓷都景德镇齐名。樟树以其特有的药材生产、加工、炮制和经营闻名遐迩，素享"药不到樟树不齐，药不到樟树不灵"之美誉，是中国著名的南国药都。樟树名称的来历缘于远古"聂友射鹿"的传奇故事，故此又有"鹿江"之说。

樟树市地处江西中部，鄱阳湖平原南缘，跨赣江中游两岸，樟树港与南昌、九江港并称为赣江三大港口。市区位于横穿江西的浙赣铁路和纵贯江西的赣江交叉点上，市域东邻丰城，南接新干，西毗新余，北连高安。境内以平原低丘为主，全市总面积1291km²，总人口60万，辖19个乡镇（街道）。

樟树自商周至春秋战国，先后属吴、越、楚。秦始皇二十六年（前221）在樟树境内始建新淦县，县治淦阳（今樟树城区）。自汉高祖六年（前197），樟树地分属新淦、建成、宜春三县。至东汉，樟树地分属新淦、建成、汉平三县。此后三县区划时有变化。五代南唐升元二年，割高安的建安乡、修德乡，新淦的崇学乡另建清江县，以萧滩镇（今临江镇）为县治，直属镇南军节度使。南唐保大十年（952），清江县改隶筠州。北宋淳化三年（992），割清江、新淦、新喻三县置临江军，清江为首县。北宋治平三年（1066），割新淦茂才乡、新喻思贤乡隶清江县，县境由三乡增为五乡。元至元十四年（1277）临江军改临江路。明洪武二年（1369）改临江路为临江府，辖清江、新淦、新喻三县，清沿明制。1988年10月26日清江县撤销，改设樟树市至今。

（二）地方文化

1. 药王会

药王会为清江医药界缅怀"药王"而组织的民间行会。旧时，中医或中药店中多敬奉"药王"。"药王"神案正中贴一红纸条，上书"药王会上十三代名医先师神位"。神台上供奉有药王孙思邈塑像，其前安放香炉，早晚装香敬神。

相传农历四月廿八是药王孙思邈生日。四月廿七日晚，各中药店即开始进行药王"庆寿"活动，吃寿面，摆酒席，宴请药店伙计及学徒。廿八日，药店伙计、学徒放假休息，老板亲自站柜台检药。中午继续设宴庆贺，还要延请本地中医及老板亲朋赴宴，席间由老板娘提壶，向药店伙计（先生）等一一敬酒。晚间仍须设宴，并请戏班唱戏，招待宾朋。五月初一至初二，各地会馆常会组织老板集会，洽谈生意，饮酒看戏，纪念药王生辰。五月初五，民间有采挖草药习俗。相传药王菩萨于端午日下界，此日采挖的草药最灵，故用端午日采挖的草药如车前草、串竹青、夏枯草、淡竹叶等中草药煎成的"午时茶"，最受群众欢迎。

2. 八宝饭

樟树镇每年正月初七早上都要吃八宝饭，"男的吃了拿扁担，女的吃了拿车担"。原来，在旧时，人们的生活很贫困，正月初七一过，就要开始干活。那时，男的一般都在外耕种或挑脚，女的家里纺织。他们为了吃饱肚子，干活劲头大，就把各种食物混合起来煮了吃，这些混合物有8种东西，因此叫"八宝饭"。男的吃了，好进行耕作（耕作也离不开肩挑背扛），女的吃了，好进行纺织（车，指纺纱用的车）。现在这个风俗还在流传，不过吃的这种饭，不一定8种食物，一般在8种左右，但还是管它叫"八宝饭"。吃了这种饭，表示年过完了，不要沉溺于嬉游之中，要开始工作了。

（三）医学文化景观

1. 三皇宫

三皇宫位于樟树镇北三皇宫街，是樟树药文化遗产中唯一现存的，也是最大的、最完整的一处药业胜迹。占地3600m²，建筑面积1634m²，为宫殿式砖木结构建筑，由正殿、神殿、左右厢房、里院、戏台、套间、客厅、膳房、寝室等部分组成，形似四合院布局。开八字形门楼，青砖平砌，中嵌青石、豆绿石，浮雕人物、走兽、翔禽、花卉、楼阁于石上。门楼上端竖镶"三皇宫"石匾，横镶"如游上世"石匾，门联为"历劫真师朝圣阙，终天草木载皇仁"。

入宫门通道顶部为木构戏台，高2m，台面60m²，藻井雕菱角形木作螺旋排列，正中镂雕隆起云龙，天花板以条木组织几何形纹饰，朱漆为底，图案贴金，色彩鲜明，造型美观。戏台面对正殿，中间为石砌方形场地，左右设长方形神殿。正殿为歇山顶，通柱整齐排列，构架举拆较高，彻上明造。正檩书有"皇清光绪十三年丁亥鸿岁孟夏四月吉立樟树药材行铺公建"。正殿原供奉伏羲、神农、黄帝及扁鹊、华佗、张仲景、王叔和、王惟一、李时珍、叶天士、皇甫谧、葛玄、孙思邈等医药学家塑像。左侧殿堂有"神契羲轩""光明正大"两匾额。

三皇宫历史悠久。据《清江县志》载三皇宫始建于宋代，因主要供奉伏羲、神农、黄帝三皇而得名，其历史可追溯到宋宝祐六年（1258）樟树药材商为纪念历代神医于药墟附近始建药师院以祭祀药王和求神治病。元皇庆元年（1312）重修。明代中期再次改建易名"药师寺"其旁竖有"药墟"石碑。每年9月在药墟开药市迎接四方药商。

清初樟树药界人士成立"药王会"组织并把"药师寺"改名为"药王庙"，是为樟树医药界缅怀"药王"进行药材交易的民间行会。改每年9月四方药商聚会之时为4月28日（孙思邈圣诞）。道光年间（1821—1850），药王庙迁到文昌宫分守府衙前并将明代药墟竖式石碑改为横式左侧加记"大清道光年月日立石"字样嵌在墙上。

光绪十三年（1887），樟树药材行铺集资公建三皇宫作为药商的活动中心，药墟也一同迁移到三皇宫东侧。药好碑迁嵌正殿与花园之间的过门上。石碑在"文革"中下落不明。2004年三皇宫被批准为正式对外开放的宗教活动场所，并成立了三皇宫管理委员会实行道士民主管理。2010年评为国家2A级景区。

三皇宫不仅是樟树药业人员供奉三皇和历代医药家之地，同时又是药材行铺集会的场所，而且还是全国药材交流场所，为樟树药都的形成做出了卓越的贡献。昔日，每年农历四月二十八，这里都要举行盛大庙会，全国药业商贾纷至沓来，宫外药材交易红红火火，宫内戏班演出精彩纷呈，历时半月之久。今日的樟树市药业仍然非常发达，已形成药地、药企、药市、药会齐头并进，生产、加工、销售、科研一体化的医药产业化发展格局。

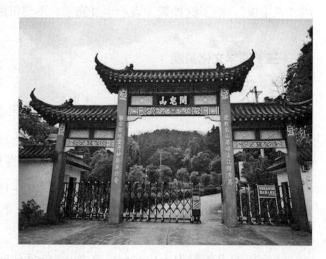

图19　阁皂山

2. 阁皂山

阁皂山（图19）位于樟树

市东南隅，俗称阁山，亦有称葛岭。阁皂山是武夷山西延的支脉，逶迤绵延200余里，峰回峦复，古竹苍松，霞蒸云蔚，引絮含烟，号称"清江碧嶂"。关于阁皂山由来，南宋吴曾《能改斋漫录·卷九·阁皂山》条载:《玉堂闲话》云：南中有阁皂山，山形如阁，山色如皂，故号阁皂山。乃葛仙翁得道之所，七十二福地。

阁皂山胜景天成。山境由骆驼、太极、玉女、凌云、丁仙诸峰环抱，中为腹地。阁皂山土良水清，林青竹翠，雨水丰沛，气候宜人，有"夏眠需盖被，寒冬鲜有冰""著衣台上三冬暖，鸣水亭前六月凉"之说。古往今来，阁皂山以山川之秀、景色之奇、古迹之异、传说之神而吸引了朱熹、文天祥、解缙、施润章、裴汝钦、黄介民等名家登山览胜，且大都留有题章。阁皂山目前已开发的景点有：接仙桥、山门、一天门、瀑布泉、鸣水桥、大万寿崇真宫、紫阳书院、石门、风门、丹井、照门松、引路松等。

阁皂山是一座寓道教文化和中药文化为一体的名山。东汉建安七年（202），葛玄在此悟道修真。葛玄曾在阁皂山告诫弟子："其于诸品符篆、洞真、洞玄、洞神真经等，是太极真人徐来勒于会稽授我。我已流传于大江之西，阁皂福地。此乃上方禁文，自有飞仙守卫，今付汝等，宗奉大法。"可见阁皂山为葛玄传授灵宝斋法之地。在葛玄修道所至诸名山中，唯阁皂山成为灵宝篆坛之地，原因在于葛玄升仙羽化之前，将灵宝法篆传付阁皂山。

关于葛玄与阁皂山之间的渊源还有一个传说。相传葛玄乃天庭上一散仙，位置不高。一日玉帝宴请众仙，葛仙翁位列末座，众仙娥翩翩起舞，突然"百草仙女"脚下一滑，眼见要摔倒，葛仙翁一个箭步上前扶住仙姑。而葛仙翁起身时，不慎碰倒了座椅，掉下天庭，形成了一座似"椅子"状的山峰，即阁皂山。葛仙翁也由于天庭"男女授受不亲"的僵化体制，虽出于好心，但也被贬下凡人间，葛仙翁即到自己的椅子边——阁皂山修行。那位"百草仙姑"则在阁皂山腹地洒下"百草园"供葛真人炼丹、制药。

唐高宗仪凤年间赐阁皂山为天下第三十三福地。阁皂山在宋代进入鼎盛时期，与金陵（今南京）茅山、广信（今贵溪）龙虎山并称天下三大名山，盛况空前。据史料记载，当时这里曾有宫观殿堂1500余间，道士500余人，良田3000亩，道家称之为"神仙之馆"。清末，阁皂山屡遭危厄，延续1600多年的宫观香火趋于衰落。

葛玄在阁山修道炼丹的同时，也采药行医，所以他既是灵宝道派的始祖，又是樟树医药业的奠基人，阁皂山也因此成为樟树药帮的"祖山"。阁皂山麓、赣江之滨的古代淦阳一带，地势低洼，常有洪水为患，水灾之后，往往流行瘟疫。阁皂山民将采集的中药，或巡诊于村舍，或摆摊于淦阳，悬壶施诊，从而开创了樟树医药业之先河。阁皂山亦为今日之药都源地，葛玄被尊称为樟树药业鼻祖。三国时期，樟树一带民间的医药活动，经葛玄等道学家、丹术家、医药家的推动，有了很大发展。葛玄之后，他的弟子继续在阁皂山布道炼丹，种药行医，而且还有道人张道陵、葛洪、丁令威、陶弘景、药地和尚等在阁皂山采药炼丹、行医布道。

十四、进贤

（一）地理及建制

进贤县是南昌市下辖的一个县，位于江西省中部偏北，鄱阳湖南岸，总面积1971km²。总人口85.18万，全县辖9个镇、12个乡、1个场。

进贤县原名钟陵县，始建于晋太康元年（280），隶于豫章郡。宋崇宁二年（1103）置进贤县，因孔子弟子七十二贤人之澹台灭明在此南游讲学而得名，意为"进能纳贤"之地，属江南西路隆兴府。元属江西行中书省龙兴府，明属江西布政使司南昌府，清属江西省南昌府。中华人民共和国成立后先后隶属于贵溪专区、南昌地区、宜春地区、抚州地区管辖，1983年划归南昌市管辖。

（二）地方文化

1. 上梁喝彩

上梁喝彩是流传久远的民间建房上梁时的一种民俗活动。先民为祈盼新房居住吉祥，兴旺发达，都要选择黄道吉日，邀请亲戚朋友举行上梁仪式。上梁的前一天下午，由房主和木工师傅向鲁班师公叩头拜木，接着木匠锯梁、制梁、画梁。仪式一般是在太阳未出来之前进行，时辰一到，燃放鞭炮，上梁开始，分祭梁、吊梁、抛梁等程序，抛梁是边喝彩，边抛茶叶、米豆和宝袋，房主子孙等单膝跪地用衣兜接着，意为"招财进宝"。之后又将包子、麻糍、糖果、香烟等抛向天空，众人蜂拥争抢，热闹非凡。喝彩在上梁过程中穿插进行，木匠师傅喝彩，亲戚朋友众声应彩，彩词寓意美好愿望，语调富有方言特点，形成了地域文化特色。

2. 民间灯彩

李渡车仂灯起源于元末明初，有近千年历史。当时是龙灯的陪衬，跟随在龙灯后面听从龙灯的鼓点节奏指挥。到了明末清初，才有了自己独特的鼓点。乾隆年间车仂灯和龙灯分离，形成完整的车仂灯灯彩表演形式。以周冬和为代表的一批艺人将车仂灯搬上舞台，再配以抚州采茶戏为基调的音乐，融李渡民间小调为一体，自创《车仂灯》乐谱。

3.中秋烧塔

进贤西湖李家的中秋烧塔习俗，已有600多年的历史，内容丰富，传统韵味浓厚。据传该习俗起源于元末刘伯温在月饼内藏字条，约定八月十五举火为号，武装反元，烧塔举火即由此而来，并传衍至今。为了生存和发展，村民历来有抱团心结，在大的事件和节庆活动中，有整体参与意识。为此，西湖李家的中秋烧塔与其他大多数地方的孩童玩乐烧小塔不同，逐步发展成现今的赏月、祭月、烧塔等一整套全村参与的仪式。烧塔场面之大，节庆气氛之浓，传统韵味之足，都让人叹为观止。2012年被纳入南昌市第三批非物质文化遗产名录。

（三）医学文化景观

李渡酒坊遗址：李渡镇原名李家渡，位于进贤县的西南，是个千年古镇，中国白酒发祥地之一。其酿酒历史可上溯到2000多年前，我国古代文豪王安石、欧阳修、刘过、词人晏殊等每过李渡必豪饮一番，有"闻香下马，知味拢船"的誉称。民间有"焦石李家渡，打酒卖豆腐"的谚语。

2002年在李渡镇红石桥李渡酒厂老厂区内发现元代至近现代烧酒作坊遗址，是年代最早、遗迹最全、遗物最多、时间跨度最长、最富有鲜明地方特色的大型古代烧酒作坊遗址。这部分遗迹也破解了长期以来白酒界、科技界关于"白酒起源于何时"之谜，具有重大的科研价值，被列为2002年中国十大考古发现之一。

李渡遗址元代酒窖的发现和确认，证明了我国在元代已经掌握了蒸馏白酒技术，印证了李时珍《本草纲目》"烧酒，非古法也，自元时始创其法"的记载，而且把固态发酵时间推到元代，甚至更远。它在中国乃至世界蒸馏酒史上久远度越大、遗迹越全、遗物越多、延续时间越长，所承载的人类活动中蒸馏酒文明的信息也就越多。无论在中国还是在世界，它都是早期人类蒸馏酒文明发展的重要见证物。

从中国白酒科学技术发展历史、白酒经济发展历史来说，李渡遗址是我国发现的第一家小曲工艺白酒作坊遗址，为中国白酒酿造工艺的起源和发展提供了珍贵的实物资料。它的圆形砖砌地缸发酵池在小曲工艺白酒向大曲工艺白酒生产转变过程中起了重要的过渡性作用。李渡遗址遗存了大量的蒸馏酒设施设备，如元、明、清三代的酒窖、水井，明清两代的晾堂、炉灶、蒸馏器座等，比较完整地展示了古代制酒作坊场景，蕴含了丰富的历史信息，从中我们可以看到世界早期蒸馏酒时期的生产力发展、科学工艺和人文风情、社会状况等，可以研究从元、明、清至近现代各个历史时期烧酒发展特征，从中揭示出烧酒发展演变的历史规律。

李渡酒坊遗址对深入研究长江中、下游地区乃至我国白酒始烧历史、饮食文化、社会风尚和古代经济等，都具有重要的历史与科学价值。

十五、南昌

（一）地理及建制

南昌古称豫章、洪都，又称洪城、英雄城，江西省省会，江西省的政治、经济、文化、商业、教育、科技、交通中心。南昌地处江西省中部偏北，赣江、抚河下游，濒临中国第一大淡水湖鄱阳湖西南岸。东连余干、东乡，南接临川、丰城，西靠高安、奉新、靖安，北与永修、都昌、鄱阳三县共临鄱阳湖，南北最大纵距约 121km，东西最大横距约 108km，全境最高点梅岭主峰洗药湖中的洗药坞，海拔 841.4m。南昌辖 6 区 3 县，设 1 个国家级新区（赣江新区），总面积 0.74 万 km²，常住人口 546.4 万。是中国唯一一个毗邻长江三角洲、珠江三角洲和闽南金三角的省会中心城市，是连接三大重要经济圈（长江三角洲、珠江三角洲、海峡西岸经济区）的省际交通廊道。

南昌建制历史悠久。春秋战国时地处吴、楚交界，吴楚相争多在于此。据《汉书》记载，汉高祖五年（前 202），刘邦打败项羽后，派颖阴侯灌婴率兵平定江南，灌婴奉命驻军当地，修筑"灌城"，次年修筑城池，称为"灌婴城"，开创了南昌的建城历史，并取"昌大南疆"和"南方昌盛"之意，定名"南昌"。

三国、两晋及南朝时为豫章郡、豫章国。这一时期，伴随着中原文化南渡，南昌城得到了很大发展。隋开皇九年，罢郡置洪州，大业三年复为豫章郡。唐朝中后期又先后改为都督府、江南西道。唐代洪州已成为江南一大都会，尤以造船、造纸、印刷、纺织、兵器、金、银、铜器制造较突出。洪州窑是中国青瓷的发源地，所烧制的青瓷远销海内外，质地优良，也是皇家贡品之一，是中国历史上六大名窑之一。

五代十国时期，南昌的经济与战略地位愈加凸显，南唐中主李璟于交泰元年（959）升洪州为南昌府，并于宋建隆二年（961）将都城从江宁迁往南昌，号"南都"。

宋灭南唐后，于开宝八年后复名洪州，为江南西路治所。隆兴元年，宋孝宗继位前曾封建王于此地，故升为隆兴府。北宋年间，洪州已成为全国五大造船基地之一，城区面积达 14 ~ 16km²，设 16 个城门，是历史上南昌古城最大时期。

元代置隆兴路，后更名龙兴路，至正二十二年改为洪都府，次年更名南昌府。是含今天江西、广东在内的江西行省治所，为全国最重要的十路之一。明洪武三年起南昌、新建 2 县同城而治，直到清末。

民国二十四年（1926）北伐军攻克南昌后开始设市。撤道，析南昌、新建县治置南昌市，由省直辖。南昌成了中华民国军事首都、民国第二首都。1949 年 5 月 22 日，中国人民解放军解放南昌，南昌成为中华人民共和国的江西省直辖市、江西省人民政府所在地。

（二）地方文化

1.饮食文化

赣菜口味以鲜辣为主，是中国美食文化中的一朵奇葩，有着数千年饮食文化的积淀。《后汉书》中的《豫章记》称江西"嘉蔬精稻，擅味八方"。唐初，王勃赴滕王阁举办的盛宴，兴奋之余赞江西"物华天宝，人杰地灵"。清代袁枚的《随园食单》中曾记载江西名菜"粉蒸肉"。今天的赣菜，正是在继承历代"文人菜"基础上发展而成的乡土味极浓的"家乡菜"。南昌特色小吃陪伴、影响了几代人成长，并传承延续。流行于南昌及周边地区的小吃主要有：油炸小品、白糖糕、糖画、豫章酥鸭、李渡酒、鄱阳湖银鱼、石头街麻花、瓦罐汤和拌粉、牛舌头、金线吊葫芦、芥菜团子、酿冬瓜圈、家乡锅巴、大回饼、木瓜凉粉、伊府面、吊楼烧饼、状元糕、如意糕、麻辣烫、南昌米粉、军山湖大闸蟹、葛粉、麻辣藕片、万寿宫马打滚、万寿宫糊羹、风味烤卤、鄱阳湖狮子头、三杯脚鱼、竹筒粉蒸肠、藜蒿炒腊肉、煌上煌。

2.宗教文化

南昌宗教文化源远流长。据清同治年间所绘的市区简图，在这只有数万居民的城镇，就有佛教、道教的寺庙宫观 92 处。截至 2010 年，南昌有佛教、道教、天主教、基督教、伊斯兰教。目前有宗教活动场所 500 多处，宗教教职人员 700 余人，信教人数约 15 万人，约占全市总人口的 3%。市、县（区）宗教团体 20 个。

相传南昌佛教最早于东汉时期传入，有 1900 多年的历史。南昌也是我国道教的重要发源地之一。相传最早有黄帝时代掌管音乐的伶伦又称洪崖先生在西山（今洪崖丹井）修道炼丹，南昌在隋代也因此称"洪州"。伊斯兰教明末传入南昌，有 400 余年历史。现松柏巷圣母无原罪堂为天主教江西教区主教府。

（三）医学文化景观

1.佑民寺

佑民寺坐落于南昌市八一公园北面，东湖东岸，始建于南朝梁天监年间，原为豫章王蔚综之师葛鱼单捐献的住宅，是佛教禅宗"洪州禅"的发源地。大历年间（766—779），佛教禅宗著名高僧道一禅师（又称江西马祖）在此弘法创建道场，这是我国佛教禅宗史上建立丛林之始。此时，四方学者云集座下，入室弟子有百丈怀海等139人，各为一方宗主，禅宗由此大显。每年农历十月十五到次年正月十五，丛林中结制安居，称为结冬，集合江湖衲僧来宣传禅法，故名江湖会（江指江西，湖指湖南），我们通常所说的"走江湖"，就是由此而来。

佑民寺（图20、图21）初名上蓝寺，后因寺内铸有铜佛一座"丈六金身"，故在梁太清年间改名大佛寺。唐开元年间改名开元，宋真宗咸平年间改为承天寺，宋徽宗政和年间又改为能仁寺。明太祖朱元璋战败陈友谅后，曾微服游览该寺，并于殿壁题诗。在明朝，该寺屡经扩建，规模不断扩大。景泰年间改名永宁寺。清顺治五年，该寺毁于兵乱。寺僧人照福长老四处化缘，在原址重建大殿，增修藏经阁，建立巨大的如来佛像，改名佑清寺。清嘉庆年间，巡抚秦承恩、布政使陈预荣先后修缮大殿，增建东西廊房，特别是铸造了巨型铜接引佛像立奉大殿之中，巨大的铜佛像增光庙宇，引来各方信士，使佑清寺声明远播，香火盛极一时。铜佛像高一丈六尺，重三万六千斤，民谣云："江西穷又穷，还有三万六千斤铜。"

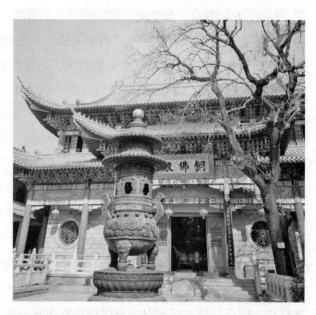

图 20　佑民寺铜佛殿

中华民国初年，佑清寺被军阀占为营房。后国民革命军军队将寺内殿宇划作军火库，成为禁区，僧人被驱逐。期间寺内火药数次爆炸，寺内建筑遭到破坏。1929年，南昌居士、名医姚国美、曾非欤等与南海行宫住持恒定和尚一起捐资募款以修复佑清寺。姚国美捐出诊金数万元，合众重修大雄宝殿，改建山门，复

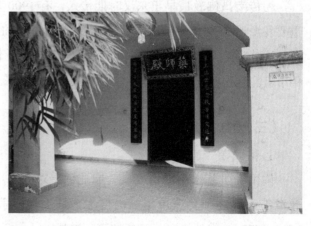

图 21　佑民寺药师殿

建念佛堂，重塑佛像等。姚国美还在山门右侧房开设诊所，用药金供给寺中香火。山门左侧房则为佛经流通处。寺内西侧还建有花岗岩结构的四层四角形钟楼，原普贤寺内的铜钟被安置于其上。修复完工后，姚国美等倡议改寺名为佑民寺。后来，姚国美等在念佛堂成立南昌居士林（又名"觉集念佛林"）。此后，释慈舟、释印光和居士梅光羲等先后入寺讲经。西藏诺那呼图克图及其弟子贡噶上师也在寺内启坛，灌顶传道。

2. 喻嘉言墓

喻嘉言，明末清初著名医学家，本名喻昌，字嘉言。江西南昌府新建（今南昌市新建县）人。因新建古称西昌，故晚号西昌老人。喻嘉言因清兵入关转而隐于禅，后又出禅攻医，往来于南昌、靖安等地。后又移居江苏常熟，医名卓著，冠绝一时，与张路玉、吴谦齐名，号称清初三大名医。清康熙甲辰年（1664），80岁高龄的喻氏与围棋国手李兆远对弈，时达三昼夜，局终收子时，溘然逝世。因无子女，由外甥赴常熟扶枢而归，停枢于靖安萧寺达50余年。至雍正年间（1723—1735），始由医家曹必聘倡议，与众医迎枢至南昌百福寺（现南昌绳金塔旁）中。后人在寺中立塑像和画像以祀。百福寺僧人又在寺旁建喻先生祠，并将其枢安葬在东汉徐稚墓侧，盖以喻征士配徐高士，相得益彰。

清道光十年（1830）于墓前立石碑："明名医喻嘉言先生肉身。"左右石碑刻"奉邑从善乡弟子余绍珩沾恩敬置""大清道光十年庚寅岁八月立"。当时著名学者蒋士铨写过一篇《喻嘉言先生改葬告词》，历代不少人特地到此墓地瞻仰凭吊。1957年省人民委员会公布喻嘉言墓为第一批省文物保护单位，市文化局对此墓进行重修，不幸的是"文革"期间，墓地被毁，遗骨散失，至今难以原地重建。20世纪80年代，新建县政府营葬其衣冠冢于西山，供家乡人们瞻仰礼拜。

3. 黄庆仁栈

在江西省南昌市繁华的中山路西段，矗立着一座气宇轩昂、古朴典雅的建筑，这就是闻名遐迩、素有"豫章药业第一家"之称的黄庆仁栈药店。很多人误以为"黄庆仁"是人名，其实，"黄"是业主之姓，"庆仁"是店名。

店主黄金槐出生在药都樟树，自小聪明绝顶、才智过人，不仅掌握了各种药材加工的高超技艺，而且掌握了各种疑难杂症的医治良方。清嘉庆末期，凭借"三吊铜钱一把伞"摆摊卖药并开起药铺"庆昌药店"。后来，黄金槐去世，其子黄长生继承父业，于清道光十三年（1833）在当时的南昌中心府学前（今南昌市中山路181号，现南昌黄庆仁栈药店）开起黄庆仁栈。店面在"府学前"大街，店堂宽敞，各种加工好的药材以及自制的成药应有尽有；此处上通广（润）、章（江）、惠（民）三门，下达进（贤）、顺（化）、永（和）三门，店面林立，车水马龙，极为热闹。

这家药店不仅卖药，还加工药材。历经数代苦心经营，至1939年抗日战争南昌沦陷前，黄庆仁栈已在南昌中药界独占鳌头。抗日战争期间，该店在日寇侵占南昌之前，将贵重药材和细软贵重物品疏散后方，保存了雄厚的经济实力。1946年抗战胜利之后，黄庆仁栈不失时机、捷足先登，在日寇投降不到2个月的时间内即恢复营业。由于用人得当、经营得法，黄庆仁栈生意兴隆，成为首屈一指、远近闻名的大药店，至中华人民共和国成立时，经营额占南昌市中药业70%，为江西省药店之冠。其店后面是全套的药材加工场所，聚集了很多行业高手。独特的秘方和独特的工艺，使黄庆仁栈拥有一批四海扬名的成药，诸如参茸黑锡丹、香蓬丸、藿香正气水、安宫牛黄丸、参桂鹿茸丸、参茸卫生丸、十全大补丸、杞菊地黄丸等。民间广泛流传："吃了庆仁栈的药，死了也冒得雀！"（"即使死了，也无话可说"）这句俗语也是对这家药店的肯定。

十六、新建

（一）地理及建制

新建区，位于江西省南昌市中心城区西北，是人文荟萃的"千年古邑"，享有"鱼米之乡"之称。东临赣江，西连西山，北至鄱阳湖，南与丰城市、高安市接壤。总面积2337.84km²。辖12个镇，276个村，1个省级工业园区，户籍总人口为69万。

新建区早在新石器时期就有人居住，唐武德五年（622）单独设县，名西昌，武德八年并入南昌县。宋太平兴国六年（981）划南昌县西北境（今奉新、永修一部分地区）十六乡另建一县，命名新建县。2015年8月5日，国务院正式批复南昌市部分行政区划调整方案，同意撤销新建县，设立南昌市新建区，以原新建县的行政区域为新建区的行政区域。

（二）地方文化

1. 口头文学

早在20世纪80年代后期，新建县文化馆就开始对民间口头文学进行收集、整理和挖掘，并陆续编印了民间文学内部刊物。后来他们进一步对新建县广为流传的故事、歌谣、谚语和历史人物轶事进行采录编集，将口头文学"打捞出水"，并编印成书，传承和丰富新建县非物质文化遗产。

2.哭嫁

形式大致可分为三部分，即辞堂、照轿、登程。辞堂，即当迎亲花轿来了，新娘在拜别厅堂的祖先灵位后，进行拜辞全家亲人的仪式，此时参与哭嫁的均为女性，即母亲、嫂嫂、姐妹等；照轿，即辞堂之后，新娘母亲手持香烛等物绕着花轿说唱吉利话为女儿祝福；登程，是新娘将要离开娘家的最后哭别，一切准备就绪后新娘将要离开娘家时，新娘脚不沾地，由自家兄弟抱上轿。

（三）医学文化景观

1.西汉海昏侯墓

2015年最具轰动效应的国内考古发现，大概莫过于江西南昌海昏侯墓的发掘了。海昏侯墓位于江西南昌新建区大塘坪乡观西村东南约1000m的墩墩山上，整个墓园占地面积约40000m^2。

整个墓园由两座主墓、七座陪葬墓、一座陪葬坑，还有园墙、门阙、祠堂、厢房等建筑构成，内有完善的道路系统和排水设施。主墓封土有7m高，往下挖了8m，整个面积是400m^2，还有一条很长的斜坡墓道。葬椁室设计严密、布局清晰，由主椁室、回廊形藏阁、车库和甬道构成。主椁室内呈现明显的居室化特点，墓室内高2.4m，分为东西两侧，东侧是寝的位置，放置主人棺椁，棺侧有架子，顶上还有帷帐，前面还有起居用具，这是墓室最核心部位。起居室"事死如事生"，一些物品，如连枝灯、博山炉、托盘、耳杯，完整地体现了墓主生前的享用物品。在内棺，出土了大量黄金和精美漆器。

该墓室布局规范，体现出墓葬在营建、建筑构件方面的精心规划与讲究。藏阁分为东南西北四个功能区：北藏阁分为钱库、粮库、乐器库、酒具库。乐库内发掘了整套乐器，包括编钟2套，编磬1套，完整的琴、瑟、排箫，以及20多件伎乐木俑等，这些器物的排列方式、悬挂特点，与其他乐器的搭配组合都清晰可辨，显示了西汉列侯用乐制度的基本组合；西藏阁从北往南分为衣笥库、武库、文书档案库、娱乐用器库；东藏阁主要为厨具库（"食官"库）；甬道主要为乐车库，甬道东、西两侧的南藏阁为车马库。在车马库内，发现了多部偶车，在甬道内还发现了十分珍贵的三马双辕彩车和模型乐车，乐车上有实用的青铜錞于和建鼓，以及4件青铜铙，完全印证了文献关于古代乐车上錞于与青铜铙和建鼓搭配组合的记载，是我国汉代乐车的首次发现，而且位于主墓西侧的车马陪葬坑是长江以南地区首次发现的大型车马陪葬坑。

西汉海昏侯墓的发现有几个目前之最。第一，保存最完整。海昏侯墓是中国迄今发现的保存最好、结构最完整、功能布局清晰、拥有最完备祭祀体系的西汉列侯墓园。对复原西汉列侯葬制和园寝制度价值巨大。

第二，出土文物数量最多。海昏侯墓是江西省迄今发现的出土文物数量最多、种类最丰富、工艺水平最高的墓葬。截至目前，海昏侯墓已清理出土文物1万余件。有竹简、印章、木牍以及漆笥、耳杯等数以千计；汉五铢钱10余吨，近200万枚；青铜雁鱼灯、青铜火锅、青铜镜等珍品。还出土有玉具剑、玉质耳杯、碟形佩、"子母"套装漆器。出土的金器有大金饼、小金饼、麟趾金、马蹄金，以及金板，整个墓葬中出土的金器数量已达378件，重量达78kg。

出土的孔子屏风上有孔子图像及生平介绍文字，明确写着孔子"字中（仲）尼，姓孔，子氏"，将孔子的姓、氏、字完整记录。孔子屏风的第二列文字"鲁昭公六年，孔子盖卅矣"，告诉了我们孔子30岁时的准确纪年，由这一时间节点可以推算出孔子的生年为鲁襄公七年（前566）。孔子屏风记载的孔子生年比《春秋公羊传》和《春秋谷梁传》记载的早14年，比《史记·孔子世家》记载的早15年。在人物下面题字部分能清楚看到"野居而生"的字样。屏风上孔子的画像，是迄今为止我国发现最早的孔子画像。

另外有一件器物引起了人们的广泛关注，即一件体形浑圆如桶，底部有菱形镂空，设有双足的青铜蒸馏器。如果这个蒸馏器被证实用于白酒制造，那么中国蒸馏酒的历史要足足提前1000年。以上这些文物都具有极高的历史价值、艺术价值和科学价值。

第三，最真车马陪葬坑。海昏侯墓是长江以南地区发现的唯一一座带有真车马陪葬坑的墓葬。车马坑作为侯墓的重要组成部分，出土了实用高等级马车5辆，马20匹，错金银装饰的精美铜车马器3000余件，对于研究、认识西汉列侯等级葬制具有重大价值。

第四，面积最大的汉代侯国聚落遗址。以紫金城为代表的海昏侯国都和以南昌西汉海昏侯墓为代表的墓葬区，是中国目前发现的面积最大、保存最好、内涵最丰富的汉代侯国聚落遗址。

2016年3月2日上午，南昌西汉海昏侯墓考古发掘专家组在京宣布，已确认海昏侯墓墓主身份为西汉第一代海昏侯刘贺。刘贺的父亲刘髆是深受汉武帝刘彻宠爱的李夫人所生。刘贺继承父位，从5岁开始在山东淄博巨野一带做了多年的昌邑王。被册立为昌邑王13年后，赶上昭帝去世。霍光为了操纵朝政的需要，迎立刘贺继承大汉王朝的帝位。可是，在登上皇帝御座仅仅27天之后就被废黜了，是汉代在位最短的皇帝之一。为什么刘贺如此之快就被废黜了呢？当时霍光举述他一系列失于检点的生活琐事，冠以"行昏乱、危社稷"的罪状，动用上官皇太后的名义，将其废归故国。

被废除帝位之后返归故国的刘贺，位置颇有些微妙。《汉书》记载霍光以上官皇太后的名义，"赐汤沐邑二千户（《汉书·诸侯王表》说是'三千户'，未详孰是），故王家财物皆与贺……国初，为山阳郡"。公元前59年刘贺病逝于昌邑城，享年33岁。墓主人经历由王到皇再到侯的多重身份，在我国历史上是第一例。

刘贺在壮年去世，似乎是因病而逝，根据《汉书·卷六十三·武五子传第三十三》记载，张敞向皇帝汇报，故王刘贺言语颠三倒四，头发上插着毛笔，衣冠不整，猥琐不堪。虽然无法确定刘贺具体所患何病，但从考古中的遗址可以推断其身体不好，而且行动不便。考古队在主椁室西堂、东寝的棺椁旁边各发现了一张床榻，均有2m多长。按照礼制，堂（类似于客厅）是海昏侯接待宾客和办公的地方，本应该放置坐榻（相当于如今的沙发）而不是床榻。极有可能海昏侯生前身体不好，在接待外人或办公时也需要躺着。另外墓中出土一件漆器，为盘盏之类，见器底书写五字，道出这漆器的用途，也为我们查考刘贺的身体状态提供了信息。这五字是"医工五禁汤"。

医工，是古时对医生的一个称谓。关于五禁汤有人理解为五味皆禁的汤药，传统中医指患气病、血病、骨病、肉病、筋病者，应分别禁食辛、咸、苦、甘、酸五类食物，是谓"五禁"。查古代医学文献，虽不见五禁汤，却有"三禁汤"。元代医家王好古在《此事难知》中提到小柴胡汤时说："忌发汗，忌利小便，忌利大便，故名三禁汤，乃和解之剂。"

另外在海昏侯墓，考古专家清理出一盒虫草，这也为研究2000多年前西汉时期的医药养生文化提供了宝贵材料。墓中发现的虫草，可以推知刘贺身体病弱，长期服用补药。在其墓中也发现了方术以及与养生、房中术有关的医书。这些都说明海昏侯刘贺生前身体状况不佳。

在海昏侯墓没有发现之前，从史书中的记载，刘贺给人们留下了"荒淫迷惑，失帝王礼谊，乱汉制度"的形象。如《汉书·卷六十八·霍光传》记载"鼓吹歌舞""弄彘斗虎""湛沔于酒""敖戏""淫乱""受玺以来二十七日，使者旁午，持节诏诸官署征发，凡千一百二十七事"等。但从目前出土文物的情况来看，有专家认为虽然不能为刘贺"翻案"，但是确实给我们提供了刘贺的另一面，说明刘贺并不是一个不学无术的粗人。同时根据陪葬的礼乐、车马、酒器来看，刘贺是一位有着较高审美追求的人。以上这些差异让我们不由得想到，史书上的"千宗罪"可能是霍光为抹黑刘贺而捏造的。自古以来"胜者为王败者寇"，历朝历代的胜利者在获胜后都会丑化竞争对手，美化自身。而探寻历史的真相，还需跳出正史的范畴，去发掘那些不会说谎的铁证。

2. 洗药湖

洗药湖位于梅岭主峰罗汉岭上，湖随峰转，一湖一景。洗药湖有三奇：一奇是海拔高度仅 840m 左右，而夏天气温却比山下低 7～8℃，不符合一般气象学的规律；二奇是有时游人会看到佛光现象；三奇是春秋气温和山下相差不大（相差 3～5℃）。独特的气候使这里盛产罗汉菜、云雾茶。

洗药湖的得名与明代伟大的医药学家李时珍有关。李时珍在临床实践中发现古代本草书籍错误很多，遗祸无穷，于是决心要重新编纂一部本草书籍。他阅读了 800 余种上万卷医书以及历史、地理和文学名著，而且亲自到各地去寻访药材。经过长期艰苦的实地调查，搞清了药物的许多疑难问题，于 1578 年完成了《本草纲目》编写工作，被达尔文称赞为"中国古代的百科全书"。相传在编著《本草纲目》的过程中，李时珍曾带领弟子在此处采药、洗药。另外在当地有一个传说，"八仙"之一的铁拐李在这里洗过脚，所以当地人又叫洗药湖是"洗脚坞"。

洗药湖，自古便是幽士隐居、雅士登高作赋的胜地。它有着"云连海岱千山雨，风撼云松万壑雷"的雄伟气势，有着"自食松花当晚餐"的淡泊境界，有着"山峻风高六月寒"的可人凉意。目前已被辟为省重点避暑疗养开发区，建立了"洗药湖避暑山庄"，接待八方来客。中顾委委员白栋材游洗药湖后，为山庄题词："有暑无炎在，风景赛匡庐。"原省长方志纯也写下了"山庄景色美，避暑更宜人"的留言。

3. 西山万寿宫

西山万寿宫（图 22）又称玉隆万寿宫，位于江西省南昌市新建县西山镇，坐落于距南昌市西南 30km 的西山逍遥山下。西山万寿宫为明代汉族宫殿建筑风格，气势恢宏，古朴壮观。

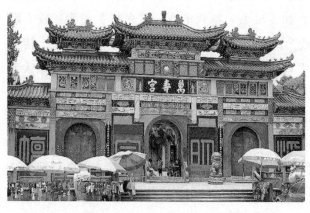

图 22　西山万寿宫

西山万寿宫为道教净明忠孝道的发祥地，已有 1600 多年的历史，是江南著名道教宫观和游览胜地，被誉为道教三十六洞天的第十二小洞天和七十二福地的第三十八福地。西山万寿宫是为纪念许真君而修建的一座宫殿。因许真君在此仙逝，故又称"飞升福地"。除了主殿以外，还有供奉"玉清原始天尊，上清灵宝天尊，太清道德天尊"的三清殿，供奉玉皇大帝的玉皇殿，供奉"尧、舜、禹"的三宫殿，以及供奉关公的关公殿等。高明殿等三殿之前，6株参天古柏苍老遒劲，四季常青，相传最大一株为许真君亲手所植。宫门左侧的八角井，相传当年许真君铸铁为柱，链钩地脉，以绝水患。宫外还有大量的辅助建筑，如接仙台、云会堂、冲升阁等，形成一个以万寿宫为中心的古建筑群。铁铸大吊钟，重二吨余，入夜钟声宏浑悠扬，能传十里之遥。

农历正月二十七是许真君诞上辰，为每年小朝；八月仙逝日为朝观高潮，各地信民熏沐斋戒纷纷前来进香，成千上万的进香者比肩接踵、张袂成荫。他们进入宫后一步一跪拜，到殿前陈敬贡品，晋谒仙颜，祈祷自己的心愿。焚香炉前，鞭炮声不绝于耳，香火明烛通宵达旦，炉烟缥缈，钟声悠扬，一派仙家气氛。

（李丛　潘鑫　罗侨）

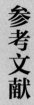

参考文献

XUJIANG

[1]刑舒绪.陆九渊研究[D].杭州:浙江大学,2003.

[2]陆九渊.陆九渊集[M].钟哲点校.北京:中华书局,1980.

[3]佚名.敕旌义门西江陆氏族谱[M].刻本,1908(清光绪三十四年).

[4]王佩.陆九渊家庭关系探微[J].湖北工程学院学报,2013,33(1):66-69.

[5]王法贵.陆九渊的医国之论与荆门之政[J].理论月刊,1999(5):46-48.

[6]李丛.盱江古县金溪医学文化遗址探寻[J].江西中医药大学学报,2014,26(4):4-7.

[7]张瑞贤.儒家文化向医学渗透的途径之一——试论两宋"儒医"的产生[J].天津中医学院学报,1990(2):23-29.

[8]吴旭霞.宋代江西农村商品经济的发展[J].江西社会科学,1990(6):91-96.

[9]郭学信,张素英.宋代商品经济发展特征及原因析论[J].聊城大学学报(社会科学版),2006(5):90-97.

[10]王朝阳.宋代士人经商研究[D].西安:陕西师范大学,2011.

[11]薛芳芸,许馨.论朱熹的医学情怀[J].中国中医药现代远程教育,2013,11(10):116-117.

[12]宋·王安石.临川先生文集[M].北京:中华书局,1959.

[13]宋·曾巩.曾巩集[M].陈杏珍、晁继周点校.北京:中华书局,1984.

[14]汤江浩.北宋王氏家族及文学考论:以王安石为中心[D].福州:福建师范大学,2002.

[15]刘洋.凌寒独自开,为有暗香来——论王安石的人格精神[D].呼和浩特:内蒙古大学,2005.

[16]张瑜.宋代多元化医学教育体制研究[D].郑州:河南大学,2009.

[17]周鸿艳.中国古代医学教育简史[D].哈尔滨:黑龙江中医药大学,2007.

[18]宋·赵汝愚.国朝诸臣奏议·上仁宗乞选医师教授生徒[M].北京:北京图书馆出版社,2004.

[19]吴小晋.熙宁兴学研究[D].武汉:华中科技大学,2007.

[20]刘宁.王安石人才教育思想研究[D].长春:东北师范大学,2007.

[21]徐春娟,陈荣,邓棋卫,等.试论王安石变法对中医药的影响[J].南京中医药大学学报(社会科学版),2010,11(3):137-139.

[22]孟永亮.北宋校正医书局研究[D].北京:北京中医药大学,2014.

[23]傅维康.宋代的"卖药所"和"医药和剂局"[J].中国科技史料,1986,7(4):47-49.

[24]汤显祖.汤显祖全集[M].北京:古籍出版社,1999.

[25]诸颖政.晚明士人知识趣味的多样化——以王肯堂为中心的考察[D].上海:复旦大学,2012.

[26]王文泰.汤显祖仕宦及死因考辨[D].南宁:广西师范大学,2001.

[27]高峰.紫柏大师与万历社会研究[D].长春:吉林大学,2006.

[28]王文泰.汤显祖仕宦及死因考辨[D].南宁:广西师范大学,2001.

[29]姚昌炳.论陈最良在《牡丹亭》中的结构功能[J].牡丹江教育学院学报,2008(5):7-8.

[30]朱伟常.缪仲淳与王肯堂的学术交流纪事一二[J].江苏中医杂志,1986(1):40-41.

［31］周爱东.中国素食探源［J］.中国烹饪研究，1999（2）：55-59.

［32］曹文斌，陈升磊.中国汉传佛教素食传统形成的原因［J］.中国宗教，2010（7）：47-49.

［33］何明栋，王占霞.喻嘉言佛医思想初探［J］.五台山研究，2002（1）：22-26.

［34］申俊龙.佛教四大说对传统医学的影响［J］.南京大学学报（哲学·人文科学·社会科学版），2001（3）：73-78.

［35］杨利侠.妇科病七情致病特点的探讨［J］.时珍国医国药，2007（10）：2554-2555.

［36］若宽.百丈怀海《禅门规式》的创制及其意义［J］.佛学研究，2006（6）：250-257.

［37］王永会.中国佛教僧团发展及其管理研究［D］.成都：四川大学，2001.

［38］隋华，韩喆，战丽彬.喻嘉言生平考略［J］.山西中医学院学报，2010，11（3）：11-13.

［39］王永会.《百丈清规》与中国佛教僧团的管理创新［J］.宗教学研究，2001（2）：115-123..

［40］王森林.祖国医学第一部医学之规范《医门法律》［J］.中国卫生法制，2010，18（6）：10-12.

［41］李继武.《百丈清规》研究［D］.西安：西北大学，2010.

［42］朱炳林.《医门法律》之"律"［J］.浙江中医杂志，2000（12）：525-526.

［43］潘新丽.中国传统医德思想研究［D］.天津：南开大学，2010.

［44］杜河洪，李丛.儒医龚廷贤内科诊疗思想现代研究进展［J］.江西中医学院学报，2013，25（5）：84-86.

［45］李世华，王育学.龚廷贤医学全书［M］.北京：中国中医药出版社，1999.

［46］李丛.盱江古县金溪医学文化遗址探寻［J］.江西中医药大学学报，2014，26（4）：4-7.

［47］段玉裁.说文解字注［M］上海：上海古籍出版社，1981.

［48］沈晓东，王兴伊，李小青，等.传统六字气诀的源起、发展及临床适应证［C］.北京：世界医学气功学会第五届理事会第二次会议暨第八届学术交流会议，2014.

［49］李应存，李鑫浩.敦煌道家《呼吸静功妙诀》与神仙粥的今用［C］.北京：中华中医药学会养生康复分会第十二次学术年会暨服务老年产业研讨会论文集，2014.

［50］陈撄宁.陈撄宁仙学文选［M］.澳门：澳门出版有限公司，2008.

［51］张国培，何明栋.江西省宗教志［M］.北京：方志出版社，2003.

［52］王缙.龚居中生平与《外科百效全书》的文献学研究［D］.成都：成都中医药大学，2012.

［53］谢静文，潘桂娟.龚居中《红炉点雪》痰火证诊治探讨［J］.中国中医基础医学杂志，2014（2）：147-149.

［54］黄纪彬，谢强.盱江名医龚居中《红炉点雪》喉科学术特点［J］.江西中医药大学学报，2014，26（5）：4-6+10.

［55］程志源，吴苏柳.龚居中和他的《女科百效全书》［J］.浙江中医杂志，2012，47（11）：831-832.

［56］徐春娟，裴丽，陈荣，等.明代盱江名医龚居中的现代研究［J］.江西中医药，2012，43（7）：77-80.

［57］邱立新.龚居中痰火治未病特色探要［J］.内蒙古中医药2004（1）：13-15.

［58］王刚佐，邓吉华.龚居中"痰火"学术观评介［J］.江西中医药1997（6）：2-3.

［59］卢银兰.明代名医龚居中养生方法探析［J］.辽宁中医杂志，2014，41（1）：67-68.

［60］杨红光，魏真.立式八段锦发展演变历程探究［J］.西安体育学院学报，2013，30（3）：315-320.

［61］元·佚名.元典章［M］.陈高华点校.天津：天津古籍出版社、中华书局，2011.

［62］陈会.神应经［M］.刘瑾补校.北京：中医古籍出版社，1989.

［63］西晋·陈寿.三国志［M］.北京：中华书局，2013.

［64］陈中漳.南昌市志［M］.北京：方志出版社，1997.

［65］宋·陈自明.陈自明医学全书［M］.北京：中国中医药出版社，2005.

［66］丹波元胤.医籍考［M］.北京：学苑出版社，2007.

［67］邓铁涛.中医近代史［M］.广州：广东高教出版社，1999.

［68］董浩.全唐文（第3、4、8、9册）［M］.北京：中华书局，1993.

［69］杜光庭撰.墉城集仙录（卷5）［M］.陈尚君辑.北京：中国文史出版社.2000.

［70］南朝·范晔.后汉书［M］.北京：中华书局，2011.

［71］唐·房玄龄.晋书（六）［M］.北京：中华书局，2012.

［72］盖建民.道教医学史［M］.北京：宗教文化出版社，2002.

［73］盖建民，何振中.道教医学精义［M］.北京：宗教文化出版社，2014.

［74］冈西为人.宋以前医籍考［M］.北京：学苑出版社，2010.

［75］高茂兴.传统药市的现代转型：明清至今的江西樟树药市研究［D］.武汉：华中师范大学，2008.

［76］高攀.大明律集解附例［M］.明万历间浙江官刊本.

［77］晋·葛洪.神仙传［M］.北京：中华书局，2013.

［78］晋·葛洪.抱朴子内篇［M］.张松辉译注.北京：中华书局，2011.

［79］纪昀.四库全书·吉安府志［M］.台北：台湾商务印书馆，1986.

［80］郝先中.近代中医存废之争研究［D］.武汉：华东师范大学，2005.

［81］胡亦堂.临川县志［M］.台北：台湾成文出版社有限公司，1989.

［82］《江西省医药志》编辑委员会.江西省医药志［M］.北京：方志出版社，1999.

［83］孔令宏.江西道教史［M］.北京：中华书局，2011.

［84］李滨.中兴别记［M］.南昌：江西人民出版社，1988.

［85］李滨.太平军在江西史［M］.南昌：江西人民出版社，1988.

［86］李东阳.四库全书·大明会典∥纪昀.文渊阁四库全书［M］.台北：台湾商务印书馆，1986.

［87］李昉.太平广记（第1册）［M］.北京：中华书局，1961.

［88］李昉.太平御览［M］.北京：中华书局，1960.

［89］李觏.李觏集［M］.北京：中华书局，1981.

［90］李经纬.中医史［M］.海口：海南出版社，2007.

［91］李焘.续资治通鉴长编（第十一册）［M］.北京：中华书局，1985.

［92］李修生.全元文［M］.南京：凤凰出版社，2004.

［93］李远国.神霄雷法：道教神霄派沿革与思想［M］.成都：四川人民出版社，2003.

［94］梁其姿.面对疾病：传统中国社会的医疗观念与组织［M］.北京：中国人民大学出版社，2012.

［95］林富士.中国中古时期的宗教与医疗［M］.北京：中华书局，2012.

［96］令狐德棻.周书［M］.北京：中华书局，1971.

［97］刘敏中.文津阁四库全书·中庵集［M］//纪昀等.文渊阁四库全书.台北：台湾商务印书馆，1986.

［98］刘时觉.中国医籍续考［M］.北京：人民卫生出版社，2011.

［99］龙文彬.明会要［M］.北京：中华书局，1956.

［100］卢星等.江西通史·秦汉卷［M］.南昌：江西人民出版社，2008.

［101］陆文圭.四库全书·墙东类稿［M］.北京.

［102］吕坤.实证录［M］.清嘉庆二年（1797年）重刻本.

［103］梅开丰，张祯祥，上官贤.江西建昌帮中药业史（未刊稿）.

［104］晋·葛洪.抱朴子内篇［M］.梅全喜等编译.北京：中国中医药出版社，1997.

［105］明·夏良胜.（正德）建昌府志［M］.上海：上海古籍出版社.1964.

［106］欧阳修，宋祁.新唐书［M］.北京：中华书局，1975.

［107］清·沈颢文，李绂.（乾隆）临川县志·经籍志［M］.南昌：江西省图书馆，2010.

［108］乾隆敕修.续文献通考［M］.杭州：浙江古籍出版社，1984.

［109］卿希泰.中国道教史（第一、二卷）［M］.成都：四川人民出版社，1996.

［110］邱国珍.樟树药俗［M］.南昌：江西高校出版社，1996.

［111］任继愈.中国道教史［M］.上海：上海人民出版社，1990.

［112］佚名.道藏（第5册）［M］.上海：上海书店出版社，1988.

［113］司义祖.宋大诏令集［M］.北京：中华书局，2009.

［114］明·宋濂.元史［M］.北京：中华书局，2013.

［115］孙如国，黄文鸿.樟树中医药发展简史［M］.南昌：江西科学技术出版社，2011.

［116］唐纳德·霍普金斯.天国之花——瘟疫的文化史［M］.上海：上海人民出版社，2006.

［117］陶御风.笔记杂志医事别录［M］.北京：人民卫生出版社，2006.

［118］天一阁博物馆，中国社科院历史研究所天圣令整理课题组.天一阁藏本天圣令校正［M］.北京：中华书局，2006.

［119］童翔.行业与家族：对清代江西金溪县雕版印刷业的个案研究［D］.南昌：南昌大学，2007.

［120］元·脱脱.宋史［M］.北京：中华书局，1999.

［121］宋·王溥.唐会要［M］.北京：中华书局，1955.

［122］王铁崖.中外旧约章汇编［M］.上海：三联书店，1982.

［123］王咨臣.西山志略·云居山志·武功山志·怀玉山志·华盖山志［M］.南昌：江西人民出版社，2002.

［124］魏校.庄渠遗书［M］.台北：台湾商务印书馆，1986.

［125］文庠.移植与超越：民国中医医政［M］.北京：中国中医药出版社，2007.

［126］清·徐松.宋会要辑稿［M］.北京：中华书局，1957.

［127］许敬生.危亦林医学全书［M］.北京：中国中医药出版社，2006.

［128］严可均.全上古三代秦汉三国六朝文［M］.北京：中华书局，1958.

［129］杨明照.抱朴子外篇校笺［M］.北京：中华书局，1991.

［130］唐・杨万里.诚斋集［M］.上海：上海古籍出版社，2003.

［131］虞集.全元文・抚州路乐安县新建三皇庙记［M］.南京：凤凰出版社，2004.

［132］虞文霞，王河.宋代江西文化史［M］.南昌：江西人民出版社，2012.

［133］袁燮.絜斋集・建昌军药局记［M］//纪昀等.文渊阁四库全书.台北：台湾商务印书馆，1986.

［134］张国培.江西宗教［M］.北京：方志出版社，2003.

［135］张鷟.朝野金载［M］.北京：中华书局，1979.

［136］明・张居正.明实录［M］.南京：南京国学图书馆藏.

［137］张君房.云笈七笺［M］.李永晟点校.北京：中华书局，2003.

［138］张廷玉.明史［M］.北京：中华书局，2013.

［139］张效霞.无知与偏见：中医存废百年之争［M］.济南：山东科学技术出版社，2007.

［140］赵尔巽.清史稿［M］.北京：中华书局，2014.

［141］甄志亚.中国医学史［M］.北京：人民卫生出版社，2008.

［142］政协金溪县文史委员会.金溪文史・第五辑［M］.北京：1990.

［143］钟起煌.江西通史.南昌：江西人民出版社，2008.

［144］周密.癸辛杂识别集・和剂药局［M］.见：纪昀等.文渊阁四库全书.台北：台湾商务印书馆，1986.

［145］周辉.清波杂志［M］.刘永翔校注.北京：中华书局，1997.

［146］朱儒.太医院志［M］.北京：燕京大学图书馆钞本，1939.

［147］酒井：シヅ.日本の医疗史［M］.东京：东京书籍株式会社，1985.

［148］松田邦夫，稲木一元.〈万病回春〉と龚廷贤［J］.汉方の临床，1989（1）：46.

［149］浅田宗伯.皇国名医传［M］.东京：勿误药室藏本，1851.

［150］俞雪如.中医学と比较し古日本汉方の特征の研究—（1）常用汉方出典すり调查［C］.东京：日本东洋医学会第41回拿国学术总会资料，1990.

［151］松田邦夫.万病回春解说［M］.东京：日本创元社版，1990.

［152］衷尔钜.戴笠、陈明德事迹考［J］.东方论坛（青岛大学学报），2004（2）：94-97.

［153］董科.近代以前琉球地区的天花疫情及防治［J］.三明学院学报，2016，33（3）：74-79.

［154］李有倬.《五云子腹诊法》简介［J］.安徽中医学院学报，1988（1）：61-62.

［155］李强.三种日本江户时代正骨专著及其学术要点［J］.中国骨伤，2011，24（9）：779-784.

［156］李强.《世医得效方》对古代日本接骨术的影响［J］.中国中医骨伤科杂志，2010，18（4）：58-61.

［157］陈畅宏.日本针灸发展史探源［D］.广州：暨南大学，2006.

［158］俞贤在，张志枫，许家佗，等.日本汉方腹诊的起源与流派形成［J］.中医药文化，2013，8（3）：32-35.

［159］李文瑞.日本汉方医腹诊简介［J］.中医杂志，1982（3）：77-80.

［160］蔡垂岳.明代中朝医药交流研究［D］.广州：暨南大学，2013.

［161］王为群，周俊兵，王银泉.明清之际中医海外传播概述［J］.中国中医基础医学杂志，2014，20（7）：914-915+950.

[162]史可非.清初东渡明遗民研究[D].北京：中央民族大学，2012.

[163]王桂玲，李柳骥，郭静.《医学入门》点评[J].北京中医药，2012，31（4）：287-289.

[164]靳士英，靳朴.明代六部综合性医书的传日及其影响[J].中华医史杂志，1999（3）：131-134.

[165]肖永芝.日本古代针灸医学源流概论[J].中国针灸，1999（5）：53-56.

[166]马小平，杨兆民.《神应经》刺法特色浅探[J].南京中医学院学报，1991（3）：165-166.

[167]钟健华.临川文化丛书·名山秀水[M].南昌：百花洲文艺出版社，2004.

[168]廖翠.聚焦江西白莲：映日荷花别样红[J].江西农业，2014（7）：21-22.

[169]刘生.中国通芯白莲之乡：广昌[J].农村百事通，2012（6）：59-60.

[170]邹自振.秀出东南麻姑山[J].福建乡土，2005（3）：44-46.

[171]曹萍，梅开丰，褚小兰，等.江西建昌药帮的历史考证[J].江西中医学院学报，2002(2)：7-10.

[172]关传友.论樟树的栽培史与樟树文化[J].农业考古，2010（1）：286-292.

[173]丁玉玲，万伟成.李渡遗址文化遗产的构成、属性与价值[J].农业考古，2012（6）：305-309.

[174]李科友.千年酒乡：李渡酒厂调查[J].南方文物学，2003（4）：8-9+46.

[175]刘丹.喻嘉言的早期生活历程对其医学思想的影响[A].江西省中医药学会.全国第二届喻嘉言学术思想研讨会论文集[C].江西省中医药学会，2007.

[176]梁国川.李致新老中医治疗乙型肝炎的经验[J].新中医，1999（8）：6-7.

[177]江西省东乡县志编撰委员会编撰，东乡县志[M]，南昌：江西人民出版社，1985.

[178]王莞云.江西樟树：江南药都与道教文化[J].中国道教，2013（5）：41-42.